Jürgen Dapprich/Ernst Oidtmann

Totalprothetik

Klinik und Technik der weiterentwickelten Lauritzen-Methode

Jürgen Dapprich/Ernst Oidtmann

Totalprothetik

Klinik und Technik der weiterentwickelten Lauritzen-Methode

Quintessenz Verlags-GmbH
Berlin, Chicago, London, São Paulo, Tokio,
Moskau, Warschau, Prag

Die Deutsche Bibliothek – CIP Einheitsaufnahme

Dapprich, Jürgen:
Totalprothetik: Klinik und Technik der weiterentwickelten Lauritzen-Methode /
Jürgen Dapprich; Ernst Oidtmann. - Berlin; Chicago; London; São Paulo; Tokio;
Moskau; Warschau; Prag: Quintessenz-Verl.-GmbH, 2001
ISBN 3-87652-957-3

Lithographie: ReggMedia, München
Druck und Bindearbeiten: HVA Grafische Betriebe, Heidelberg

ISBN 3-87652-957-3

Printed in Germany

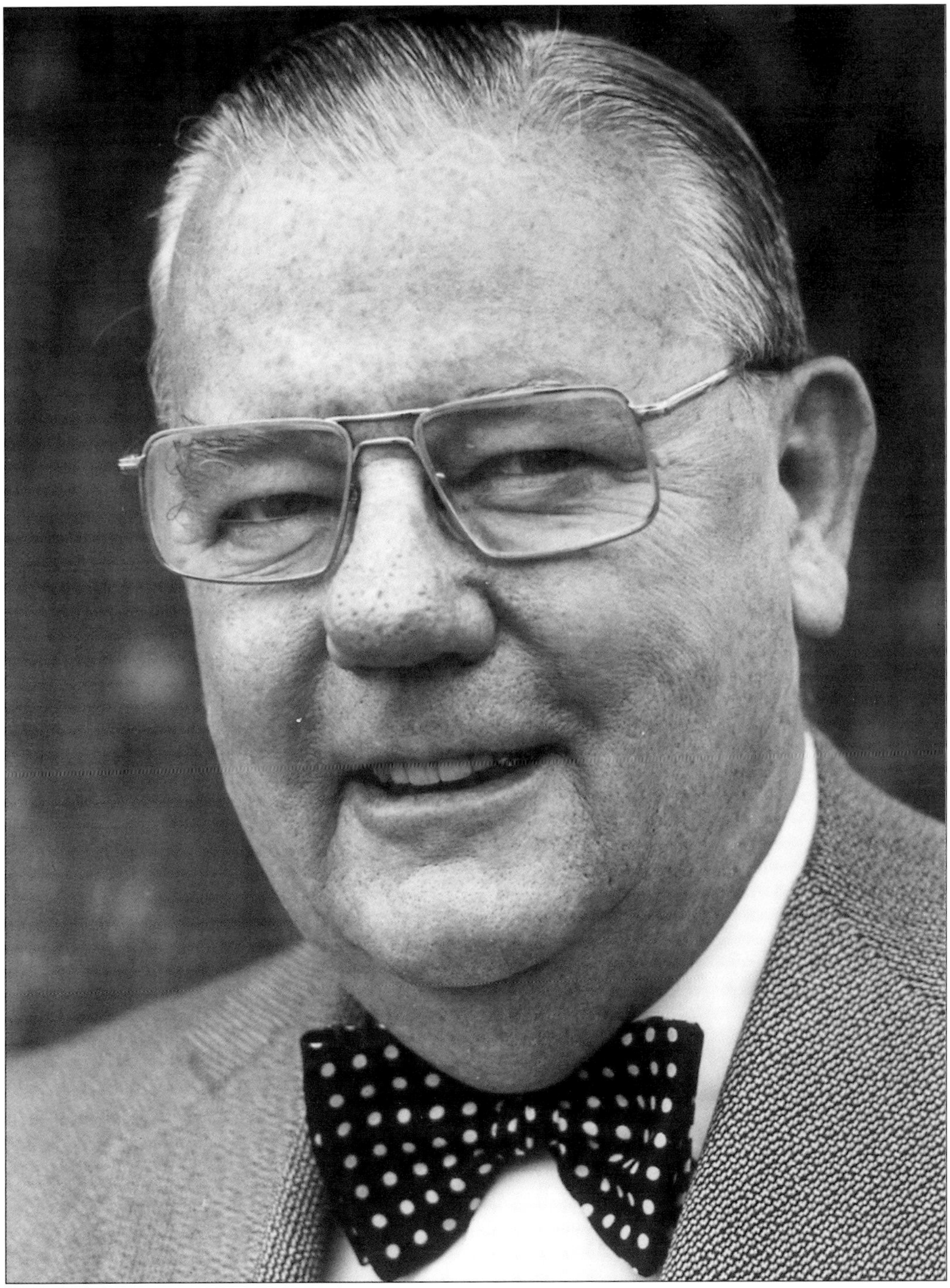

Dr. Arne G. Lauritzen
L.D.S., D.D.S., F.A.C.D., F.I.C.D., F.A.C.P.
DIPLOMATE OF THE AMERICAN BOARD
OF PROSTHODONTICS

Meinem Lehrer und Freund Arne Lauritzen (1908 – 1996)

Widmung

Meiner lieben Frau Helga
und unserem Sohn Christian

Jürgen Dapprich

Meiner Frau Ute
und unseren Kindern Thomas, Annika und Christian

Ernst Oidtmann

Vorwort

Totalprothetik ist durch Prophylaxe und Implantologie etwas in den Hintergrund getreten und wird heute bisweilen als Stiefkind betrachtet. Dabei werden die Menschen immer älter und viele möchten oder können sich, bedingt durch Krankheit, keine Implantate einsetzen lassen. Wir müssen uns fortbilden und viel Erfahrung sammeln, um zu vorhersagbar guten Erfolgen in der Totalprothetik zu kommen. Dabei kann uns die weiterentwickelte Lauritzen-Technik helfen. Obwohl sich inzwischen einige Konzepte geändert haben, sind doch die Abformungen und die funktionelle, gelenkbezügliche Einordnung der Modelle mit der Remontage, sowie die Kontrolle wichtiger Parameter während der gesamten Arbeit, z.B. der Montagegenauigkeit und der Überprüfung der Bisse durch den Split-Cast, geblieben. *Arne Lauritzen* wurde von dem Mitglied der „Neuen Gruppe“ *Oskar Bock* nach Europa eingeladen, und 1968 gab er erstmals in Deutschland für die „Neue Gruppe“ einen Kurs in Marburg, den *Knud Schmidt-Diemel* organisierte. Seit dieser Zeit hat Lauritzen zahlreiche Kurse in Deutschland gegeben. Das einzigartige an dem gebürtigen Dänen war, dass er weltweit, außer in der UdSSR und China, Kurse abhielt, die er jeweils in der Landessprache hielt - nur in Japan mit Dolmetscher. Als ich 1970 meine ersten Lauritzenkurse (A-Kurs Funktionsanalyse, B-Kurs Einschleifen im natürlichen Gebiss) in Düsseldorf absolvierte, war ich beeindruckt von der Präzision und den genauen Anweisungen, die er uns gab. Später in den beiden Totalprothetikkursen C 7 tägig, optimierten wir eine nicht funktionierende totale Prothese durch Remontage, und im 10tägigen D-Kurs wurde von uns ein Patient mit totalen Prothesen versorgt, wobei die labortechnischen Arbeiten von uns selbst erbracht wurden. Dies ist immer noch die beste Art von Fortbildung: learning by doing!

Arne Lauritzen ist mir im Laufe der Jahre ein Freund geworden, der sich besonders darüber freute, dass ich im Karl-Häupl-Institut der Zahnärztekammer Nordrhein Totalprothetikkurse nach *Lauritzen* zusammen mit ZTM *E. Oidtmann* gab. Bei einer erfolgreichen Totalprothetik kommt es besonders auf die gute Zusammenarbeit mit dem Zahntechniker an. Dieser muss die Prinzipien der Funktion und den klinischen Ablauf ebenso kennen, wie der Zahnarzt die Abläufe bei der Technik. Nur so kommt man zu einem guten Ergebnis.

Besonders möchte ich meinem Freund *Klaus Haberkorn* aus Würzburg, der mit mir den ersten Lauritzenkurs in Düsseldorf absolvierte, für Durchsicht und Korrektur danken, sowie dem Quintessenz Verlag und seinem Verlagsleiter Herrn *Johannes W. Wolters* für die großzügige Unterstützung.

Meerbusch Mai 2000

Jürgen Dapprich

Vorwort

Totalprothetik ist heute in vielen Dentallaboratorien auch durch gesetzliche Maßnahmen ein vernachlässigter Bereich. Besonders die Prophylaxe hat zu einem Rückgang in der Totalprothetik geführt. Das Ergebnis ist, dass die Menschen wesentlich länger ihre eigenen Zähne behalten, und die Anfertigung von totalen Prothesen in der Menge deutlich zurück geht. Aus diesem Grund ist es uns ein Anliegen, die Erfahrungen und Verbesserungen aus unserem täglichen Arbeitsablauf weiter zu geben. In vielen Fällen ist der Patient bereit, den Mehraufwand zu honorieren; Gerade diese Patientengruppe ist sehr dankbar, wenn sie ein Stück Lebensqualität zurück erhält. Ein Satz von *Jürg Stuck* hat mich in diesem Zusammenhang sehr geprägt:
„Erst muss man es können, bevor man den Preis bestimmt",
nicht aber, wie man es oft hört, den umgekehrten Weg gehen. Es hat sich für mich bestätigt, dass die Nachfrage von alleine kommt, wenn man etwas gut beherrscht.

Ernst Oidtmann

Inhaltsverzeichnis

1 Einleitung

Eine erfolgreiche Totalprothetik ist eine der schwierigsten Behandlungen in der Zahnmedizin und bedarf einer gründlichen Anamnese und Untersuchung, sowie gelegentlich auch einer Vorbehandlung. Die Ursache der vielen schlechten totalen Prothesen ist die nicht leistungsgerechte Honorierung durch die gesetzlichen Krankenkassen und die dadurch bedingte Motivationslosigkeit vieler Kolleginnen und Kollegen zur Fortbildung auf diesem Gebiet. Es ist ein Kreislauf, den man durch Fortbildung und bessere Arbeit durchbrechen muss, damit man dann auch eine bessere Honorierung erwarten kann.

Die weiterentwickelte Lauritzen-Technik ist gekennzeichnet durch ihren vorhersagbaren Erfolg. Dieser basiert vor allem auf der Original-Lauritzen-Abformtechnik und der Beachtung funktionsanalytischer Gesetze, d.h. der schädelbezüglichen Einordnung der Prothesen und der okklusalen Gestaltung, die durch eine Registrierung der Gelenkbahnen erreicht wird, sowie der anschließenden Remontage. Seit *Lauritzens* Kursen haben sich die Registriermethoden verändert, statt Wachsbissen oder der mechanischen Axiografie haben sich elektronische Verfahren durchgesetzt.

Die von *Lauritzen* propagierte vollbalancierte Okklusion ist bei der heutigen Totalprothetik durch die Front-Eckzahnführung, die *Gus Schwab, C. E. Stuart* und später *K. Gausch* angaben, abgelöst worden und die *A. Gutowski*, ebenfalls ein Lauritzenschüler, in Deutschland eingeführt hat.

Arne Lauritzen lehrte uns einen ganz wichtigen Punkt für den Langzeiterfolg, den ich besonders erwähnen möchte: Der Patient muss nachts die Unterkiefer-Prothese aus dem Mund nehmen und in Wasser aufbewahren. Dadurch kann er nachts nicht knirschen oder pressen, und so kommt es fast gar nicht zum Knochenabbau der Prothesenlager. Man muss dem Patienten dies genau erklären, damit er es auch versteht. Deshalb habe ich noch nie eine totale Prothese unterfüttern müssen, auch nach 10 Jahren oder mehr nicht.

Voraussetzungen sind:

1. Nach der letzten Extraktion sollten mindestens 6 Monate, bei Serienextraktionen 9 Monate bis zum Beginn der Behandlung vergangen sein.
2. Die Herstellung der totalen Prothese erfolgt, wie in diesem Buch beschrieben mit einer Unterkiefer-Goldbasis.
3. Es wird jährlich eine Kontrolle mit gegebenenfalls erneuter Remontage durchgeführt.

Dazu möchte ich *Karl Häupl* zitieren:
„Zum allergrößten Teil ist der Alveolar-

schwund auf funktionelle Reizmomente zurückzuführen, deren Quelle die Tätigkeit der Kau- und Zungenmuskulatur sind ... es kommt also darauf an, dafür Sorge zu tragen, dass die Prothesen nicht unzweckmäßigerweise von funktionellen Reizen getroffen und unnötigerweise bewegt werden."

2 Arbeitsabläufe in der Totalprothetik

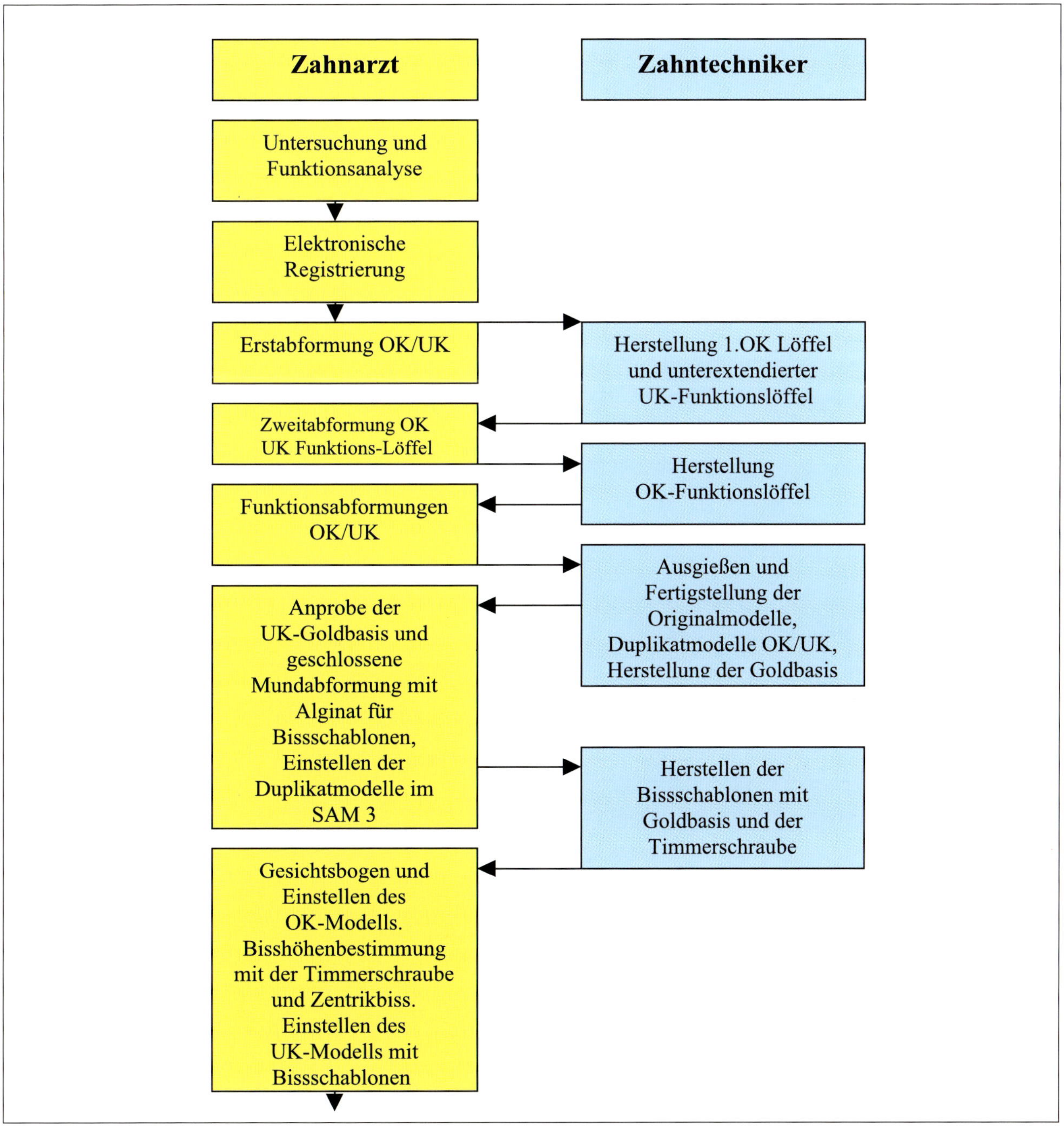

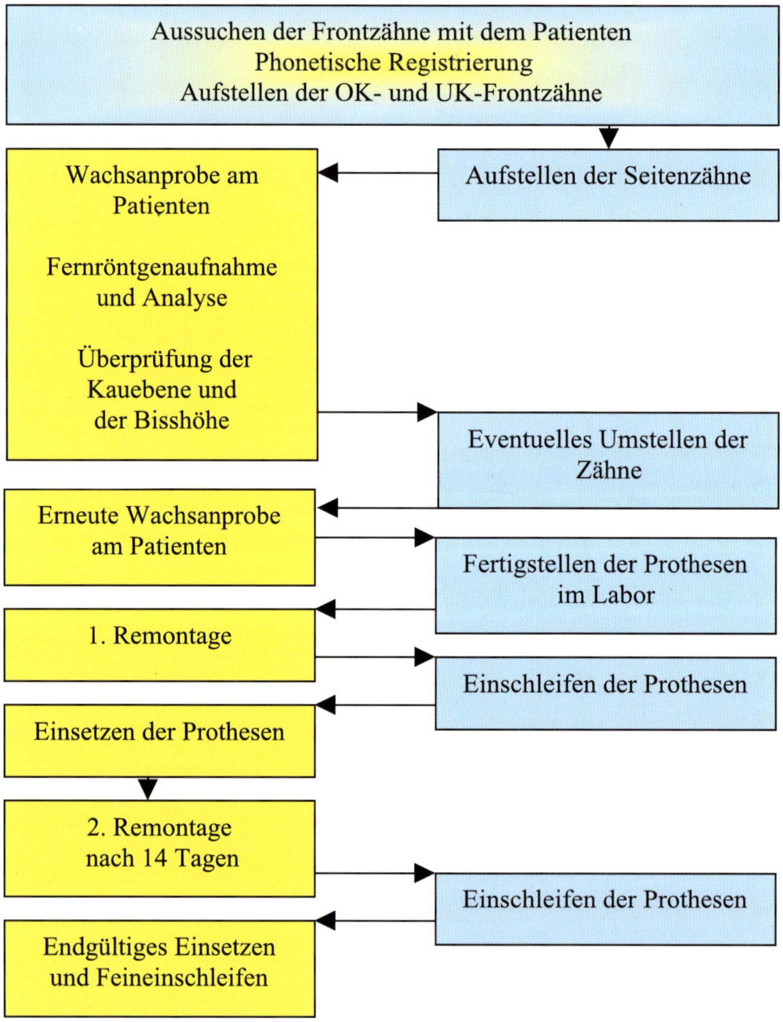
Aussuchen der Frontzähne mit dem Patienten
Phonetische Registrierung
Aufstellen der OK- und UK-Frontzähne
Aufstellen der Seitenzähne
Wachsanprobe am Patienten
Fernröntgenaufnahme und Analyse
Überprüfung der Kauebene und der Bisshöhe
Eventuelles Umstellen der Zähne
Erneute Wachsanprobe am Patienten
Fertigstellen der Prothesen im Labor
1. Remontage
Einschleifen der Prothesen
Einsetzen der Prothesen
2. Remontage nach 14 Tagen
Einschleifen der Prothesen
Endgültiges Einsetzen und Feineinschleifen

3 Untersuchung und klinische Funktionsanalyse

Bei zwei Patienten möchten wir Schritt für Schritt die Herstellung einer totalen Prothese demonstrieren, so wie wir in der Praxis und im Labor vorgehen.
Zunächst erfolgt die Untersuchung des Mundes auf Schlotterkämme oder tief ansetzende Bänder, die vorher chirurgisch entfernt werden sollten und eventuellem Knochenaufbau durch die Guided Bone Regeneration oder die Kallusdistraktion.
In jedem Fall wird ein Orthopantomogramm angefertigt, um die knöchernen Strukturen zu beurteilen und Wurzelreste, Zysten oder andere pathologische Veränderungen zu erkennen.
Außerdem können die Kiefergelenke auf skelettale Fehlbildungen, d.h. auf verschiedene Längen der Kondylen verglichen werden.
Myofunktionelle Störungen sollten erkannt und behandelt werden, weil es sonst zu Funktionsstörungen und Schwierigkeiten bei der Inkorporatrion der Prothesen kommen kann.
Zu achten ist auch unbedingt auf psychogene Prothesenunverträglichkeit, wie sie *Müller-Fahlbusch* beschrieben hat. Diese Patienten sind nicht leicht zu erkennen, und bei Verdacht ist es wichtig, einen Psychotherapeuten zu konsultieren. Dies ist z.B. nötig, wenn ein Patient mit mehreren Prothesen in die Praxis kommt oder davon in der Anamnese berichtet.
Allerdings wird diese Diagnose häufig zu leicht gestellt und als Ausrede gebraucht, um eine schlechte Arbeit zu vertuschen. Deshalb sollte man sich die Prothesen genau ansehen und erst einmal eine Funktionsverbesserung durch eine Remontage erreichen, bzw. bei zu niedriger Vertikaldimension eine Remontage mit Einsatz einer justierten Unterkiefer-Aufbissplatte durchführen. Dann kann man den Patienten immer noch zum Psychotherapeuten schicken. Bei einer echten psychogenen Prothesenunverträglichkeit werden Sie aber trotz guter Arbeit scheitern, denn eine Depression oder Psychose muss erst behandelt werden. Der Facharzt kann Ihnen nach Abschluss der Behandlung den richtige Zeitpunkt nennen, um den Patienten weiterzubehandeln. Falls der Patient nach gründlicher Aufklärung nicht zum Psychotherapeuten gehen will, weil er seine psychischen Probleme nicht erkennt, ist es ratsam, ihn vorerst nicht zu behandeln.
Es folgt die klinische Funktionsanalyse nach *Hansson*, um Myoarthropathien zu diagnostizieren und zwischen myogener und arthrogener Gelenkerkrankung zu unterscheiden.
Bei der klinische Funktionsanalyse führen wir folgende Untersuchungen durch:
Den dynamischen Test: wir lassen den Patienten den Unterkiefer öffnen und schließen, nach vorne, rechts und links bewegen

Den statischen Test: hier öffnet der Patient je 10 Sekunden lang fest gegen den Widerstand der Hand des Zahnarztes den Unterkiefer, dann schließt er ihn, anschließend drückt er ihn nach vorne, rechts und links.
Das Endfeel (Endgefühl bei maximaler Mundöffnung): hierbei öffnet der Patient den Mund ganz weit, und wir dehnen den Unterkiefer, um die Elastizität des Gelenkes zu testen, die ca. 2 mm betragen sollte.
Das Joint Play (Gelenkspiel): Wir legen den Daumen auf die unteren Seitenzähne und bewegen erst das rechte und dann das linke Gelenk, um Einschränkungen der Beweglichkeit und Knacken oder Reibegeräusche festzustellen.
Wenn beim dynamischen Test bei den einzelnen Bewegungen mehr Schmerzen vorhanden sind, handelt es sich um eine arthrogene Gelenkerkrankung.
Wenn beim statischen Test die Schmerzen überwiegen, handelt es sich um eine myogene Erkrankung.

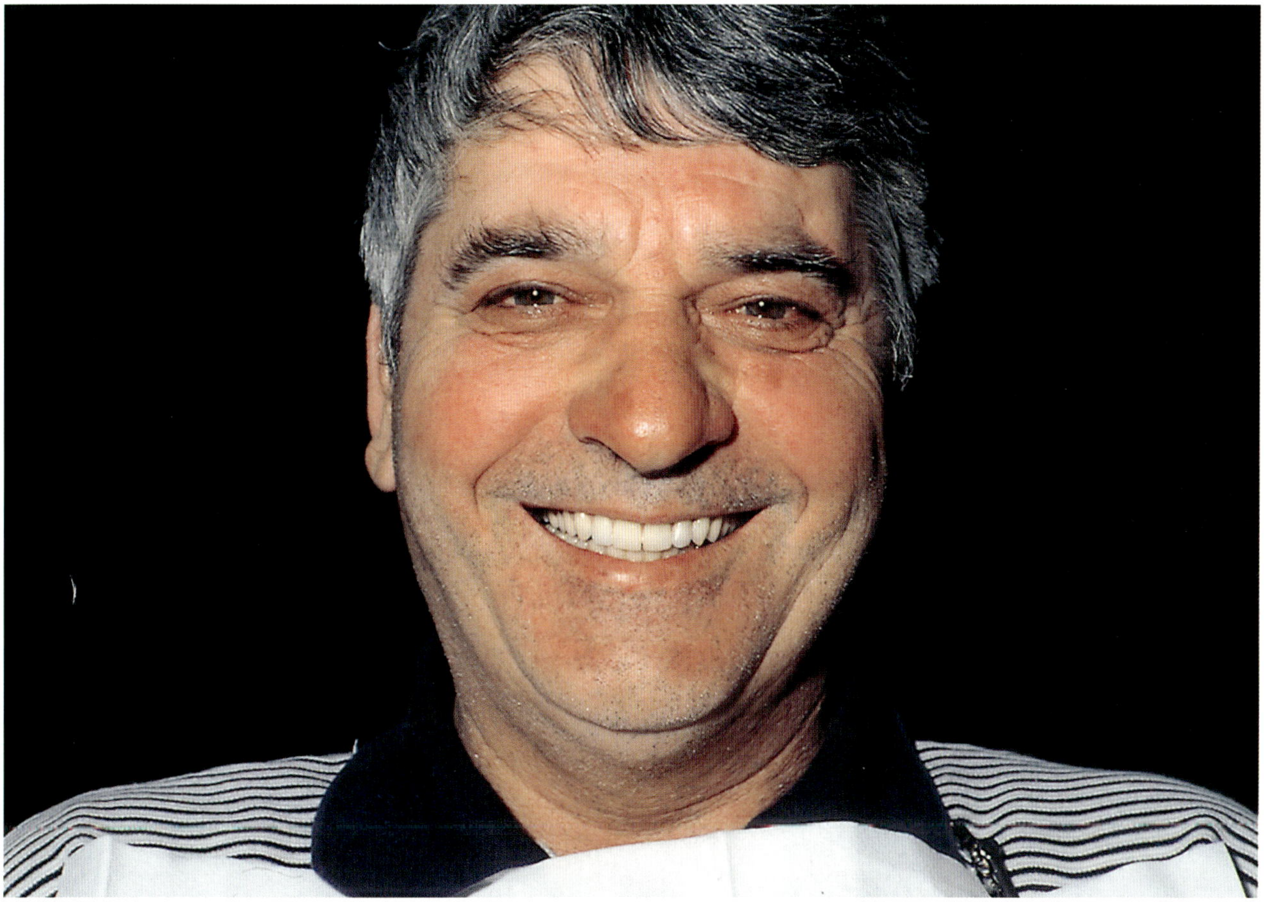

Abb. 1 Herr S.

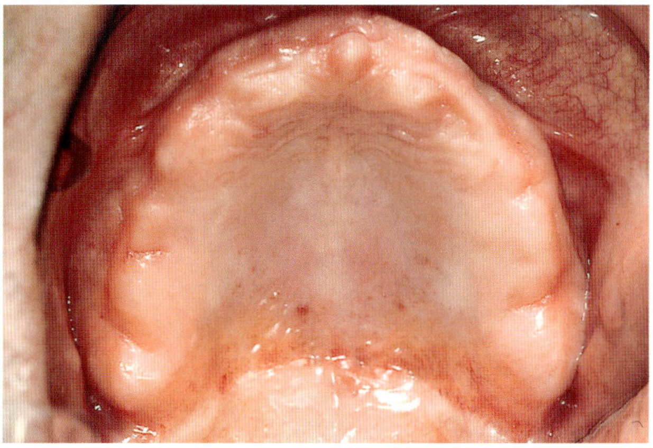

Abb. 2 Oberkiefer

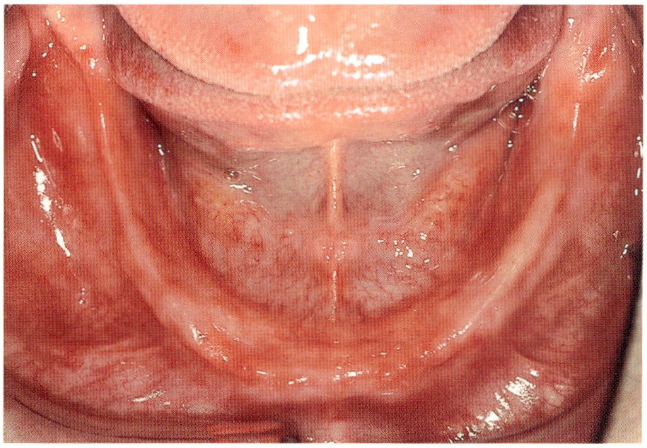

Abb. 3 Unterkiefer

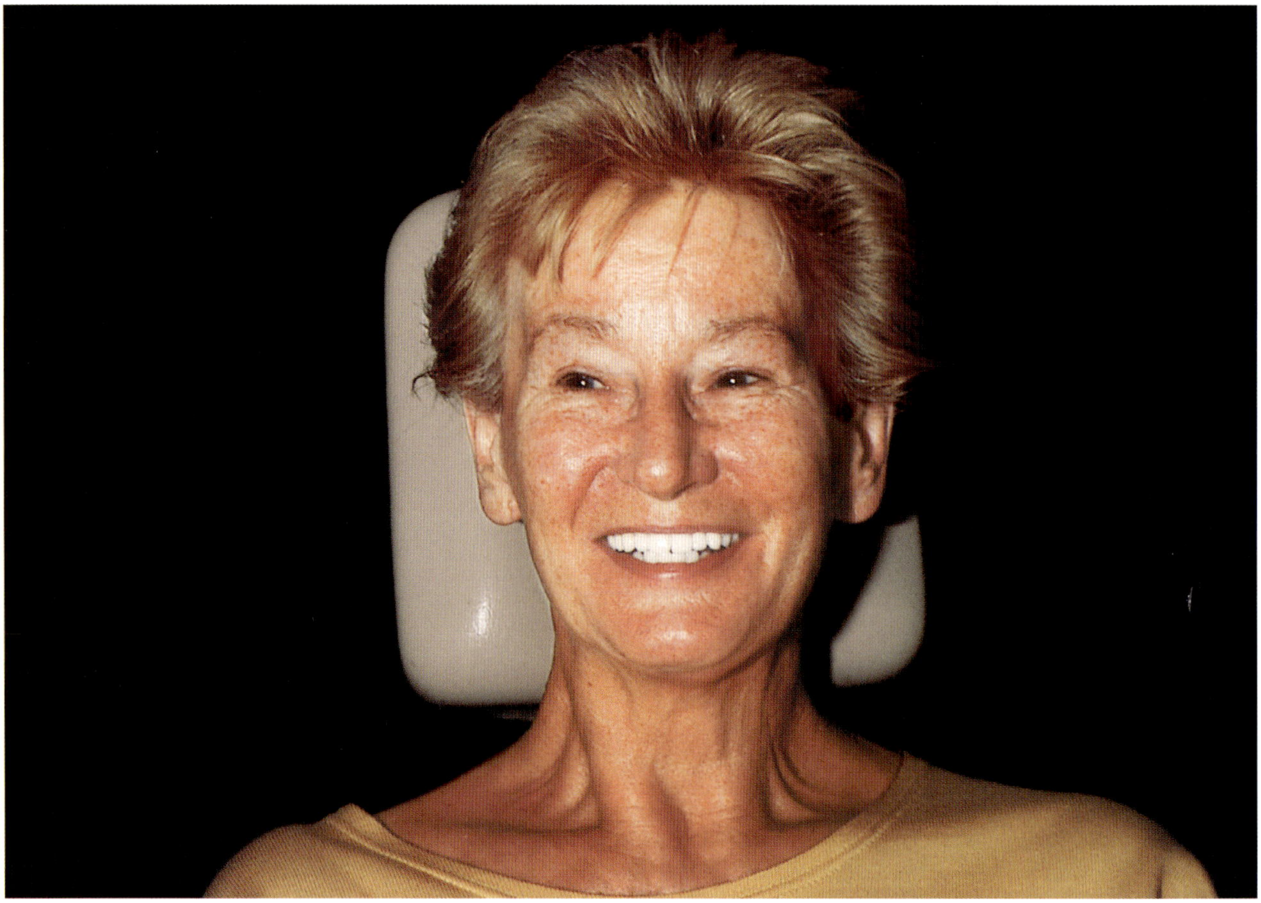

Abb. 4 Frau S.

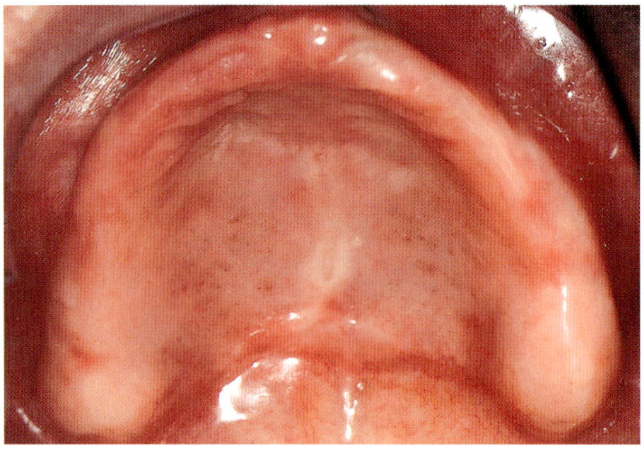

Abb. 5 Oberkiefer

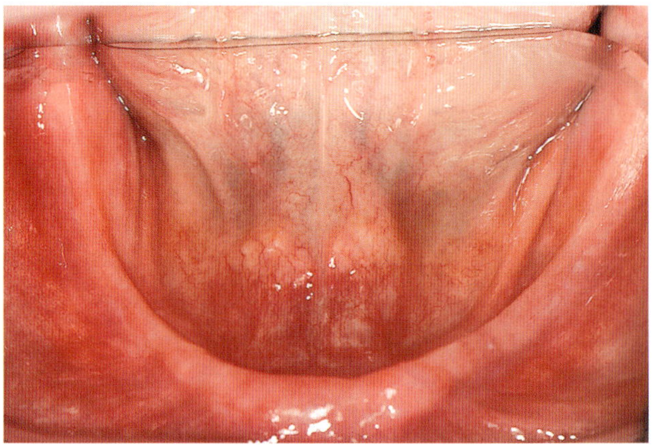

Abb. 6 Unterkiefer

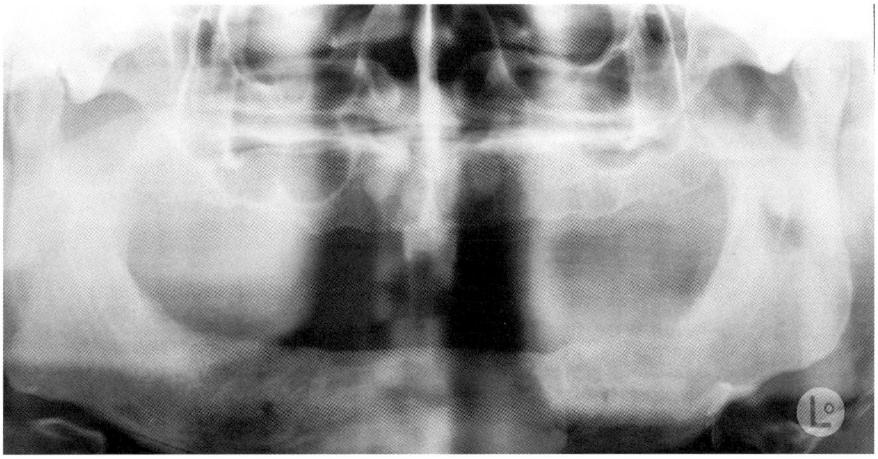

Abb. 7 Orthopantomogramm

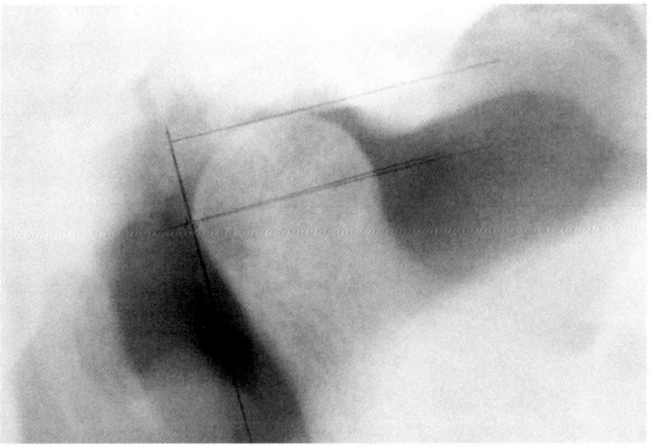

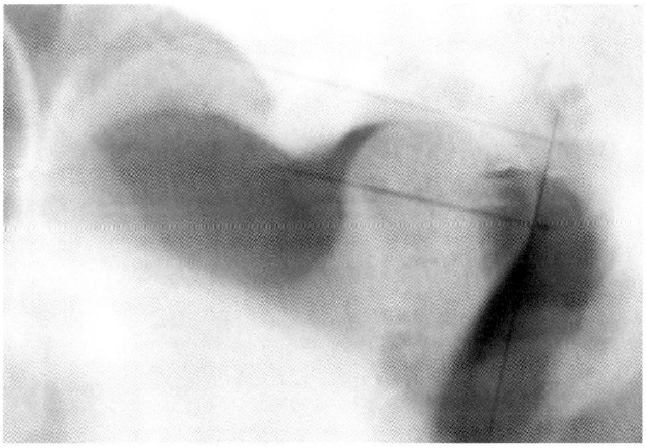

Abb. 8 und 9 Kondylen gleicher Größe

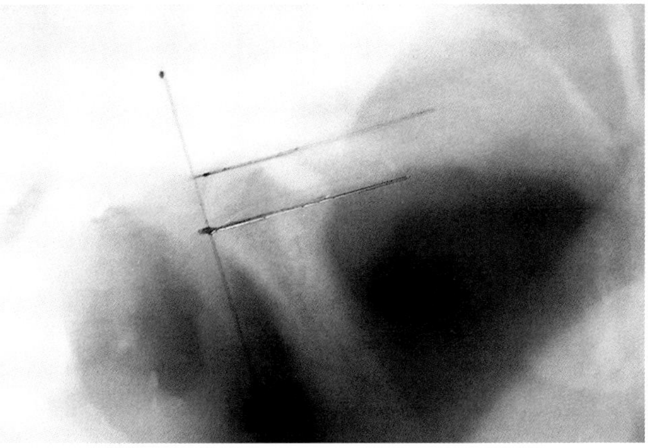

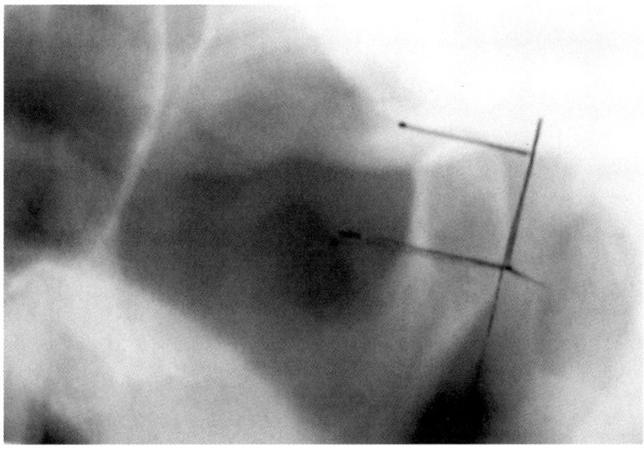

Abb. 10 und 11 Kondylen unterschiedlicher Größe

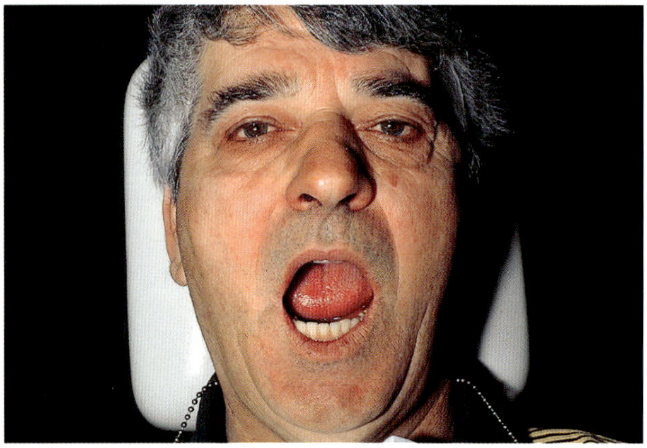

Abb. 12 Dynamischer Test: Unterkiefer öffnen

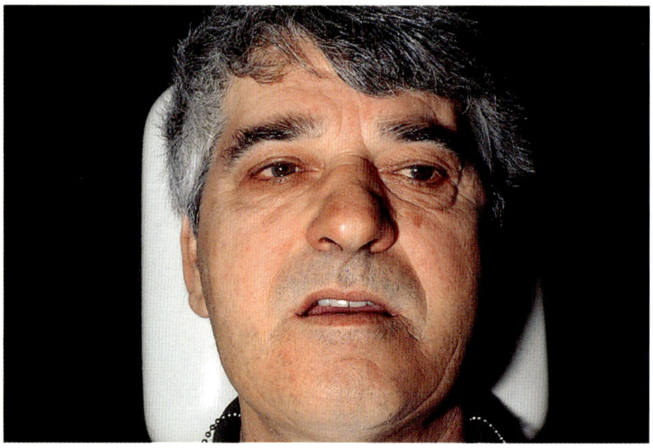

Abb. 13 nach vorne schieben

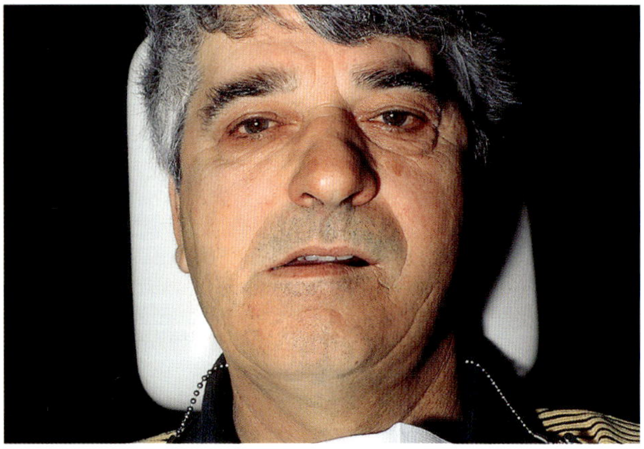

Abb. 14 nach rechts

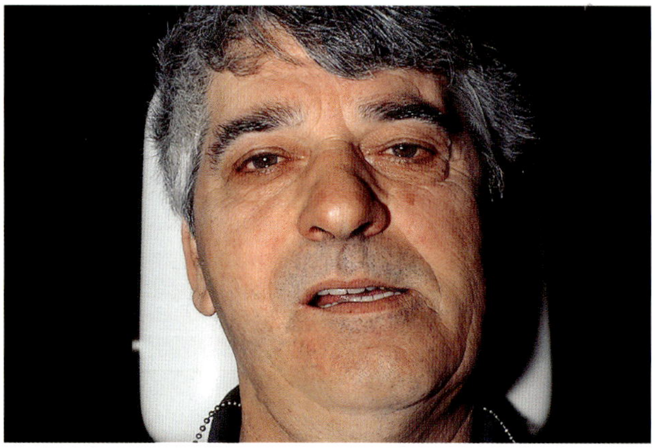

Abb. 15 und nach links

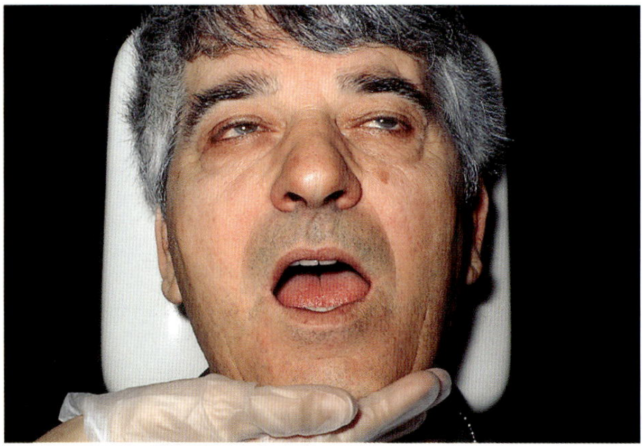

Abb. 16 Statischer Test: Unterkiefer 10 sec gegen den Widerstand der Hand öffnen

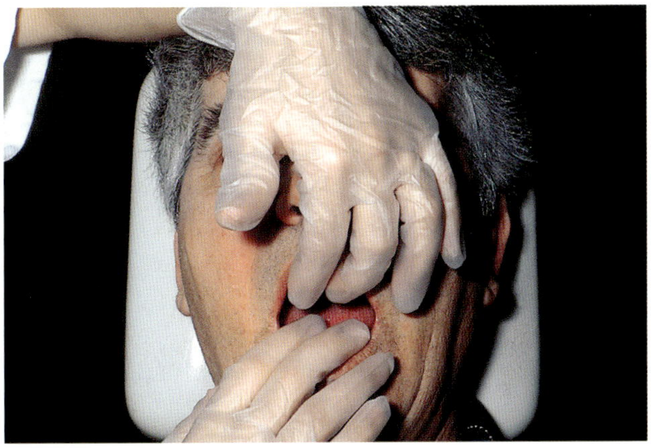

Abb. 17 gegen Widerstand schließen

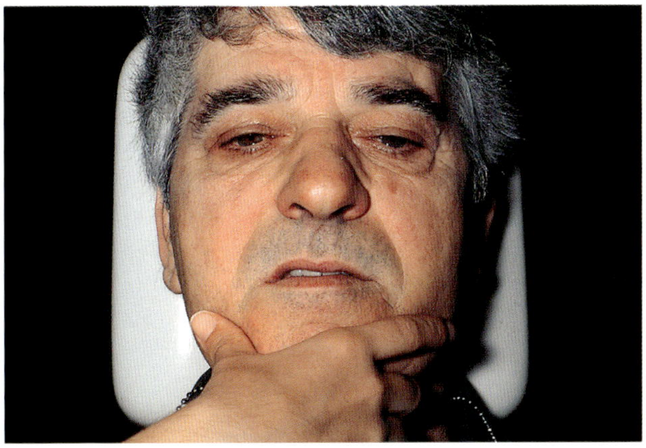

Abb. 18 gegen Widerstand nach vorne drücken

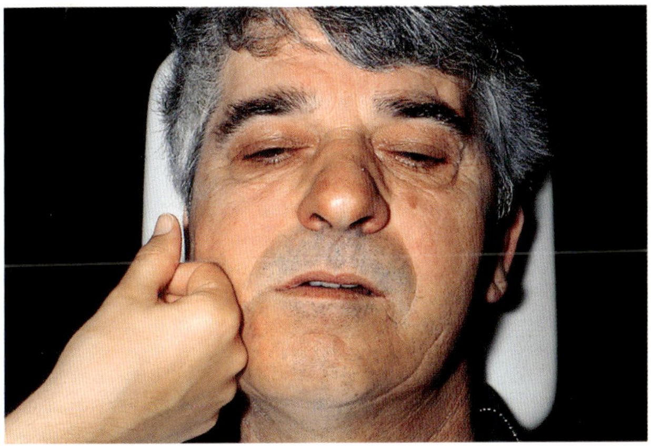

Abb. 19 gegen Widerstand nach rechts

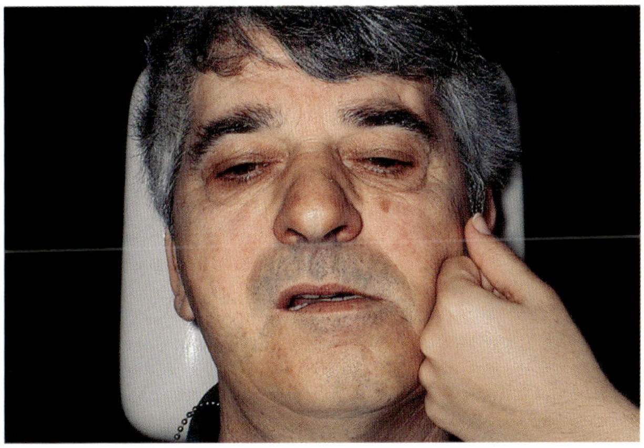

Abb. 20 gegen Widerstand nach links drücken

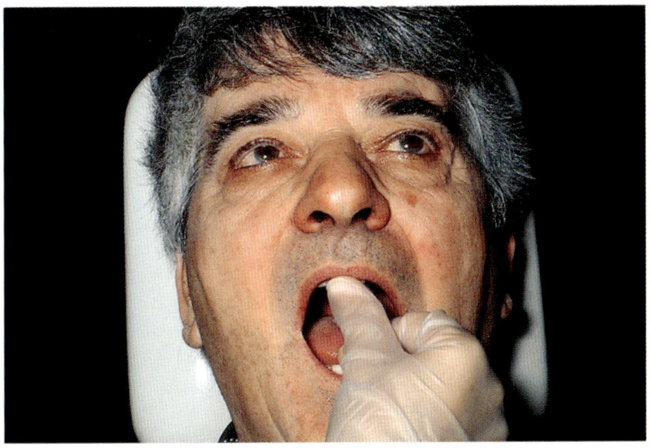

Abb. 21 Testen des Endfeel

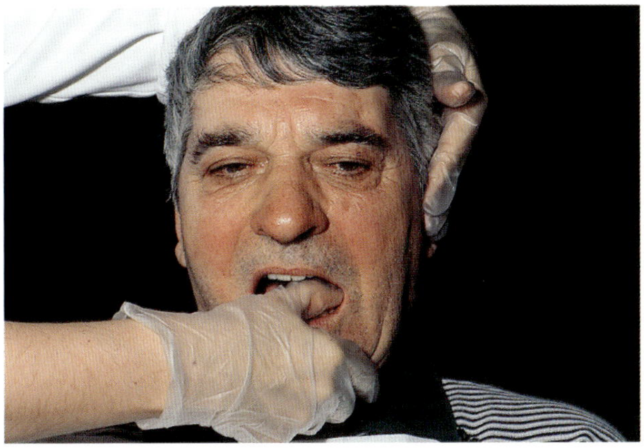

Abb. 22 Joint Play

4 Vorbehandlung

Die myogene Gelenkerkrankung ist mit ca. 80% am häufigsten und am einfachsten zu behandeln. Wir bitten den Patienten, die Unterkiefer-Prothese nachts aus dem Mund zu nehmen. Dann kann er nicht mehr knirschen oder pressen, und die Muskulatur entspannt sich. Die Okklusion muss aber einigermaßen stimmen, denn sonst presst der Patient auch tagsüber oder nimmt eine Bruxstellung ein. Jetzt warten wir zwei, drei Wochen, bis die Muskulatur sich entspannt hat, unterfüttern - falls erforderlich - die Prothesen und remontieren sie, um eine gleichmäßige Okklusion zu erreichen. Wir müssen den Patienten aber auch darüber aufklären, tagsüber nicht zu pressen oder eine Bruxstellung einzunehmen. Man kann kleine rote Punkte am Arbeitsplatz oder zu Hause befestigen und immer wenn der Patient diese wahrnimmt, soll er sich bewusst werden, ob er mit seinen Zähnen presst oder eine Bruxstellung einnimmt und entspannen.

Bei der arthrogenen Gelenkerkrankung unterscheiden wir:

Kondylen gleicher Länge, wobei der Diskus oder der Condylus verlagert sein kann. Dies ist mit einer Magnetresonanztomografie in habitueller und in Protrusion sowie durch eine elektronische Registrierung z.B. mit dem Condylocomp festzustellen.

Kondylen unterschiedlicher Größe, hierbei handelt es sich um eine skelettale Fehlbildung.

Die Behandlung der Kiefergelenke ist seit Anfang 1999 einfacher geworden. Basierend auf den Untersuchungen von *Christiansen* und *Winzen* ist es möglich, nach einer elektronischen Registrierung der Unterkieferbewegungen mit dem Condylocomp von *Klett* die Registrierung des Patienten mit dem CAR-Artikulator von *Winzen* oder dem Variocomp von *Christiansen* am Computer nachzufahren und in der gewünschten Position in allen drei Ebenen einzustellen. Dann kann in dieser therapeutisch richtigen Position eine Unterkiefer-Aufbissplatte hergestellt werden. Nach dem Einsetzen der Aufbissplatte werden die Schmerzen und das Knacken verschwinden.

Am Beispiel einer exzentrischen Diskusluxation möchte ich das Vorgehen zeigen. Die Patientin hat Schmerzen, und festzustellen sind ein intermediäres Knacken beim Öffnen und ein terminales Knacken beim Schließen im linken Kiefergelenk.

Die Magnetresonanztomographien der Patientin zeigen bei geschlossenen Zähnen in der Sagittalen links einen minimal ventral verlagerten Diskus, während der Diskus bei allen anderen Aufnahmen normal aussieht. Erst bei der coronalen Schichtung in Protrusion erkennt man, dass der linke Kondylus lateral und der rechte nach medial verlagert ist. Für Aufnahmen in maximaler Protrusion nehme ich einen Biss mit Silikonknetmasse ohne Zahnkontakt.

Bei der elektronischen Registrierung mit dem Condylocomp ist die Diagnose einfacher, auf der Exkursivbewegung der Frontal- und Horizontalebene sieht man nach 3 mm eine laterale Verschiebung des linken Kondylus, der Diskus luxiert nach medial. Bei der Inkursivbewegung gleitet der Kondylus in einer lateralen Position bis 1 mm vor den Endpunkt, die Reposition erfolgt und der Kondylus wird wieder nach medial verschoben, weil der Diskus den Gelenkraum nun wieder frei gibt.

Bei der Registrierung der Patientin nehmen wir bei der Positionsanalyse ca. 1 bis 2 mm protrusiv einen Biss. Die Modelle werden mit diesem Biss in den CAR-Artikulator eingestellt und die Registriergehäuse des Condylocomp angebracht. Wir befinden uns jetzt auf den gelben Kreuzen und sind an derselben Position wie im Mund des Patienten. Wir klicken die Position *Verschieben* an und das gelbe Kreuz wird von einem roten Kreuz überlagert, das wir mit den Schrauben des CAR-Artikulators dreidimensional zu der therapeutischen Position bewegen können.

In dieser Position nehmen wir im CAR-Artikulator einen neuen Biss und stellen die Modelle in einen individuell einstellbaren Artikulator wie z.B. den SAM 3. Wir stellen alle individuellen Werte ein und der Zahntechniker fertigt eine Unterkiefer-Aufbissplatte an, die 2-3 mm tiefe Impressionen auf der Kaufläche hat, in der die Oberkiefer-Höcker Halt finden, so dass so die neue Position fixiert wird. Die Impressionen werden so eingeschliffen, dass bei der Front-Eckzahnführung keine Balance- und Lateralkontakte auftreten.

Dies ist ein großer Fortschritt in der Kiefergelenkbehandlung! Dazu muss allerdings die Prothese mit der Aufbissplatte Tag und Nacht getragen werden. Nach Abschluss der Behandlung 3-6 Monate später können wir mit der Neuanfertigung beginnen.

Nach Extraktion eines Zahnes lassen wir den Patienten mindestens 6 Monate eine Interimsprothese tragen, nach Serien-Extraktionen mehrerer Zähne warten wir 9 Monate, bevor wir mit der endgültigen Totalprothese beginnen, da die Resorption und der Knochenumbau dann weitestgehend abgeschlossen sind.

Wir bitten den Patienten die untere Prothese *nachts immer herauszunehmen* und in Wasser ohne Reinigungsmittel aufzubewahren, das die Prothese ausbleichen würde. Wir klären ihn darüber auf, dass der Knochenabbau dadurch nur noch minimal weitergeht und die Prothese, auch nach Jahren, nicht unterfüttert zu werden braucht.

Wir lassen beim Kieferorthopäden ein Fernröntgenseitenaufnahme (FRS) zur skelettalen Diagnose mit den Prothesen in maximaler Interkuspidation anfertigen. Bei Kunststoffzähnen markieren wir die Kaufläche der Unterkieferzähne mit 0,03 mm Zinnfolie, damit die Okklusionsebene und die Frontzähne dargestellt werden. Praktisch gehen wir so vor, dass wir die Kauflächen der Unterkieferprothese mit Haftspray einsprühen und von 4-6 auf beiden Seiten die Zinnfolie aufdrücken. Die distobukkalen Höcker der unteren 1. Molaren markieren wir mit einem senkrechten Streifen und die röntgenbildnahen oberen und unteren mittleren Schneidezähne ebenfalls mit Folie. Der Patient beißt bei der Fernröntgenseitenaufnahme leicht zusammen und nur wenn wir vorher die Achse bestimmt haben, heften wir unter die tätowierten Hautpunkte mit Tesafilm rechts ein kleines Viereck und links ein Dreieck aus 1 mm dickem Blei, deren Spitze auf die Hautpunkte zeigt. Die Ohrstöpsel ziehen wir kurz vor der Aufnahme aus dem Ohr, damit die Hautpunkte sich nicht verschieben.

Der Kieferorthopäde wertet die Fernröntgenseitenaufnahme aus und gibt uns eine Computeranalyse, meistens nach *Ricketts*. Die Durchzeichnung analysieren wir dann für die Totalprothese (siehe Kapitel 18 über die skelettale Diagnose mit dem Fernröntgenseitenbild).
Wir können jetzt z.B. in der richtigen Bisshöhe und Okklusionsebene eine Aufbissplatte auf die Unterkieferzähne setzen und diese Position testen. Die FRS zeigt bei den alten Prothesen von Frau S. eine Untergesichtshöhe von 34,5 Grad, (mit Auswertung des D-Punktes +7 = 41,5 Grad) und bei der neuen Prothese einen Winkel von 39,5 Grad (D-Punkt +7 Grad). Wir haben den Biss um 5mm angehoben, dies waren 5 Grad Differenz, man kann also grob sagen 1 Grad entsprechen 1 mm Bisshöhe in der Front. Die Bisshöhe und die Okklusionsebene waren bei der alten Prothese zu niedrig. Die Bilder der Patientin mit der alten und der neuen Prothese zeigen dies eindrucksvoll.

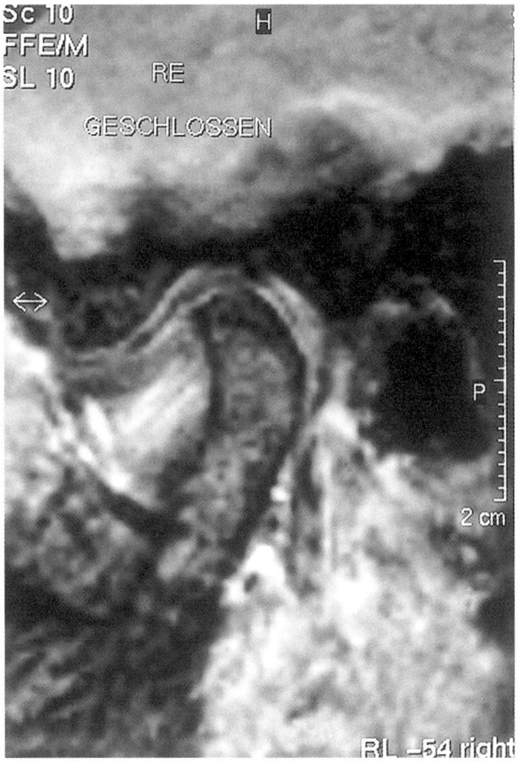

Abb. 1 Magnetresonanztomographie (MRT) *sagittale* Aufnahme: rechtes Kiefergelenk in maximaler Interkuspidation

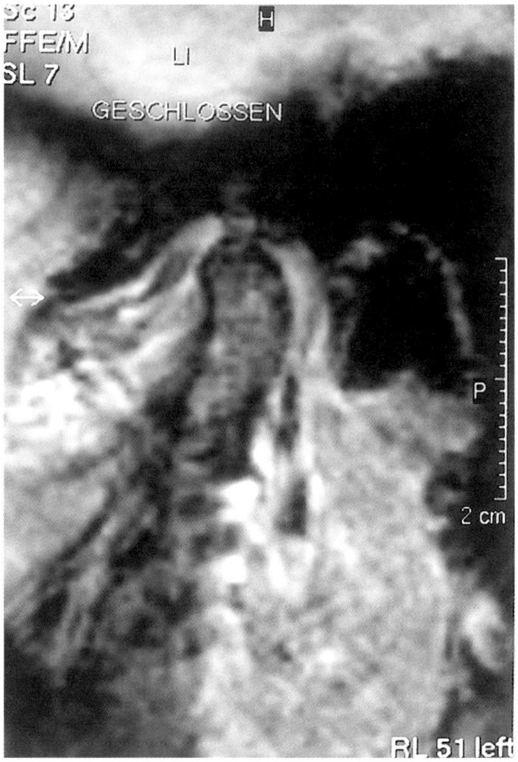

Abb. 2 Linkes Kiefergelenk in maximaler Interkuspidation

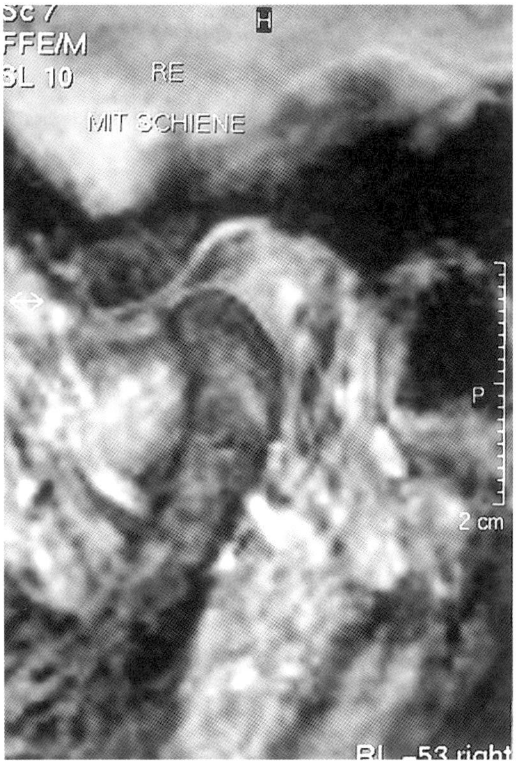

Abb. 3 Rechtes Kiefergelenk in Protrusion

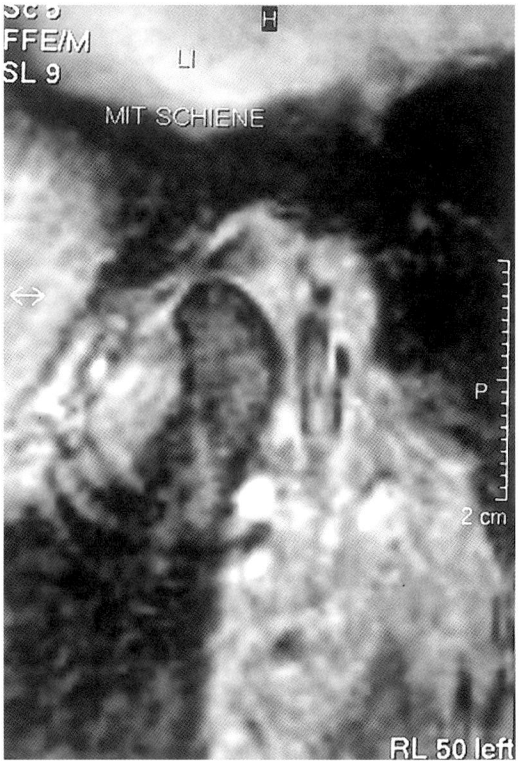

Abb. 4 Linkes Kiefergelenk in Protrusion

Ritter

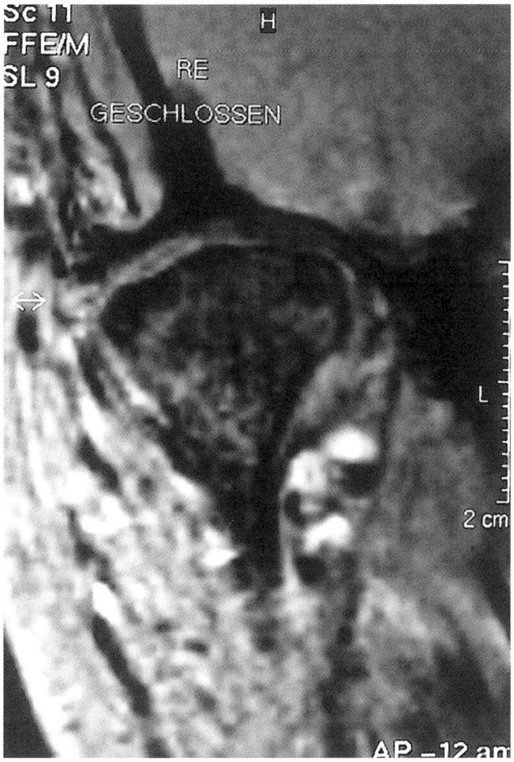

Abb. 5 MRT *coronale* Aufnahme: rechtes Kiefergelenk in maximaler Interkuspidation

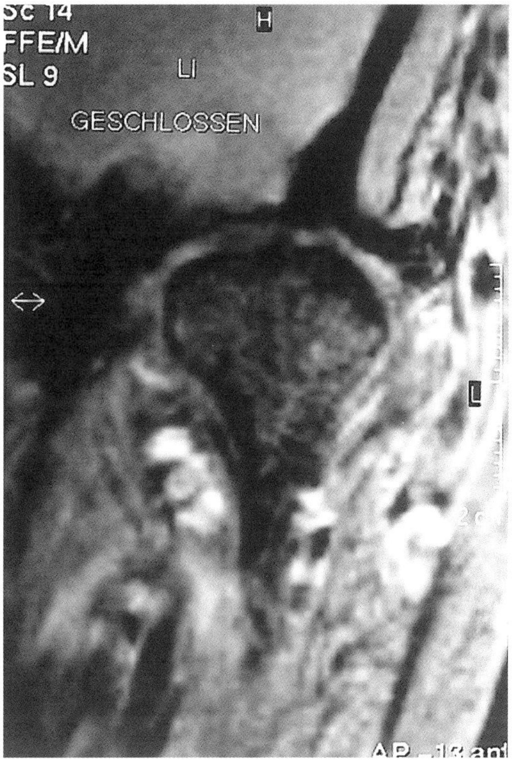

Abb. 6 Linkes Kiefergelenk in maximaler Interkuspidation

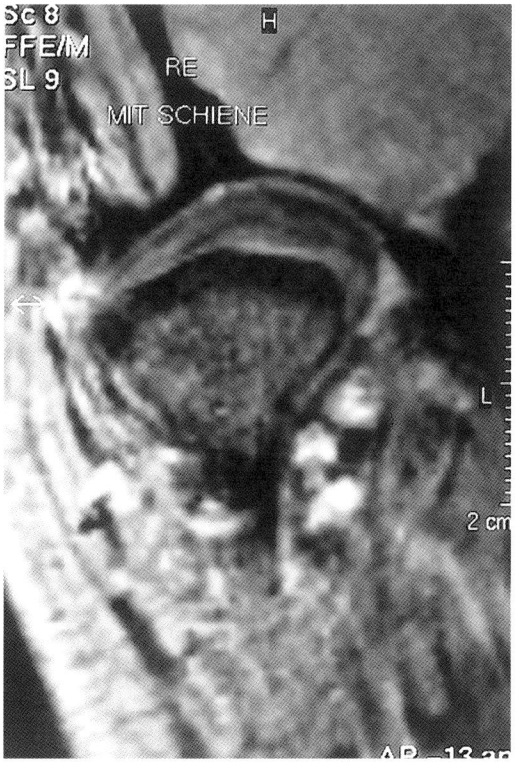

Abb. 7 Rechtes Kiefergelenk in Protrusion

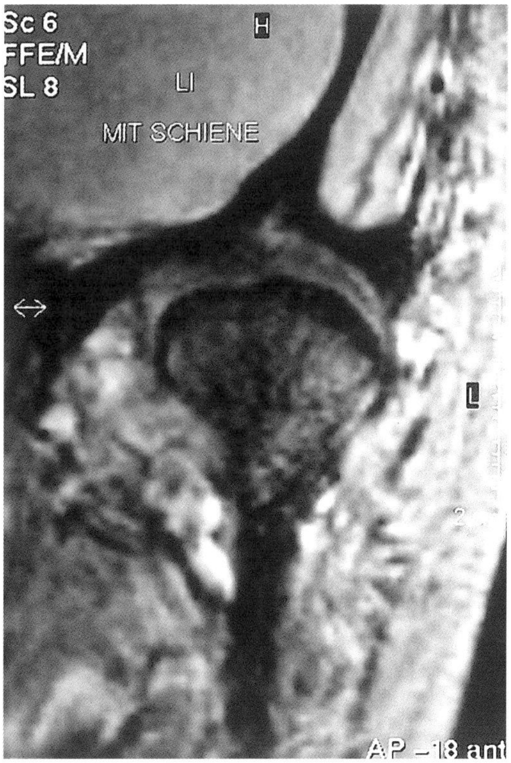

Abb. 8 Linkes Kiefergelenk in Protrusion

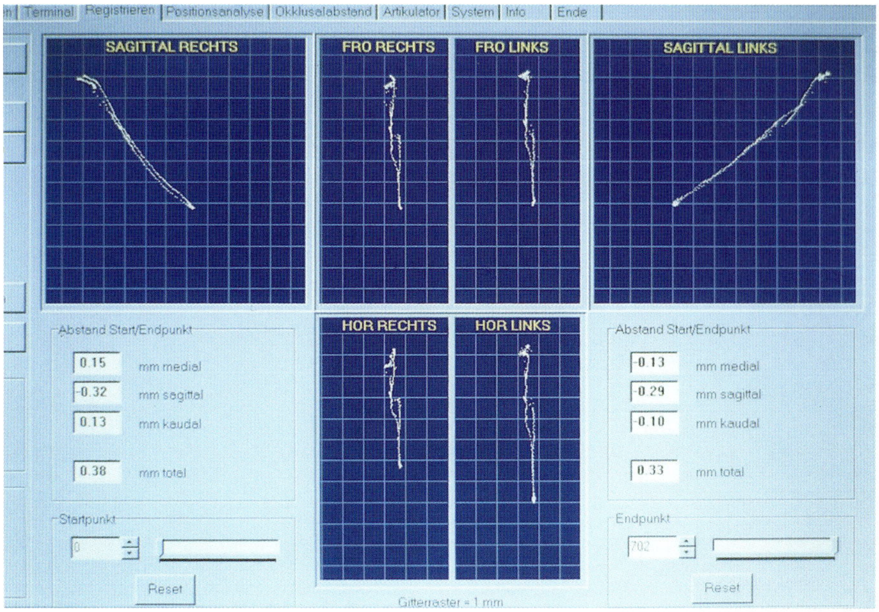

Abb. 9 Elektronische Registrierung einer exzentrischen Diskusluxation

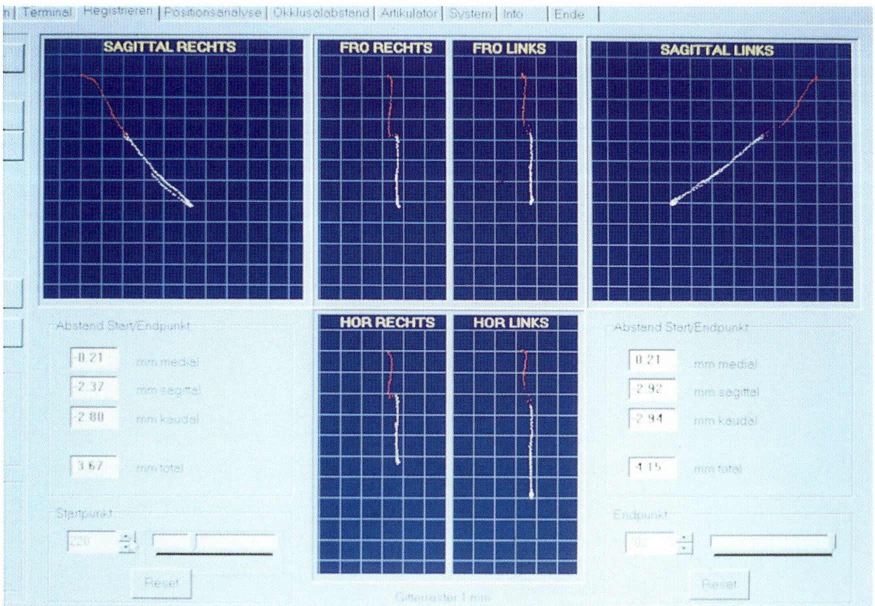

Abb. 10 Exkursivbahn rot bis zur Luxation

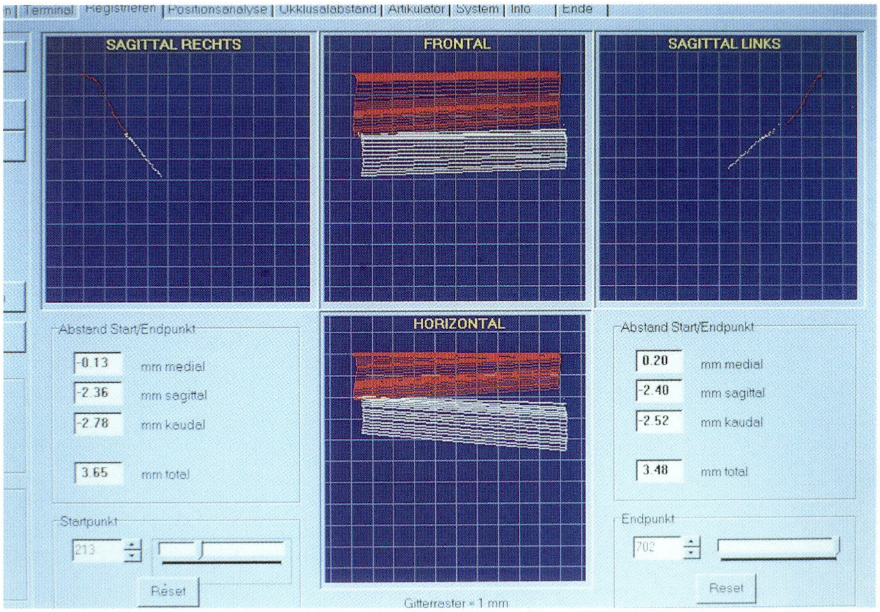

Abb. 11 Achsendarstellung in rot bis zur Luxation

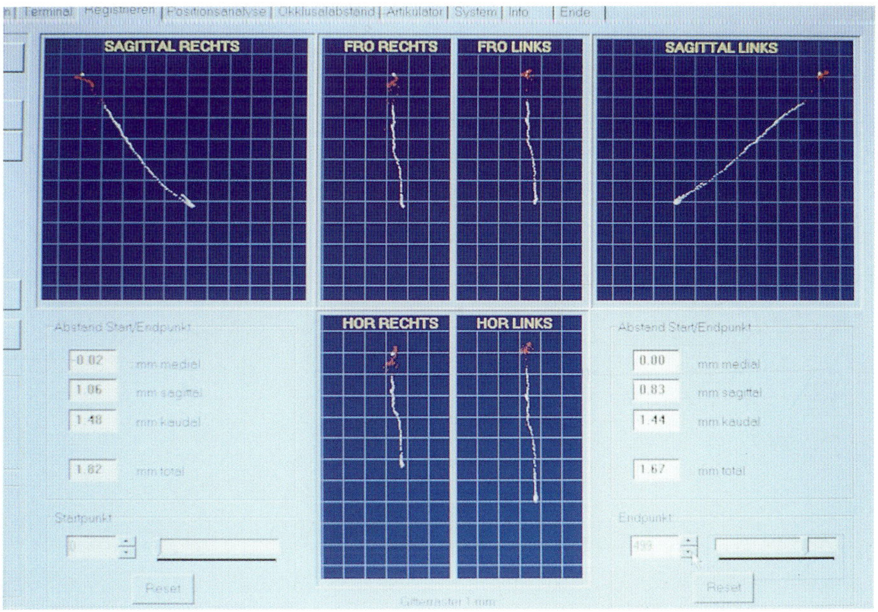

Abb. 12 Inkursivbahn nach der Reposition in rot

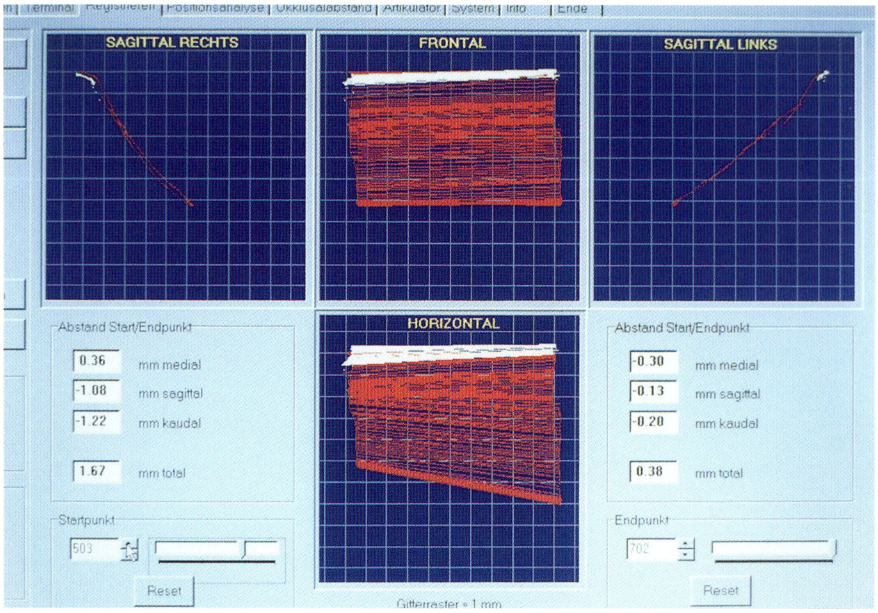

Abb. 13 Achsendarstellung in rot bis zur Reposition

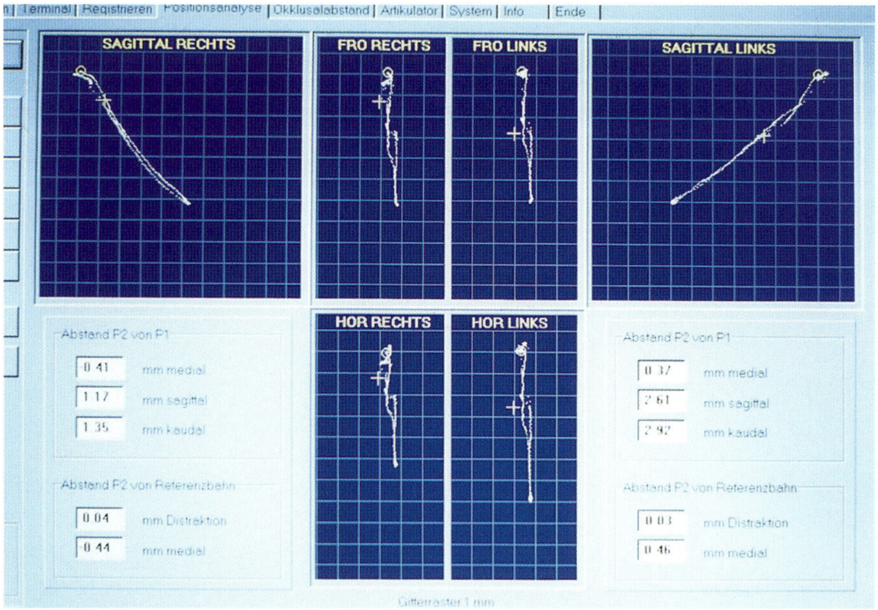

Abb. 14 Das Kreuz ist die Position des Bisses beim Patienten

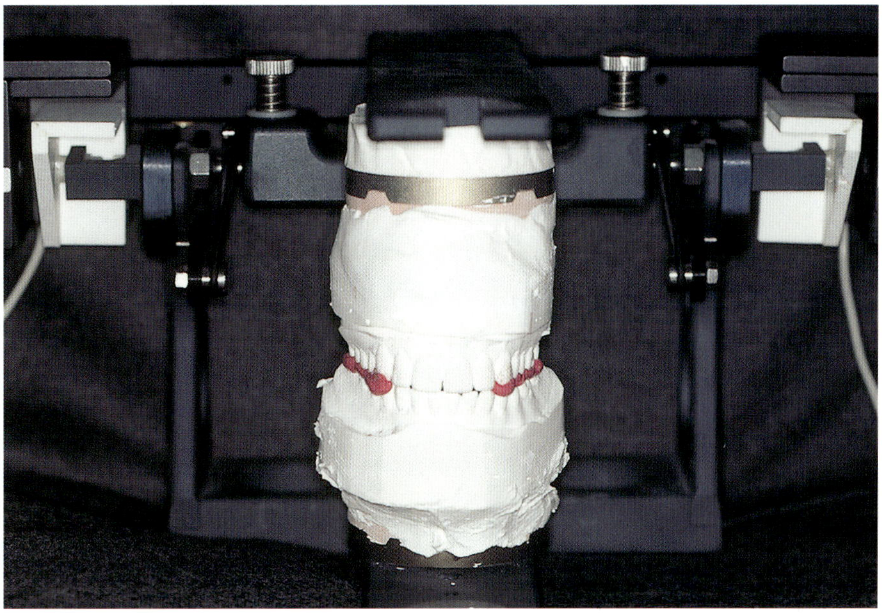

Abb. 15 Einstellung im CAR-Artikulator mit diesem Biss

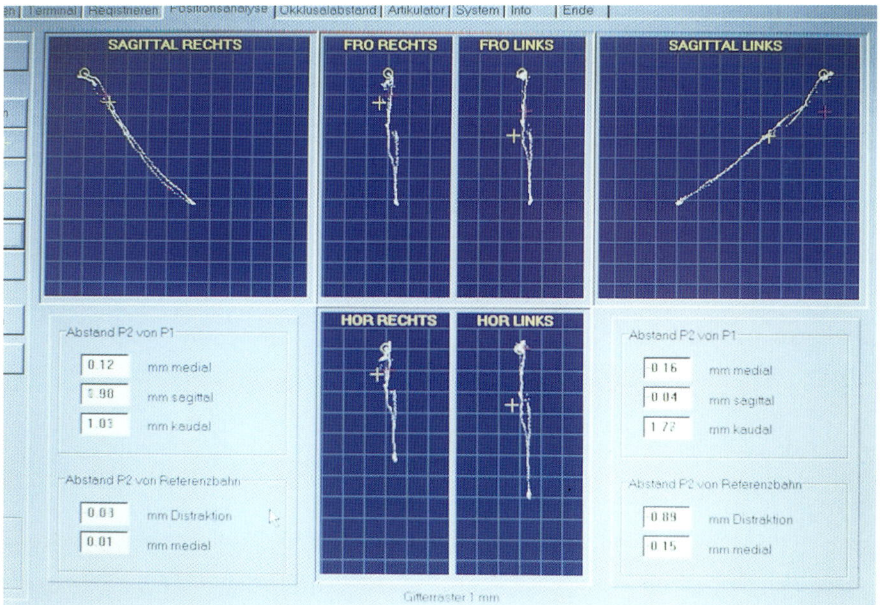

Abb. 16 Einstellung der therapeutischen Position mit roten Kreuzen

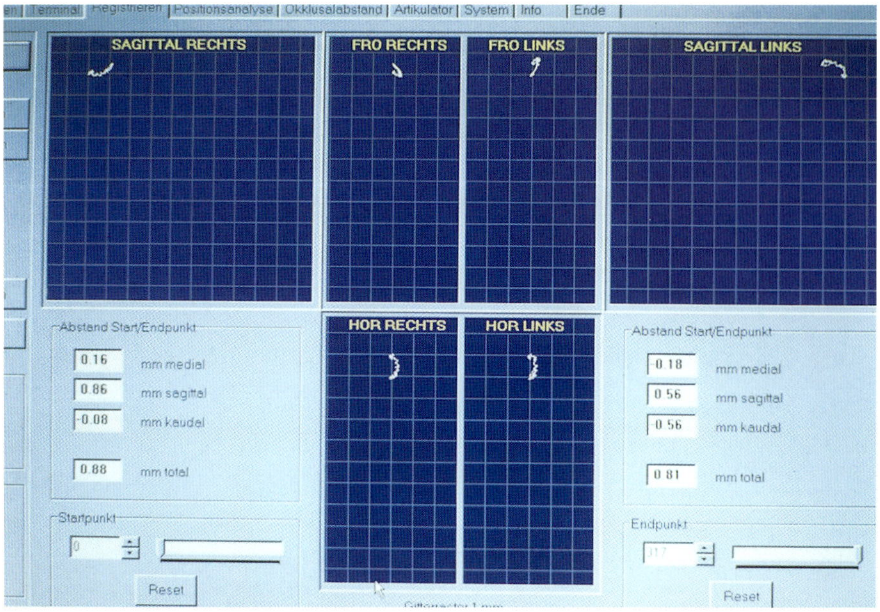

Abb. 17 Gelenkraummessung nach kranial (Resilienz)

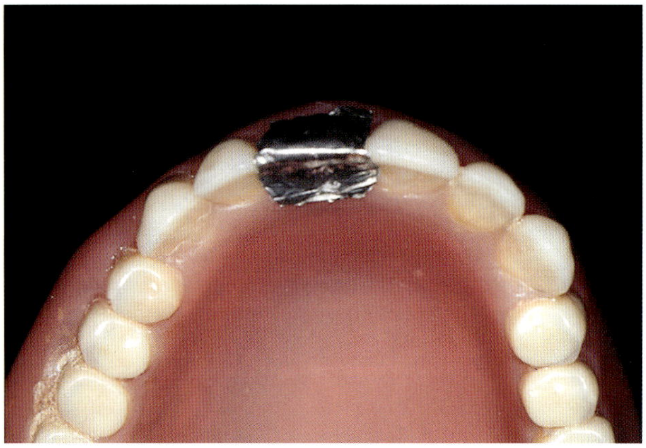

Abb. 18 0,03 mm Zinnfolie auf röntgenbildnahem oberen Frontzahn

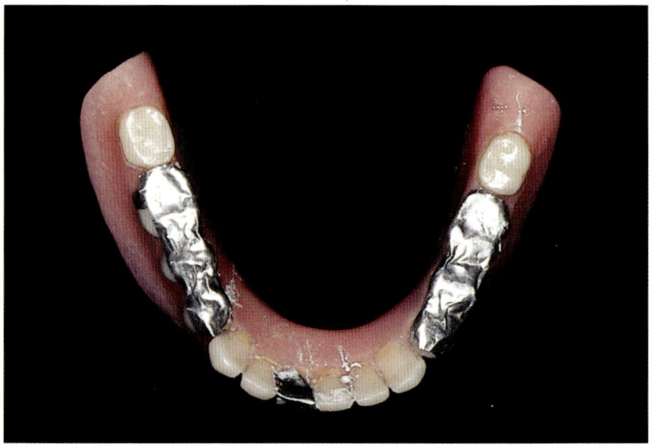

Abb. 19 Zinnfolien von 34-36 und 44-46 und auf 41

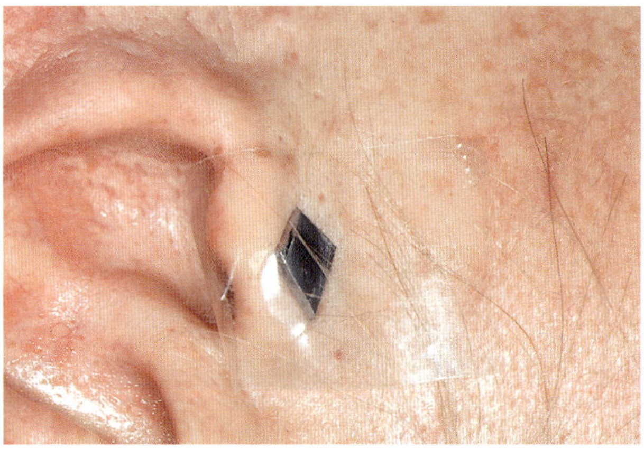

Abb. 20 Rechte Seite: Viereckige Bleifolie zeigt auf tätowierten Achspunkt

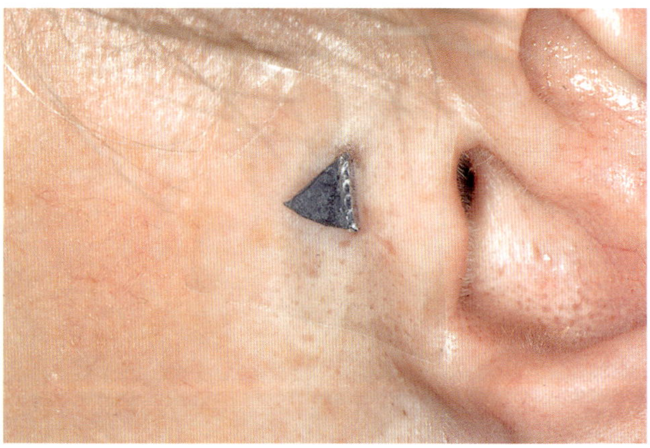

Abb. 21 Linke Seite: Dreieck zeigt auf Achspunkt

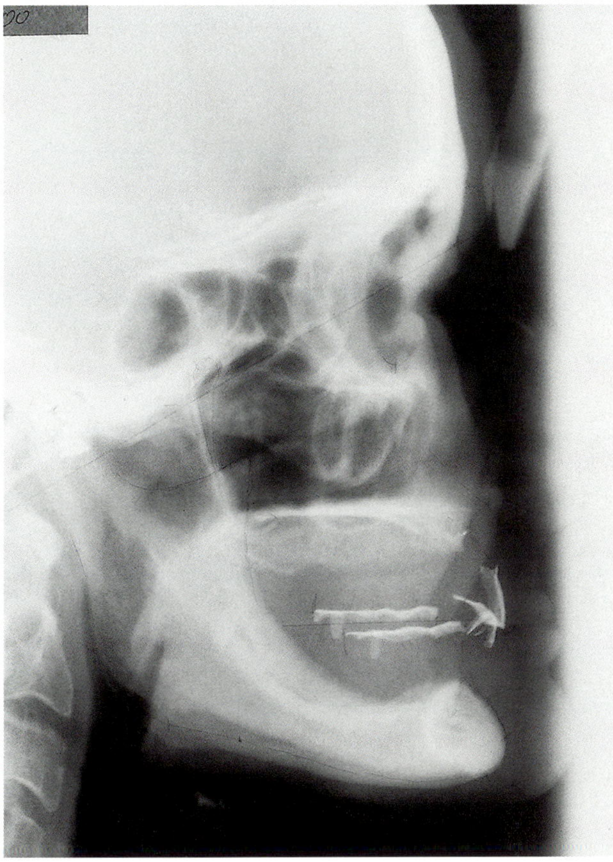

Abb. 22 Fernröntgenseitenaufnahme (FRS) mit den alten Prothesen von Frau S.

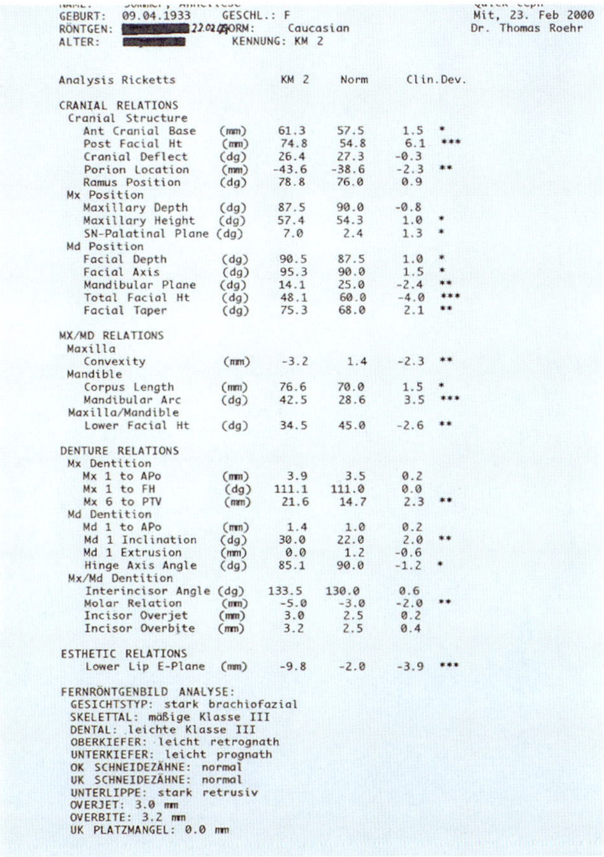

GEBURT: 09.04.1933 GESCHL.: F — Mit, 23. Feb 2000
RÖNTGEN: [redacted] 22.02.00 NORM: Caucasian — Dr. Thomas Roehr
ALTER: [redacted] KENNUNG: KM 2

Analysis Ricketts		KM 2	Norm	Clin.Dev.	
CRANIAL RELATIONS					
Cranial Structure					
Ant Cranial Base	(mm)	61.3	57.5	1.5	*
Post Facial Ht	(mm)	74.8	54.8	6.1	***
Cranial Deflect	(dg)	26.4	27.3	-0.3	
Porion Location	(mm)	-43.6	-38.6	-2.3	**
Ramus Position	(dg)	78.8	76.0	0.9	
Mx Position					
Maxillary Depth	(dg)	87.5	90.0	-0.8	
Maxillary Height	(dg)	57.4	54.3	1.0	*
SN-Palatinal Plane	(dg)	7.0	2.4	1.3	*
Md Position					
Facial Depth	(dg)	90.5	87.5	1.0	*
Facial Axis	(dg)	95.3	90.0	1.5	*
Mandibular Plane	(dg)	14.1	25.0	-2.4	**
Total Facial Ht	(dg)	48.1	60.0	-4.0	***
Facial Taper	(dg)	75.3	68.0	2.1	**
MX/MD RELATIONS					
Maxilla					
Convexity	(mm)	-3.2	1.4	-2.3	**
Mandible					
Corpus Length	(mm)	76.6	70.0	1.5	*
Mandibular Arc	(dg)	42.5	28.6	3.5	***
Maxilla/Mandible					
Lower Facial Ht	(dg)	34.5	45.0	-2.6	**
DENTURE RELATIONS					
Mx Dentition					
Mx 1 to APo	(mm)	3.9	3.5	0.2	
Mx 1 to FH	(dg)	111.1	111.0	0.0	
Mx 6 to PTV	(mm)	21.6	14.7	2.3	**
Md Dentition					
Md 1 to APo	(mm)	1.4	1.0	0.2	
Md 1 Inclination	(dg)	30.0	22.0	2.0	**
Md 1 Extrusion	(mm)	0.0	1.2	-0.6	
Hinge Axis Angle	(dg)	85.1	90.0	-1.2	*
Mx/Md Dentition					
Interincisor Angle	(dg)	133.5	130.0	0.6	
Molar Relation	(mm)	-5.0	-3.0	-2.0	**
Incisor Overjet	(mm)	3.0	2.5	0.2	
Incisor Overbite	(mm)	3.2	2.5	0.4	
ESTHETIC RELATIONS					
Lower Lip E-Plane	(mm)	-9.8	-2.0	-3.9	***

FERNRÖNTGENBILD ANALYSE:
GESICHTSTYP: stark brachiofazial
SKELETTAL: mäßige Klasse III
DENTAL: leichte Klasse III
OBERKIEFER: leicht retrognath
UNTERKIEFER: leicht prognath
OK SCHNEIDEZÄHNE: normal
UK SCHNEIDEZÄHNE: normal
UNTERLIPPE: stark retrusiv
OVERJET: 3.0 mm
OVERBITE: 3.2 mm
UK PLATZMANGEL: 0.0 mm

Abb. 23 Ricketts-Analyse

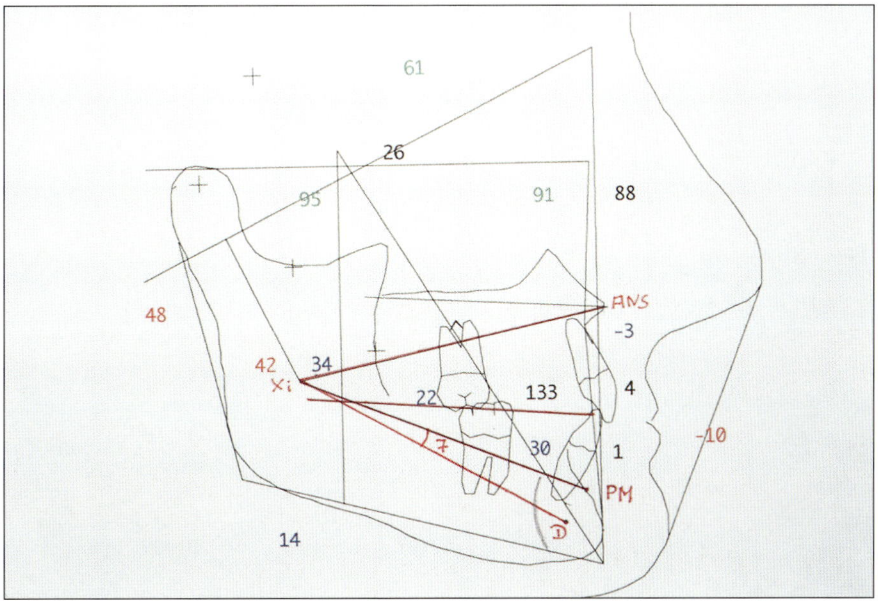

Abb. 24 Computerausdruck: Rot eingezeichnet Untergesichtshöhe und Okklusionsebene

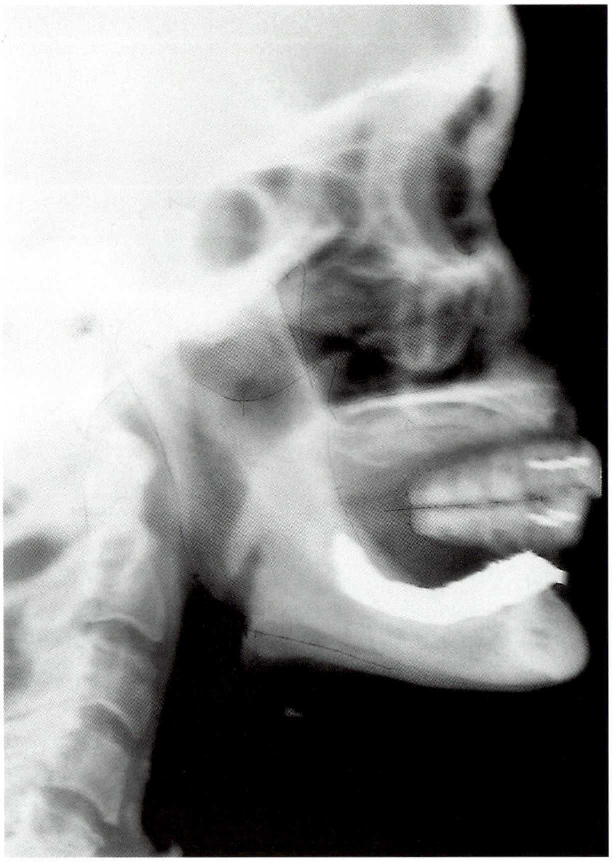

Abb. 25 FRS mit neuer Prothese in Wachsaufstellung

NAME: Sommer, Anneliese — Quick Ceph™
GEBURT: 09.04.1933 GESCHL.: F — Mit, 16. Feb 2000
RÖNTGEN: 02.06.1999 NORM: Caucasian — Dr. Thomas Roehr
ALTER: 66yr 2mo KENNUNG: KM

Analysis Ricketts		KM	Norm	Clin.Dev.	
CRANIAL RELATIONS					
Cranial Structure					
Ant Cranial Base	(mm)	62.0	59.4	1.0	*
Post Facial Ht	(mm)	75.6	54.8	6.3	***
Cranial Deflect	(dg)	27.7	27.3	0.1	
Porion Location	(mm)	-45.1	-38.6	-2.9	**
Ramus Position	(dg)	74.0	76.0	-0.7	
Mx Position					
Maxillary Depth	(dg)	91.3	90.0	0.4	
Maxillary Height	(dg)	58.2	55.2	1.0	*
SN-Palatinal Plane	(dg)	7.9	1.2	1.9	*
Md Position					
Facial Depth	(dg)	87.7	88.3	-0.2	
Facial Axis	(dg)	89.7	90.0	-0.1	
Mandibular Plane	(dg)	18.9	24.2	-1.2	*
Total Facial Ht	(dg)	53.7	60.0	-2.1	**
Facial Taper	(dg)	73.4	68.0	1.5	*
MX/MD RELATIONS					
Maxilla					
Convexity	(mm)	4.0	0.9	1.5	*
Mandible					
Corpus Length	(mm)	77.0	73.8	0.7	
Mandibular Arc	(dg)	40.5	29.8	2.7	**
Maxilla/Mandible					
Lower Facial Ht	(dg)	39.5	45.0	-1.4	*
DENTURE RELATIONS					
Mx Dentition					
Mx 1 to APo	(mm)	4.2	3.5	0.3	
Mx 1 to FH	(dg)	113.9	111.0	0.5	
Mx 6 to PTV	(mm)	18.3	17.1	0.4	
Md Dentition					
Md 1 to APo	(mm)	0.2	1.0	-0.4	
Md 1 Inclination	(dg)	26.4	22.0	1.1	*
Md 1 Extrusion	(mm)	-0.1	1.2	-0.7	
Hinge Axis Angle	(dg)	95.8	90.0	1.5	*
Mx/Md Dentition					
Interincisor Angle	(dg)	123.2	130.0	-1.1	*
Molar Relation	(mm)	-0.3	-3.0	2.7	**
Incisor Overjet	(mm)	3.9	2.5	0.6	
Incisor Overbite	(mm)	2.7	2.5	0.1	
ESTHETIC RELATIONS					
Lower Lip E-Plane	(mm)	-8.9	-2.0	-3.4	***

FERNRÖNTGENBILD ANALYSE:
GESICHTSTYP: stark brachiofazial
SKELETTAL: leichte Klasse II
DENTAL: mäßige Klasse II / 1
OBERKIEFER: normal
UNTERKIEFER: normal
OK SCHNEIDEZÄHNE: normal
UK SCHNEIDEZÄHNE: normal
UNTERLIPPE: stark retrusiv
OVERJET: 3.9 mm
OVERBITE: 2.7 mm
UK PLATZMANGEL: 0.0 mm

Abb. 26 Auswertung der FRS nach Ricketts

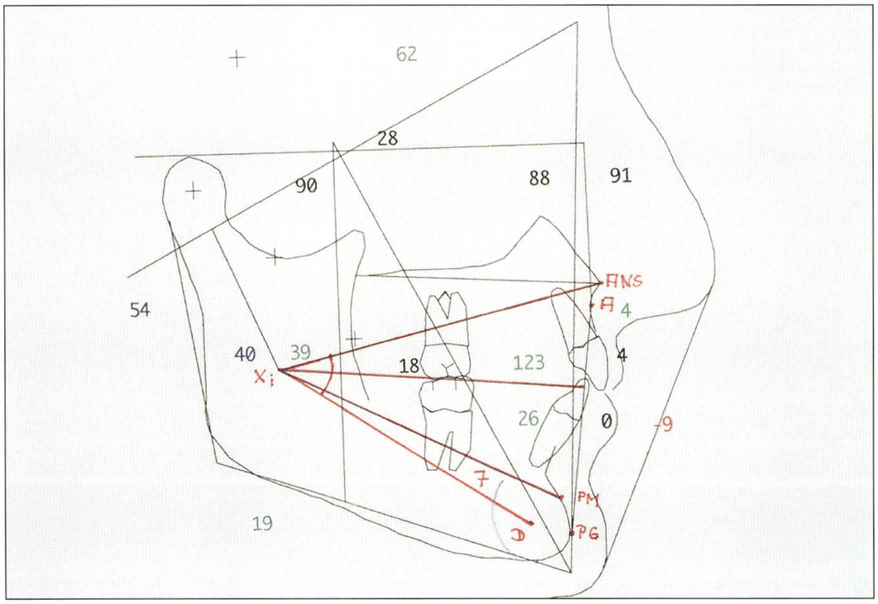

Abb. 27 Computerausdruck: Rot eingezeichnet Untergesichthöhe und Okklusionsebene

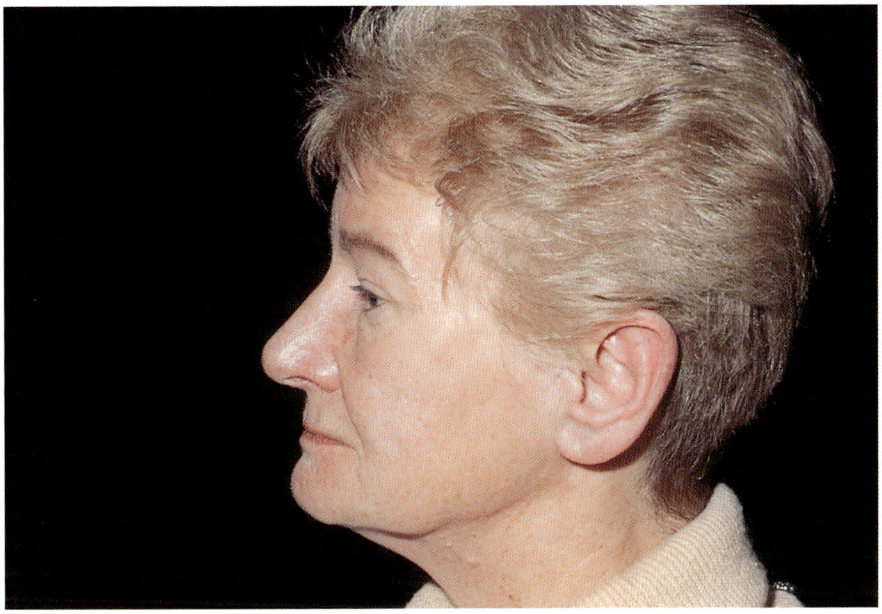

Abb. 28 Seitenaufnahme von Frau S. mit alten Prothesen

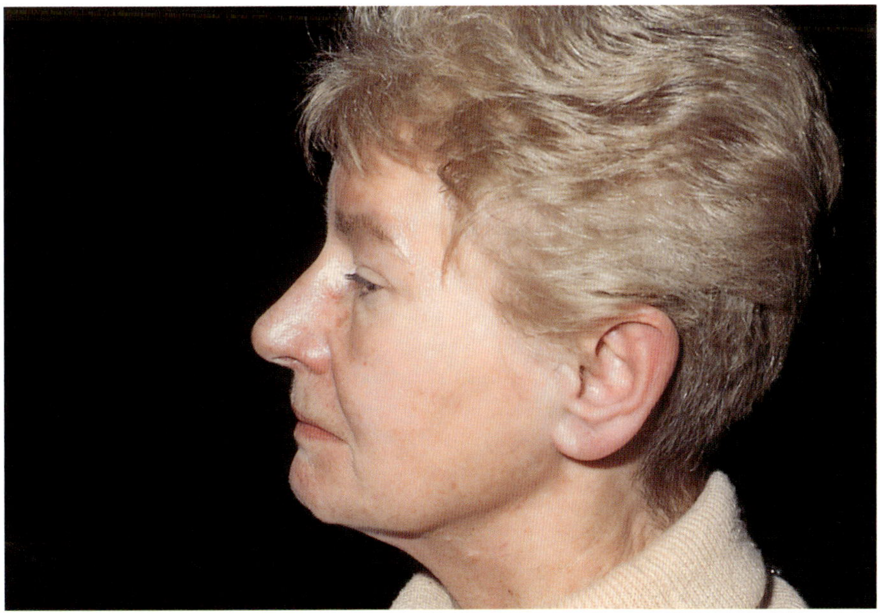

Abb. 29 Seitenaufnahme von Frau S. mit neuen Prothesen

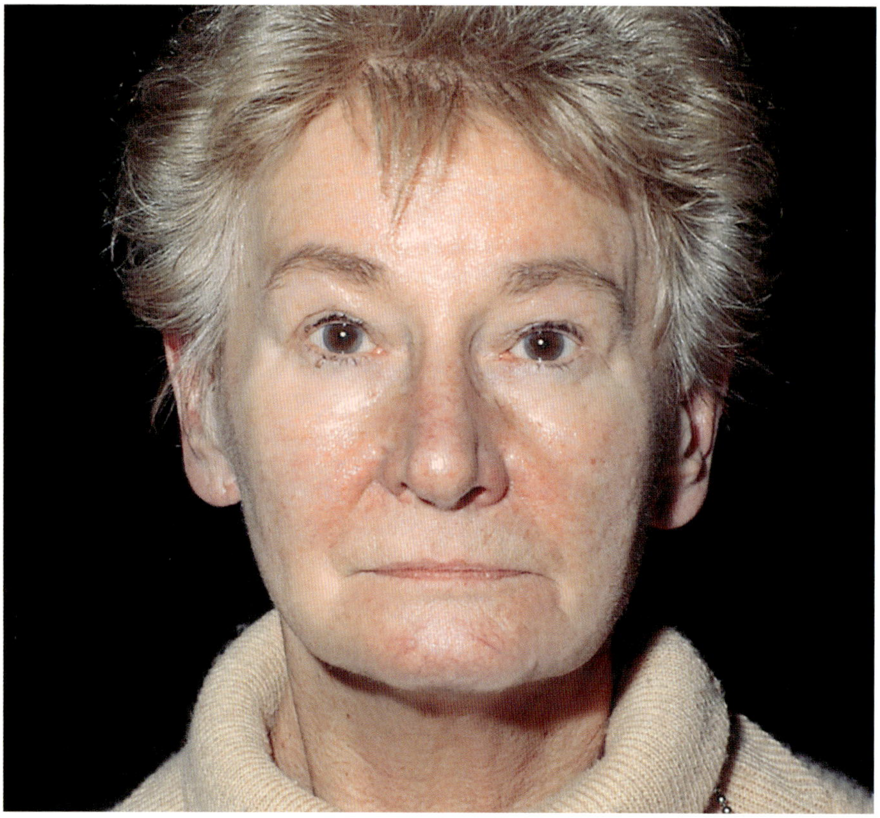

Abb. 30 Frontalaufnahme von Frau S. mit alten Prothesen

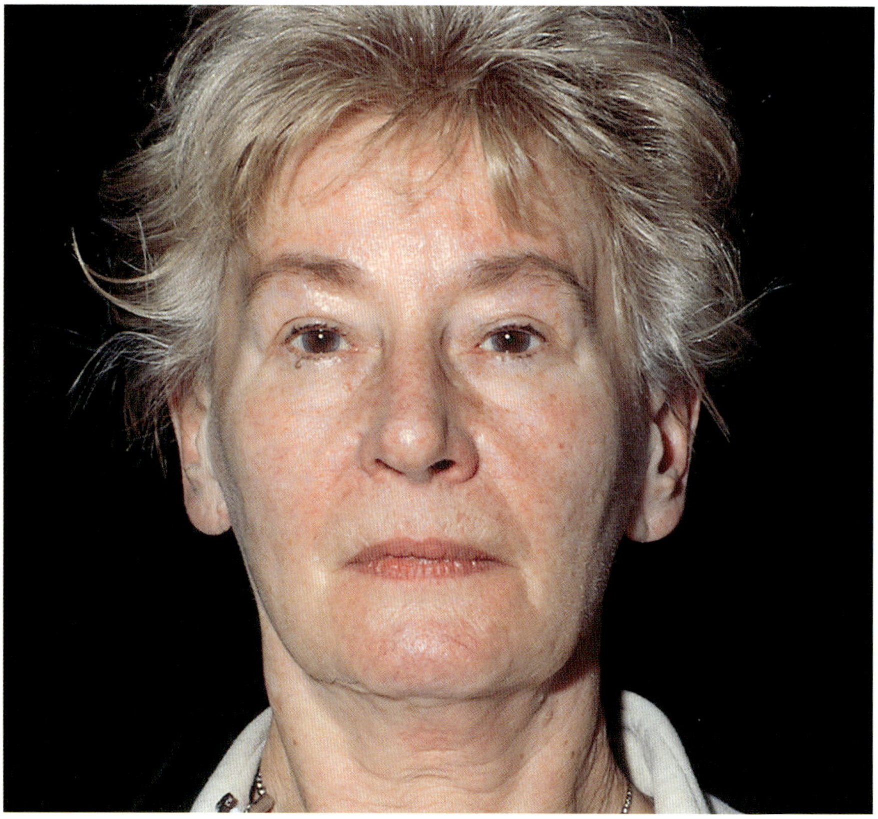

Abb. 31 Frontalaufnahme von Frau S. mit neuen Prothesen

5 Elektronische Registrierung der Gelenkbahnen und Bestimmung der Bisshöhe

Die Registrierung der Gelenkbahnen mit dem Condylocomp erfolgt nach der Vorbehandlung, wenn die Muskulatur entspannt ist und die Kondylen und die Disci sich in der funktionell richtigen Position befinden. Wir registrieren mit der alten Unterkieferprothese, die mit der Mandibularklemme von Almore oder von SAM am Unterkiefer befestigt wird, die obere Prothese lassen wir aus dem Mund. Die Scharnierachse lässt sich ganz einfach mit einmaligem Öffnen und Schließen bestimmen. Danach registrieren wir als erstes die Protrusion, bei der wir den Unterkiefer so weit wie möglich nach vorne gleiten lassen. Dies wiederholen wir noch zweimal und lassen dann den Patienten mit leichter Führung unserer Hand die Laterotrusion nach links und rechts mehrmals durchführen. Wenn mehrere Kurven identisch verlaufen, können wir die Registrierung beenden. Aus dem Artikulatorenmenü wählen wir unseren Artikulator SAM 3 aus und lassen uns die Protrusions- und Mediotrusionswerte des Patienten anzeigen. Bei Werten bis 0,6 mm Sideshift nehmen wir den grünen Bennetteinsatz, über 0,6 bis 1,2 mm den blauen und ab 1,2 mm den roten. Falls wir noch eine Bisshöhenbestimmung durchführen möchten, nehmen wir die Prothesenklemme ab und setzen auch die obere Prothese in den Mund.

In diesem Fall muss die untere Prothese mit Haftcreme befestigt und unterhalb der mittleren Schneidezähne eine paraokklusale Stange mit Kunststoff an der Unterkiefer Prothese befestigt sein. Wir lassen den Patienten leicht zubeißen und diese Höhe wird festgehalten. Dann lassen wir den Patienten „66“ und „666“ sagen und ermitteln so die richtige Bisshöhe. Zur Überprüfung der Bisshöhe lassen wir den Patienten „N“ sagen, hierbei stützt sich die Zunge an den oberen Zähnen ab und gibt reproduzierbare Ergebnisse wieder, die 4 mm über der Bisshöhe liegen.

Falls keine elektronische Registriermethode oder eine Axiografie* zur Verfügung stehen, nehmen wir später bei der Remontage Wachsbisse nach *Lauritzen* in Protrusion, Mediotrusion rechts und links und programmieren damit den SAM 3, alternativ nehmen wir für die Lateralbewegungen grüne Bennetteinsätze mit 5 Grad Einstellung.

*eingetr. Warenzeichen der Fa. SAM

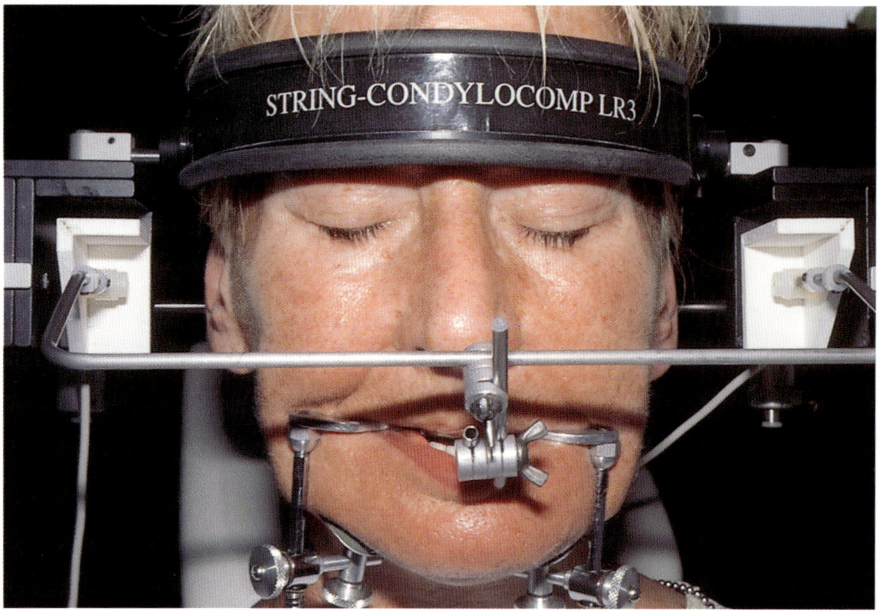

Abb. 1 Condylocomp an der Patientin angelegt

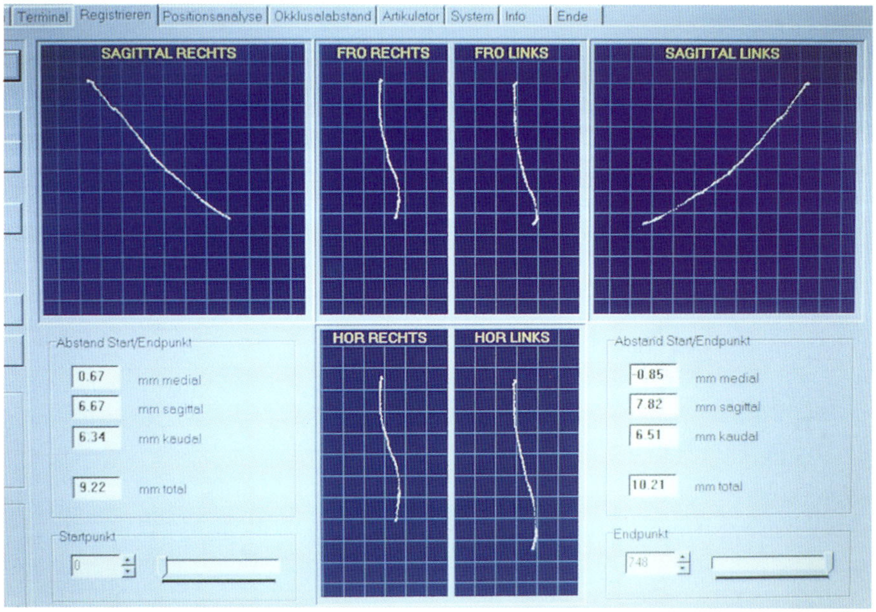

Abb. 2 Registrierung der Protrusion in allen drei Ebenen

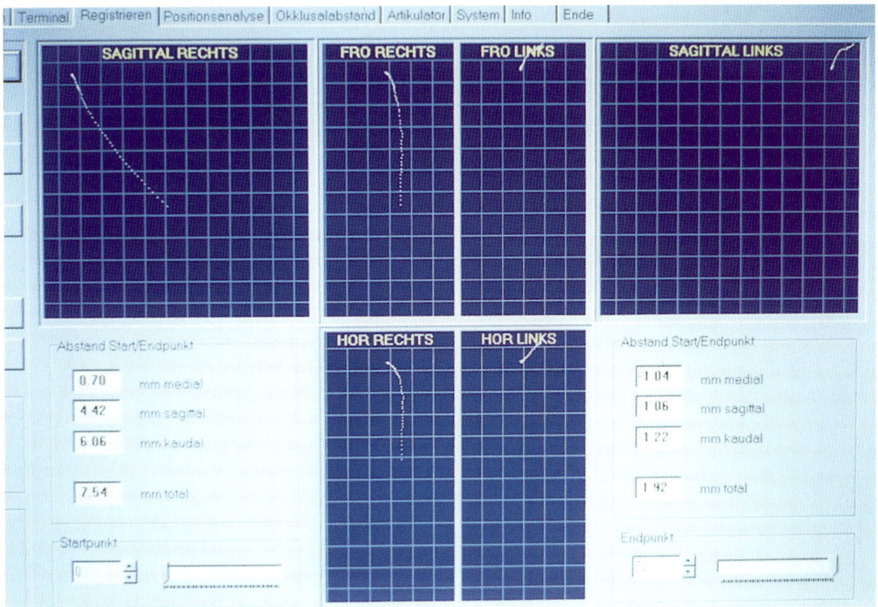

Abb. 3 Registrierung der rechten Mediotrusion

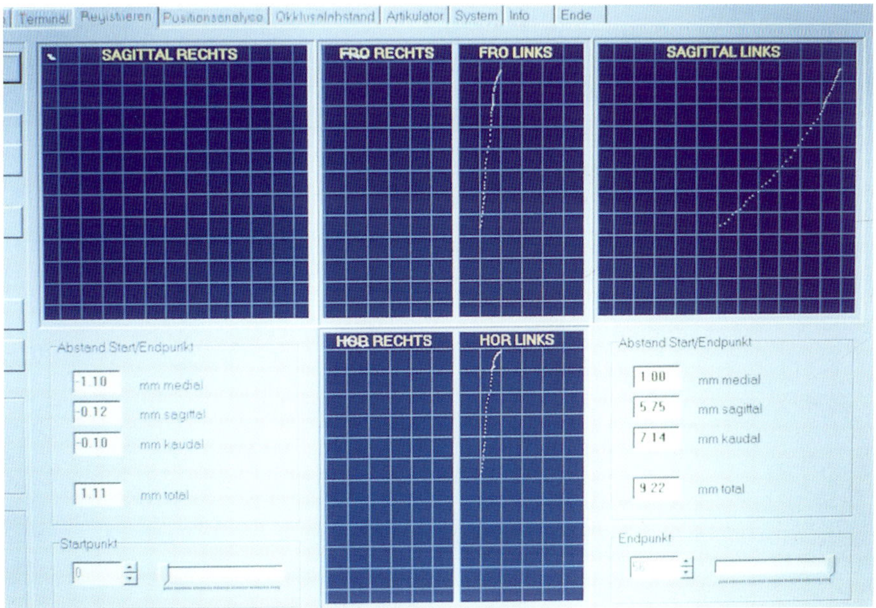

Abb. 4 Registrierung der linken Mediotrusion

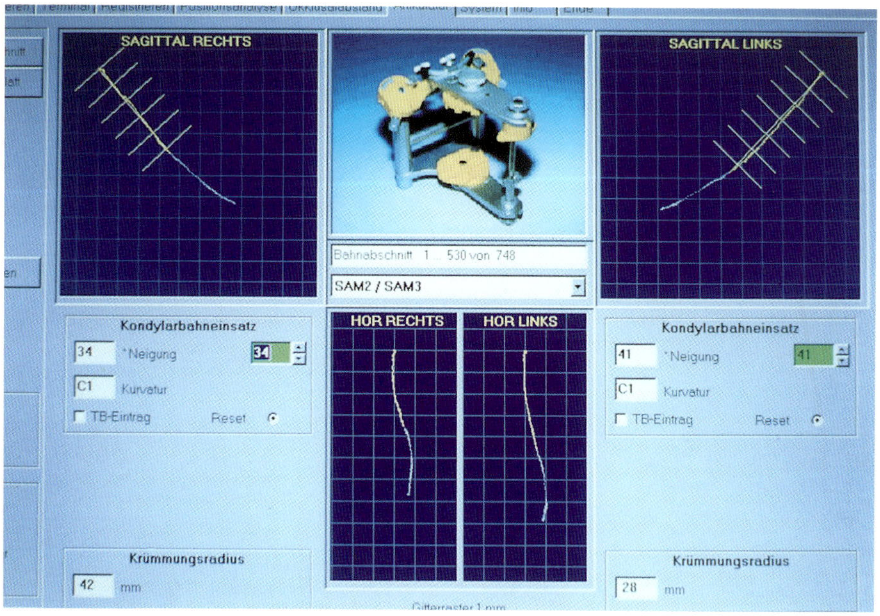

Abb. 5 Artikulatorprogramierung der Protusion

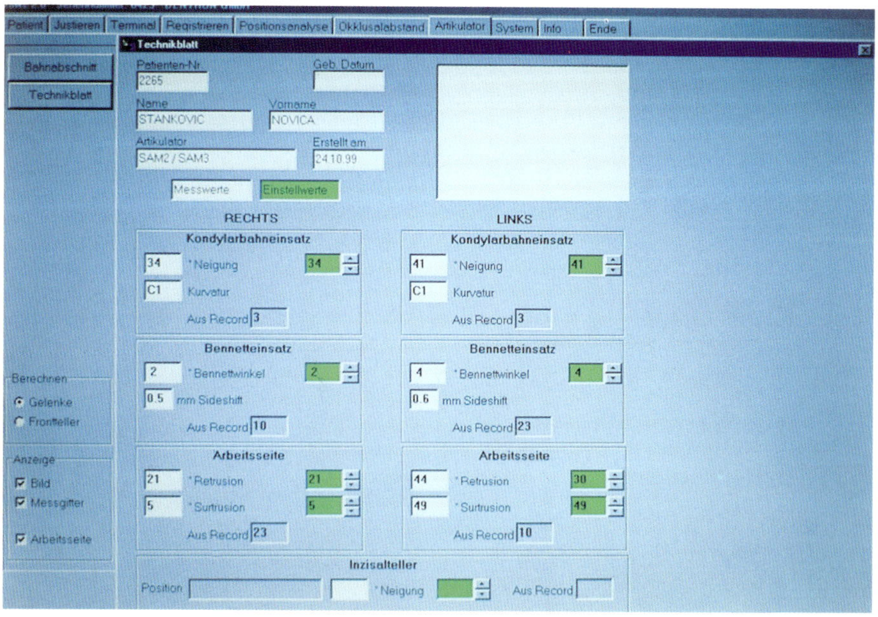

Abb. 6 Technikblatt zur Artikulatorprogrammierung

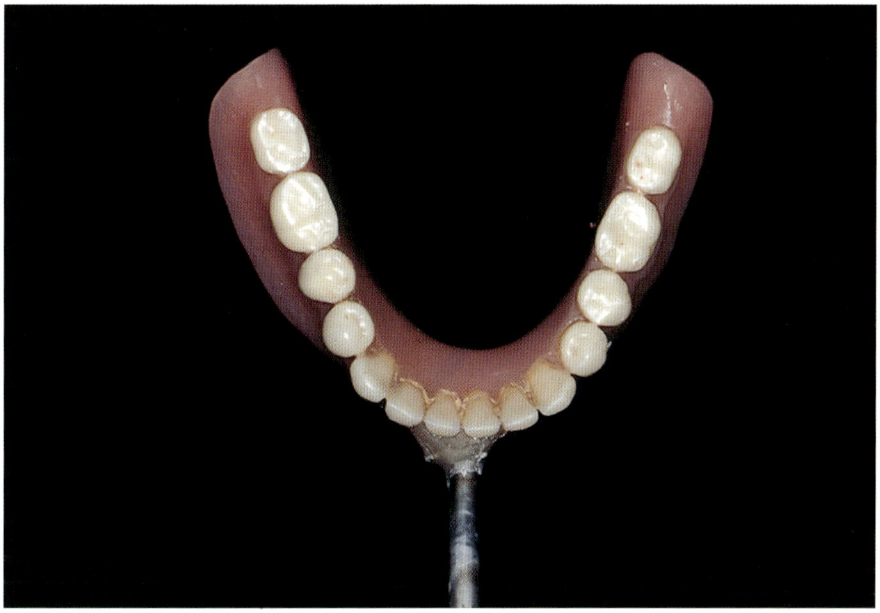

Abb. 7 Befestigung eines paraokklusalen Stiftes

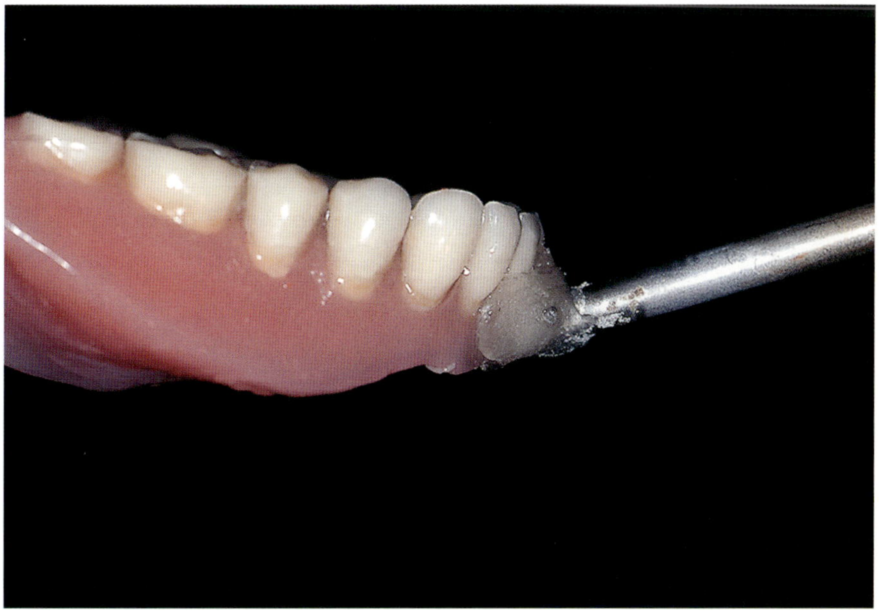

Abb. 8 für die Bisshöhenbestimmung

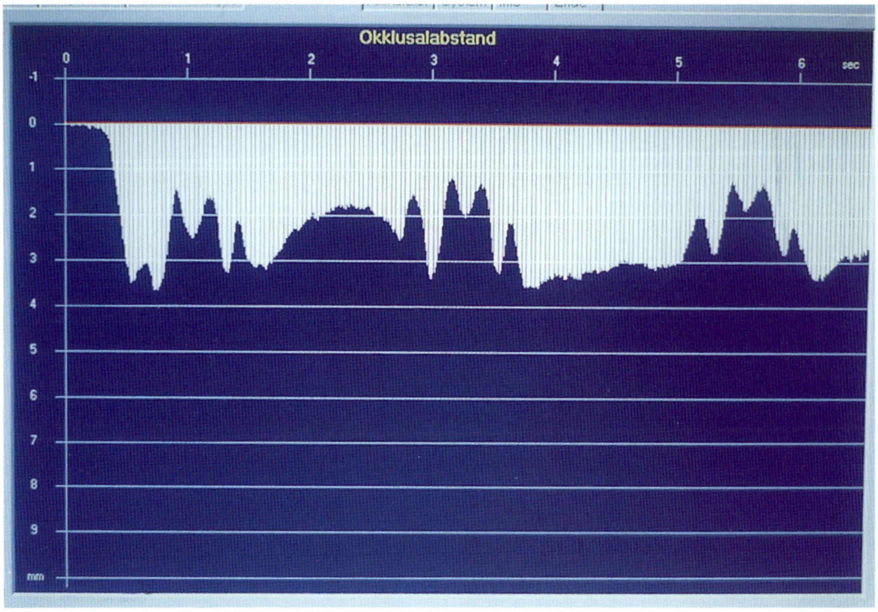

Abb. 9 Patient sagt „66“; die alte Bisshöhe ist 2,5 mm zu niedrig

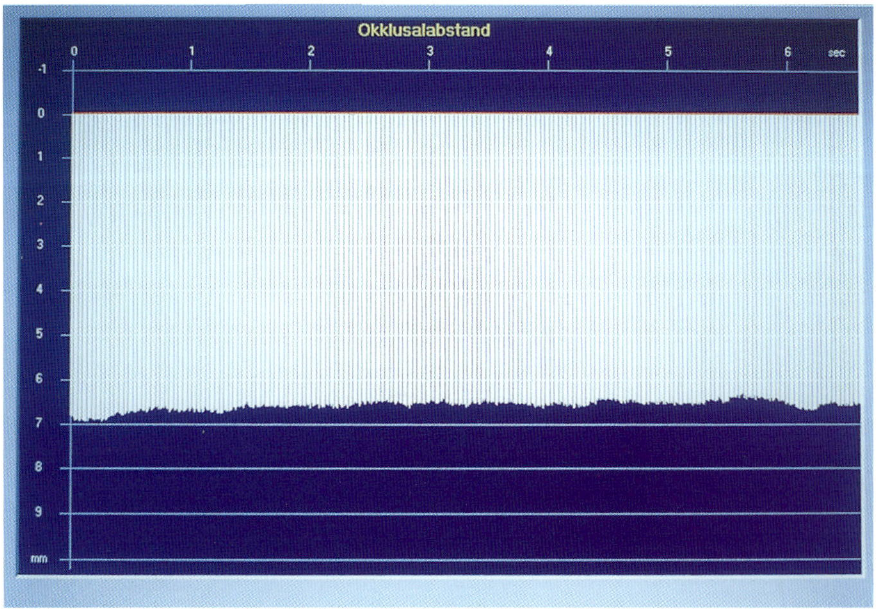

Abb. 10 Patient sagt „N“; dabei ist die Bisshöhe 4 mm niedriger, also identisch mit „66“

6 Erstabformungen für Oberkiefer-Löffel und Unterkiefer-Funktionslöffel

Im Oberkiefer messen wir mit dem Prothetikzirkel die Breite des Oberkiefers und wählen damit einen passenden, von uns modifizierten Gutowski-Löffel aus. Dann tropfen wir braunes Kerr auf den Löffel und schmelzen eine Kerr Stange ringförmig in der Mitte auf, deren Größe von der Höhe des Gaumens abhängig ist. Darüber legen wir eine im Wasserbad auf 56 °C erwärmte Kerr Platte und geben sie in den Mund. Mit dem Finger wird die Kerr-Platte im Vestibulum überall gut adaptiert und dann in einem Becher mit Eiswasser gekühlt. Mit dem X-acto Messer Nr. 5 und der Klinge Nr. 28 schneiden wir in eine Seite von 23 bis 27 eine horizontale Rille. Diese Seite erhitzen wir mit der Hanau-Flamme, halten sie für 15 Sekunden ins 56 °C warme Wasserbad und kühlen danach die Außenseite mit einem Eiswürfel, einmal hin und zurück. Der Löffel wird jetzt gegen den Oberkiefer gedrückt und die Wange kräftig in der Zugrichtung des M. masseters von oben nach unten gezogen. Diese Prozedur wiederholen wir so lange, bis das Kerr nicht mehr über die Rille läuft, sondern nur noch bis zur Rille. Den Unterkiefer drücken wir zur anderen Seite, damit der Rand am Tuber nicht zu dick und die Seitwärtsbewegung später nicht eingeschränkt wird. Das Ganze wiederholen wir auf der anderen Seite und zum Schluss bearbeiten wir die Front von Eckzahn zu Eckzahn. Hierbei wird die Oberlippe fest nach unten und zur Seite gezogen.

Die Prothese soll im Tuberbereich in der Grube zwischen Tuber und Hamulus enden, diese Grube können wir mit dem Y Instrument Martin Nr. 32 tasten, mit dem in Alkohol getauchten, giftfreien Kopierstift bestreichen und dann am Tuber markieren. Den dorsalen Rand der Prothese, den Übergang des harten zum weichen Gaumen, erkennen wir, wenn der Patient bei zugehaltener Nase versucht, Luft durch die Nase zu pusten. Die Ah-Linie sollte an der Grenze des harten zum weichen Gaumen liegen. Wir trocknen die Schleimhaut und markieren die Ah-Linie mit dem in Alkohol getauchten Kopierstift mit Punkten. Die Linie muss durch die Foveae palatinae gehen. Wir drücken den Löffel gegen den Gaumen, und die blauen Punkte sind jetzt auf dem Kerrabdruck sichtbar. Mit dem X-acto Messer Nr. 5 und Klinge Nr. 22 schneiden wir den Überschuss weg, bis die Ah-Linie genau stimmt. Der fertige Löffel wird mit Gips bis 3mm über den Rand ausgegossen.

Mit dem Prothetikzirkel messen wir den Abstand der Innenkanten des Unterkiefers und suchen einen passenden Schreinemakers-Löffel aus. Die Unterkiefer Erstabformung nehmen wir mit Alginat und gießen sie mit weichem Sprint-Gips aus.

Die mit Gips ausgegossene Kerrabformung des Oberkiefers lässt sich durch Erwärmen in einem 45 °C warmem Wasserbad (5 Minuten) leicht entfernen.

Die Isolierung des Löffelmaterials erfolgt durch Wässern des Modelles oder mit Vaseline.

Als Löffelmaterial bevorzugen wir lichthärtenden Kunststoff, der den Vorteil hat, dass es von Anfang an formstabil ist und den Nachteil, dass bei der Bearbeitung kein Schleifkorn, sonder Schleifstaub entsteht. Außerdem bildet sich eine Inhibationsschicht an der Löffeloberfläche, die aber mühelos entfernt werden kann. Löffel aus Autopolymerisat verändern sich in ihrer Dimension noch bis zu 30 Stunden; dies wirkt sich negativ auf die Abformung und auf das daraus entstehende Modell aus.

Besonders ist zu beachten, dass im Oberkiefer der Löffel exakt dem Modell entspricht, insbesondere im Bereich der Ah-Linie, sowie in der Umschlagsfalte. Der Löffelgriff sollte transversal im Gaumendach des Löffels angebracht sein. Die Abformung kann so besser herausgenommen werden. Wenn sehr stark untersichgehende Stellen am Modell vorhanden sind, müssen diese mit GC-Compound gestaltet werden, damit beim Abziehen des Löffels vom Gips die Abformung nicht beschädigt wird.

Im Unterkiefer stellen wir einen unterextendierten Funktionslöffel her, dessen Begrenzung der Zahnarzt auf dem Modell eingezeichnet hat und der ca. 3 mm vom Funktionsrand entfernt sein sollte.

Im Bereich der Unterkieferfrontzähne wird ein quadratischer Stop für die Zunge und im Bereich des 2. Prämolaren und 1. Molaren werden Fingerstopps angebracht, mit denen der Löffel bei der Funktionsabformung gehalten wird.

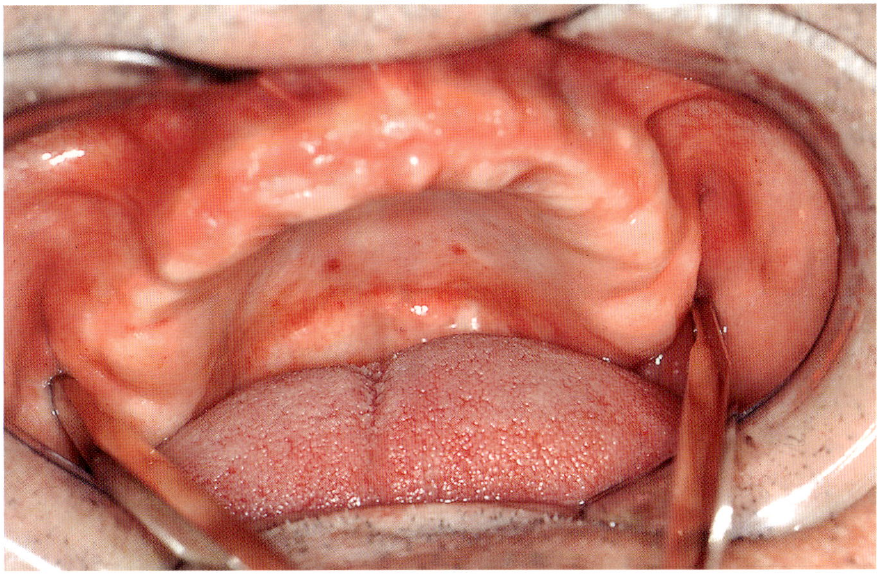

Abb. 1 Messen der Oberkieferbreite

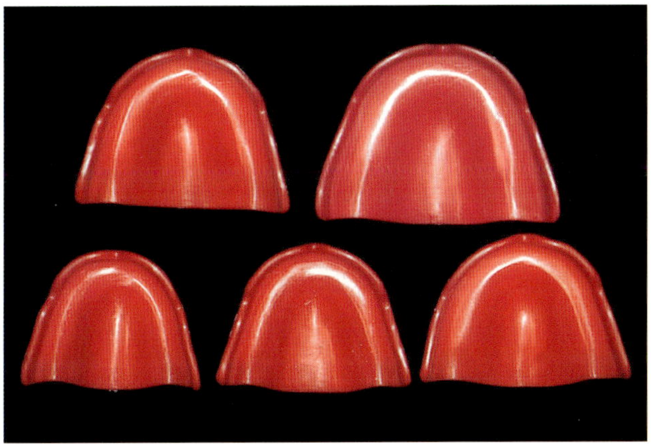

Abb. 2 Oberkiefer-Gutowski-Löffel

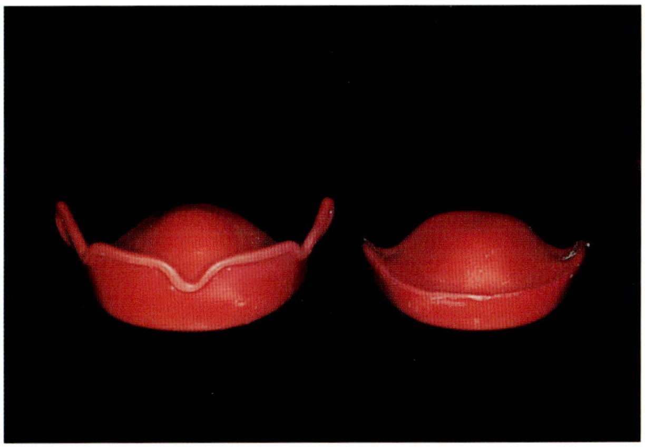

Abb. 3 Modifizierter Gutowski-Löffel von vorne

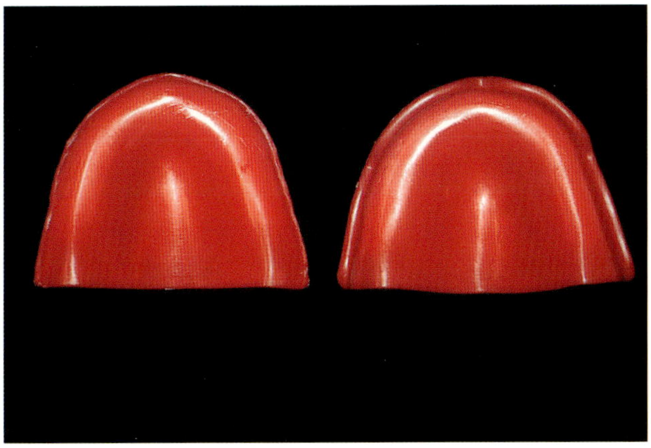

Abb. 4 Modifizierter Gutowski Löffel von oben

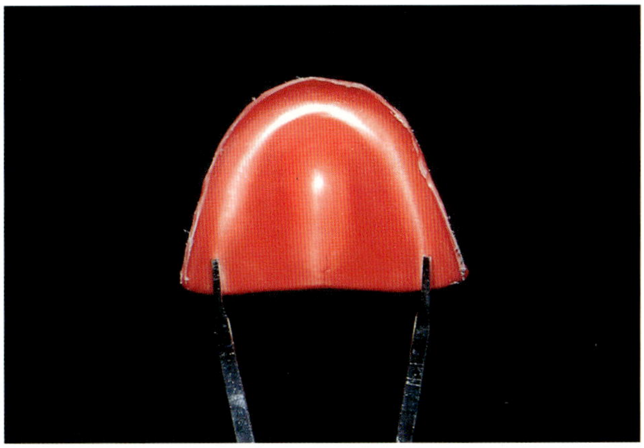

Abb. 5 Auswählen des Oberkiefer-Löffels

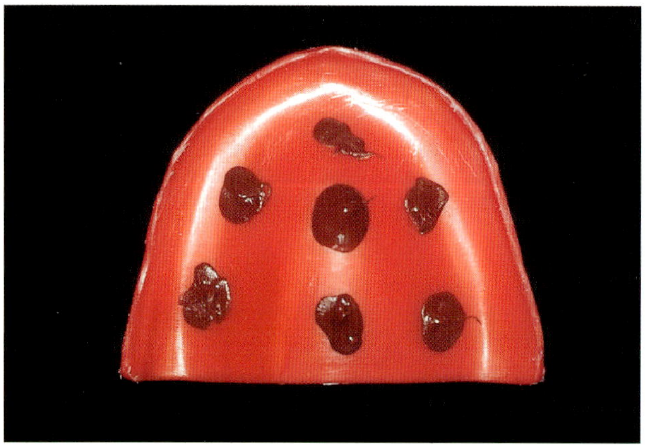

Abb. 6 Kerrstops zur Fixierung der Kerrplatte

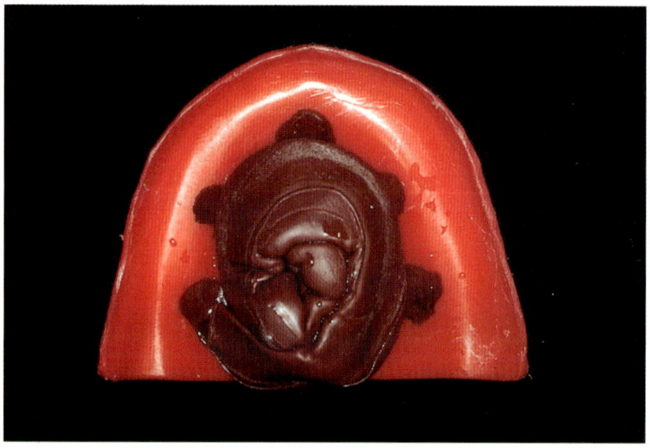

Abb. 7 Ringförmig gedrehte Kerrstange zum Ausgleich der individuellen Gaumenhöhe

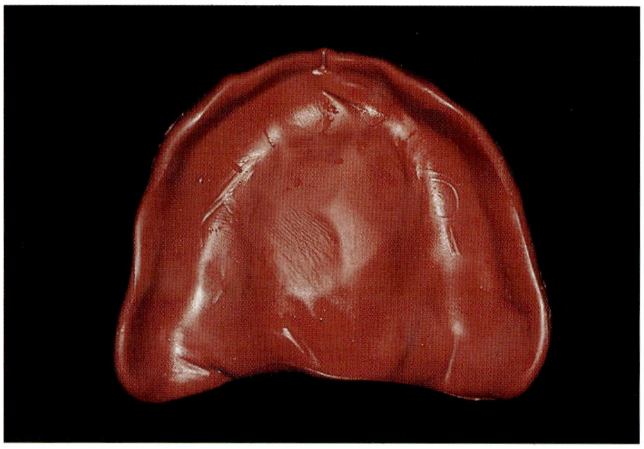

Abb. 8 Oberkiefer-Abdruck mit Kerr-Platte

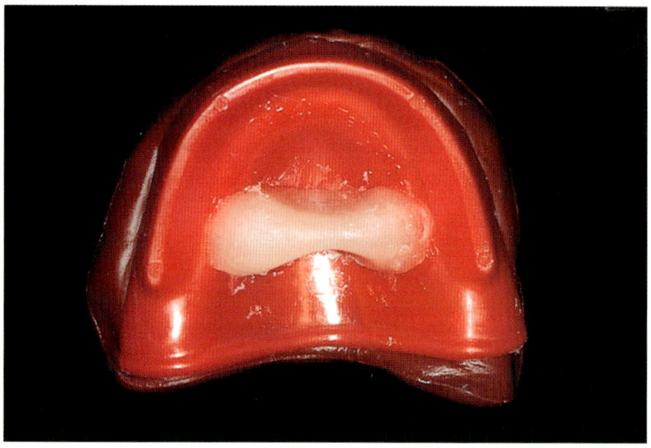

Abb. 9 Haltegriff

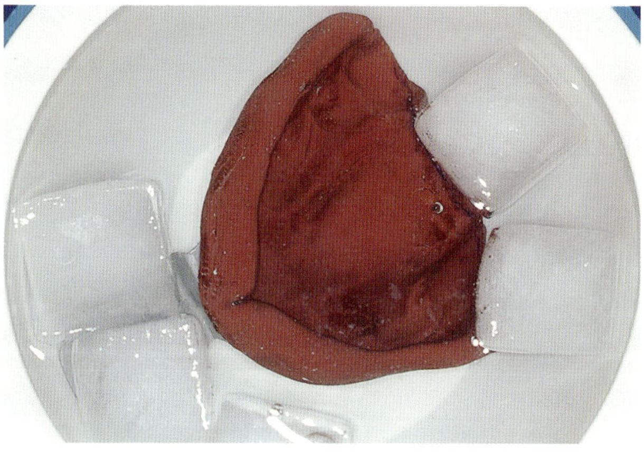

Abb. 10 Kühlen der Abformung in Eiswasser

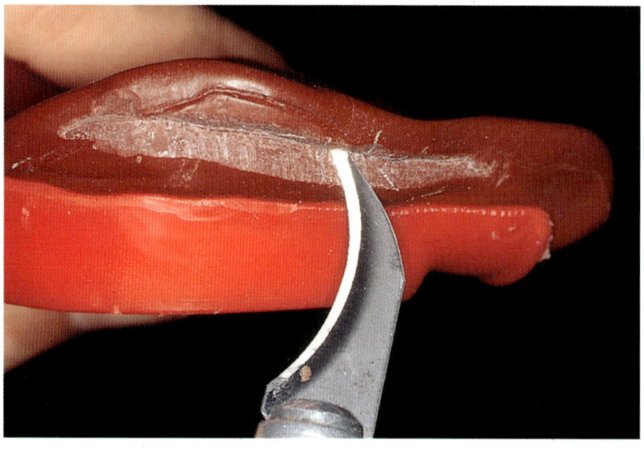

Abb. 11 Einschneiden der Rille

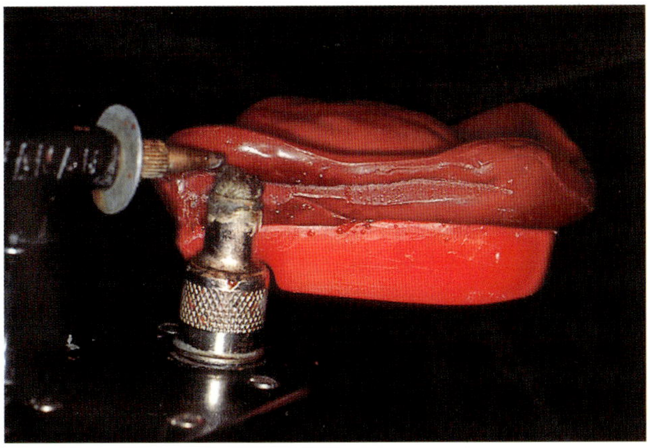

Abb. 12 Erhitzen mit der Hanau-Flamme

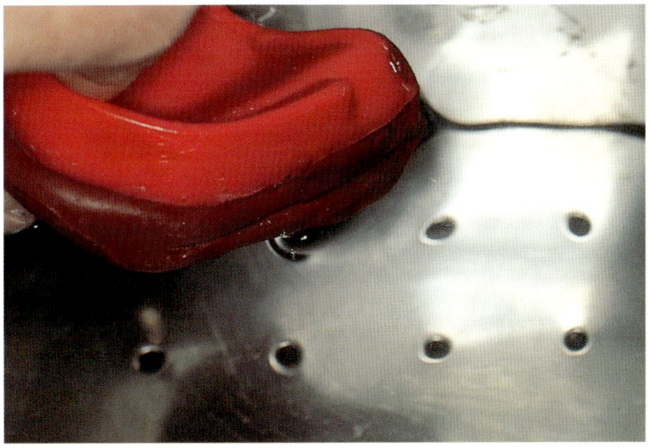

Abb. 13 Für 15 sec. in 56 °C warmes Wasser halten

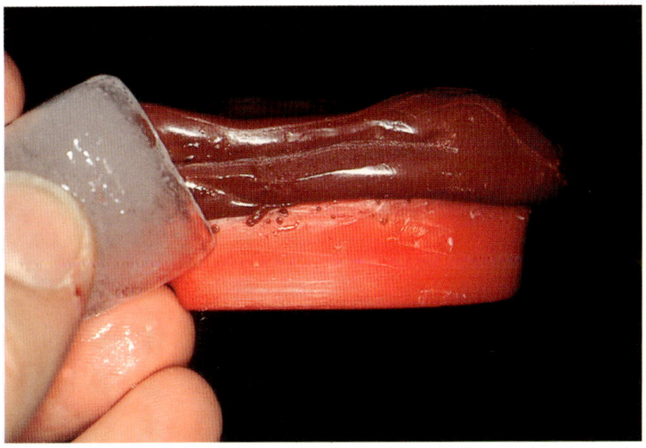

Abb. 14 Kühlen der Aussenseite mit Eis, einmal hin und zurück

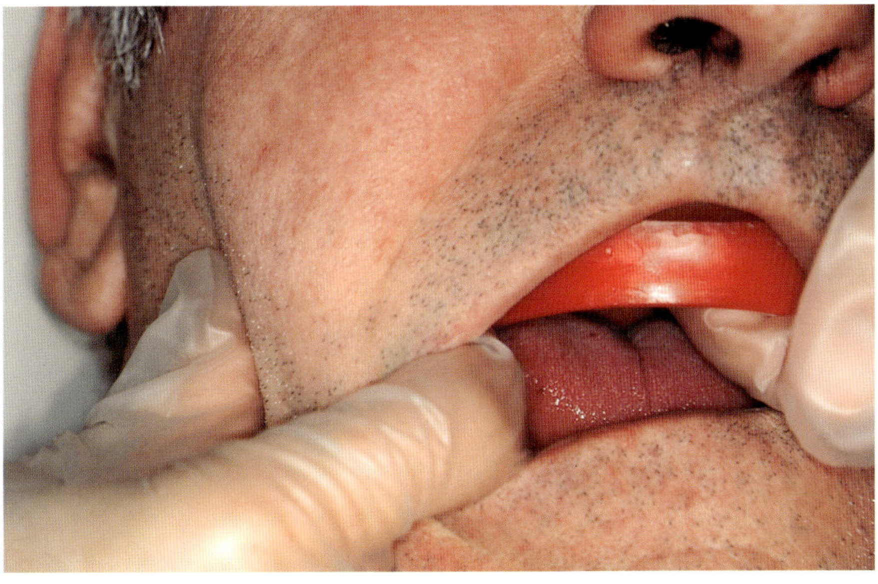

Abb. 15 Ausformen der Seite im Mund

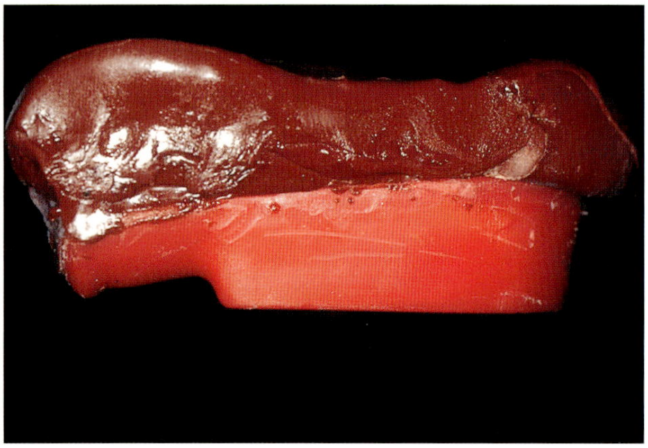

Abb. 16 Kerr fließt über die Rille

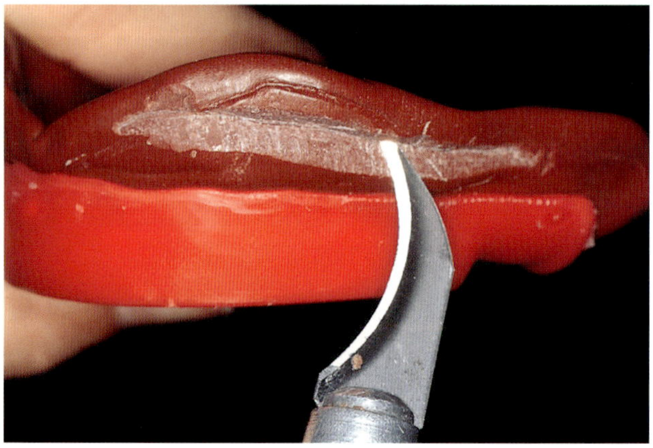

Abb. 17 Erneutes Einschneiden der Rille

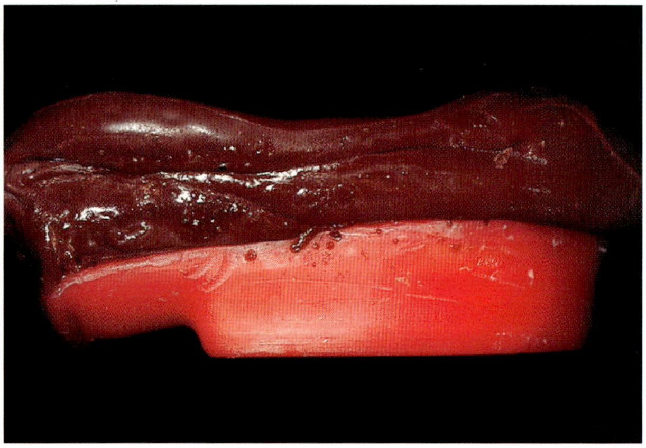

Abb. 18 Kerr fließt nur noch bis zur Rille

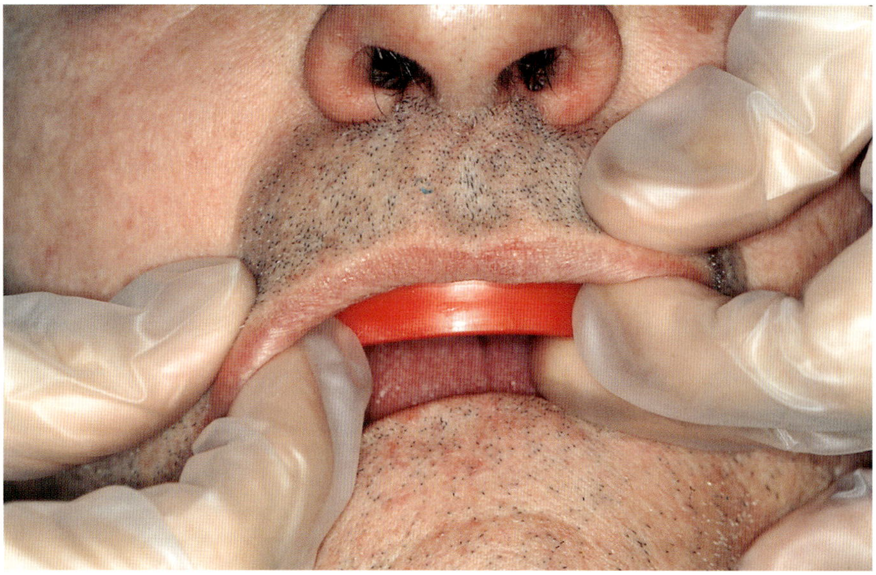

Abb. 19 Die Front wird ebenso bearbeitet

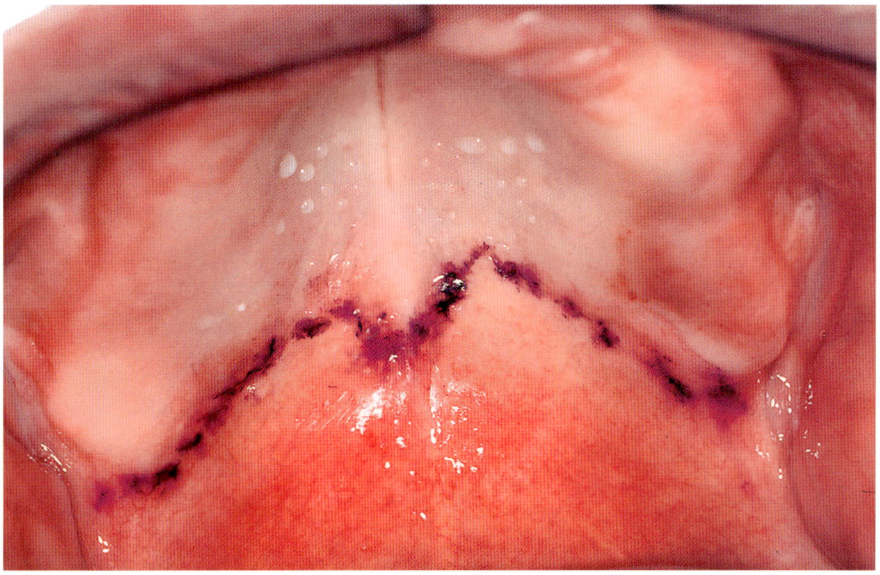

Abb. 20 Markieren der Ah-Linie

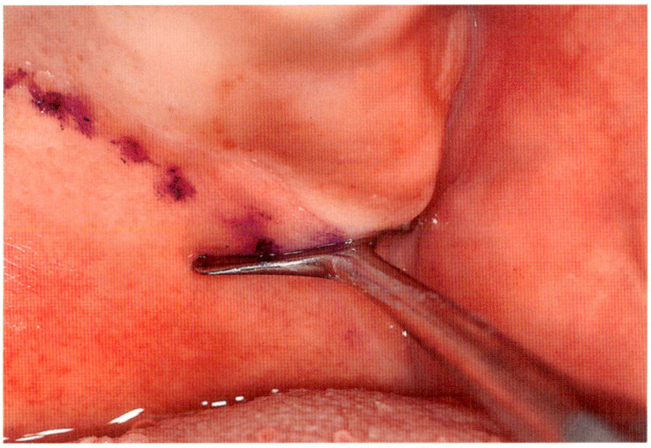

Abb. 21 Y-Martin-Instrument markiert dorsalen Rand des Tuber

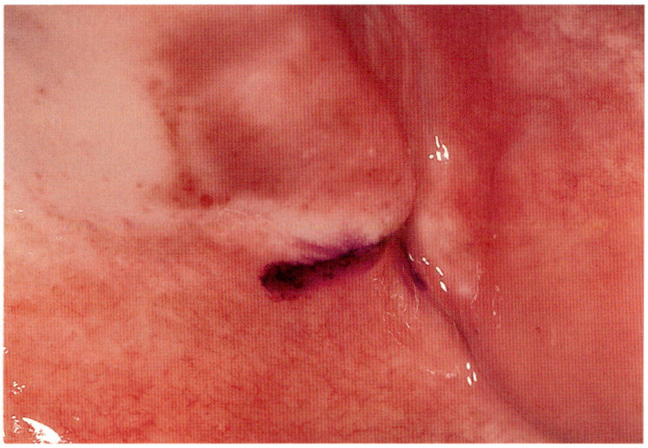

Abb. 22 Markierung der Grube zwischen Tuber und Hamulus

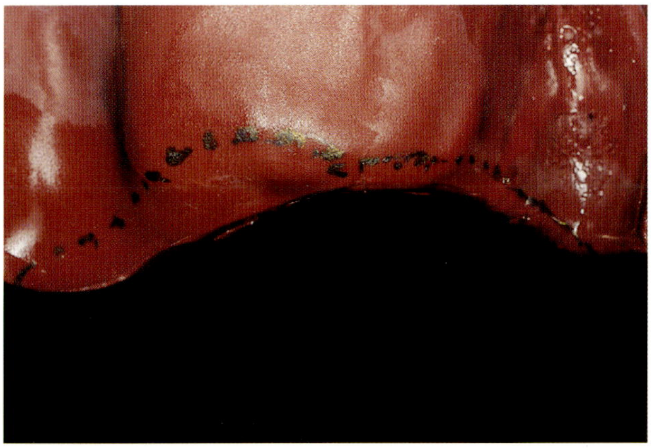

Abb. 23 Übertragung der markierten Punkte auf die Abformung

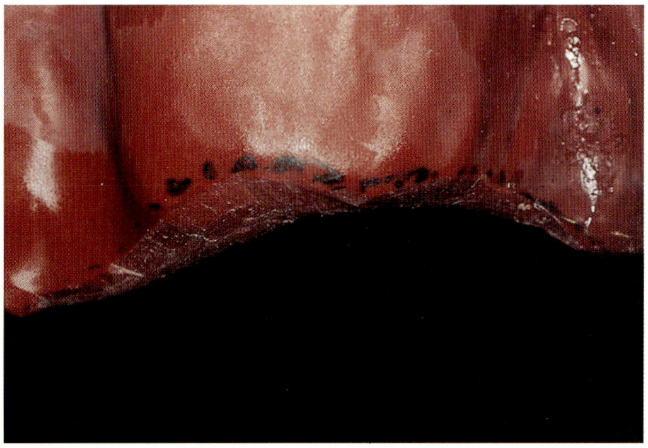

Abb. 24 Entfernen des Überschusses mit dem X-Acto messer

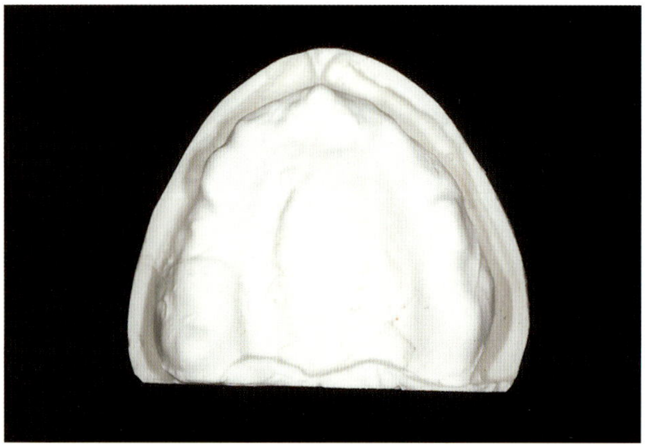

Abb. 25 Ausgegossenes Oberkiefer-Modell

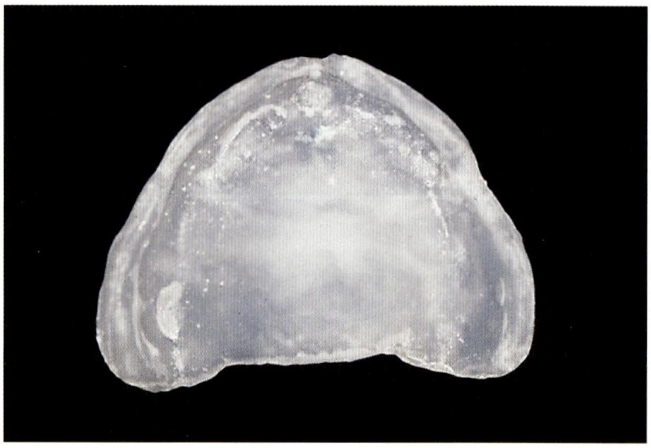

Abb. 26 1. Oberkiefer-Löffel

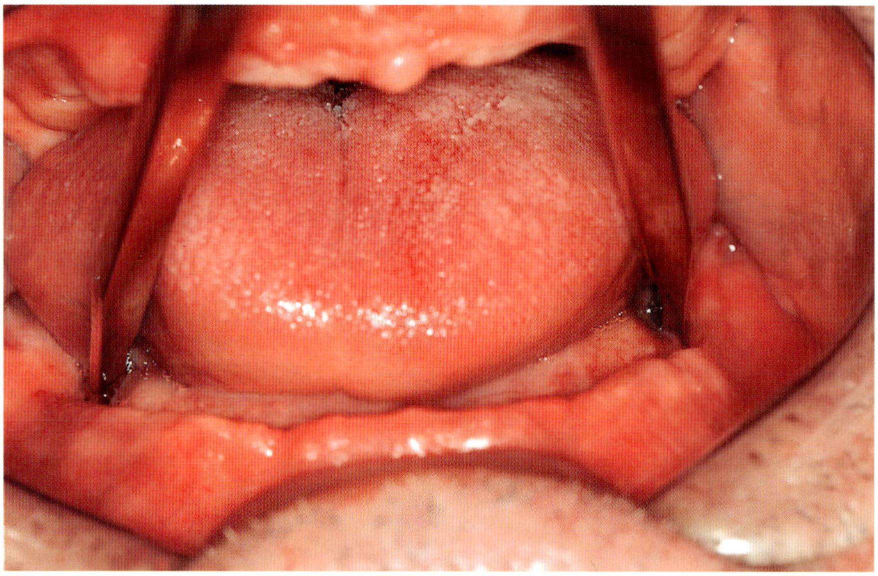

Abb. 27 Messung für Unterkiefer-Löffel

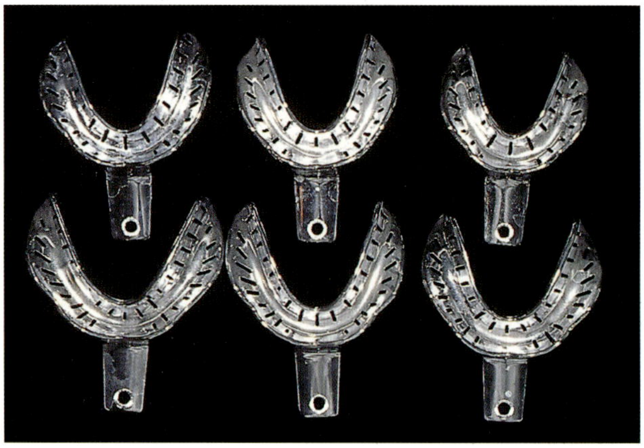

Abb. 28 Unterkiefer-Schreinemakers-Alginat-Löffel

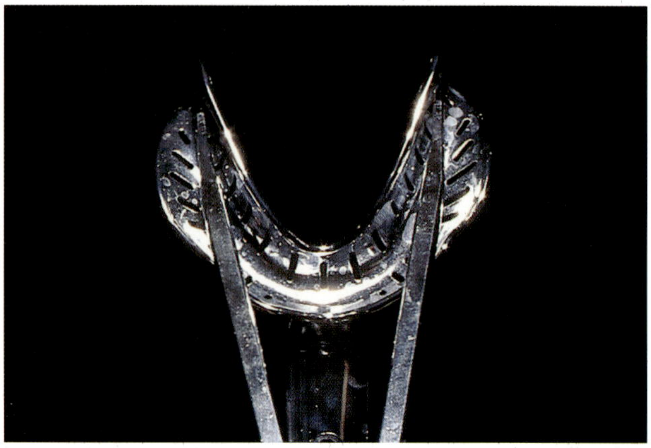

Abb. 29 Passender Unterkiefer-Löffel

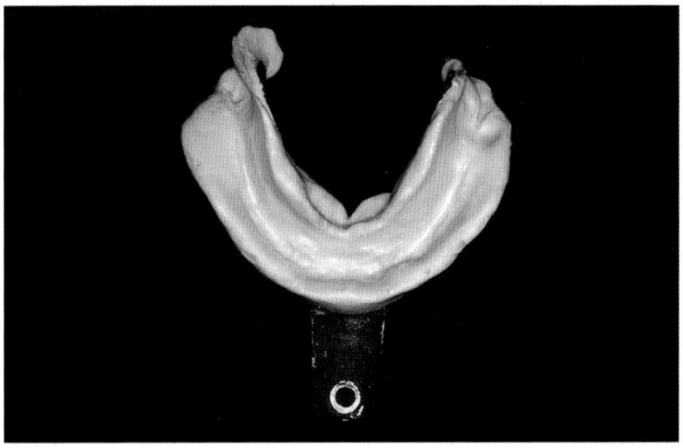

Abb. 30 Alginat-Abformung für Funktionslöffel

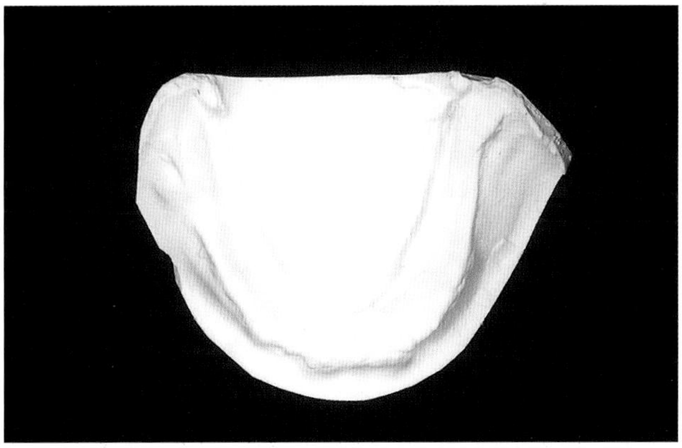

Abb. 31 Unterkiefer-Gipsmodell

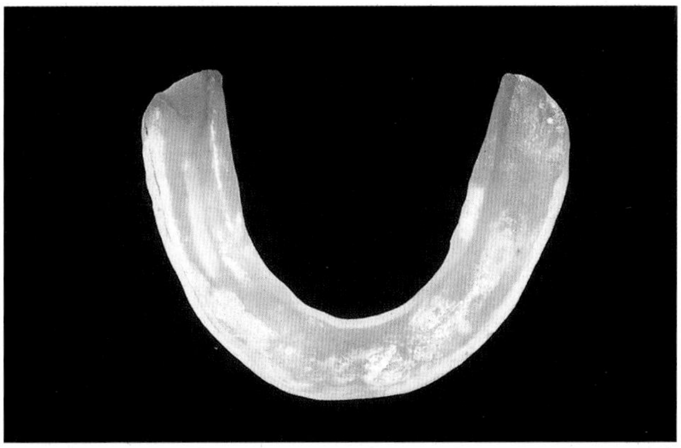

Abb. 32 Unterextendierter Unterkiefer-Funktionslöffel

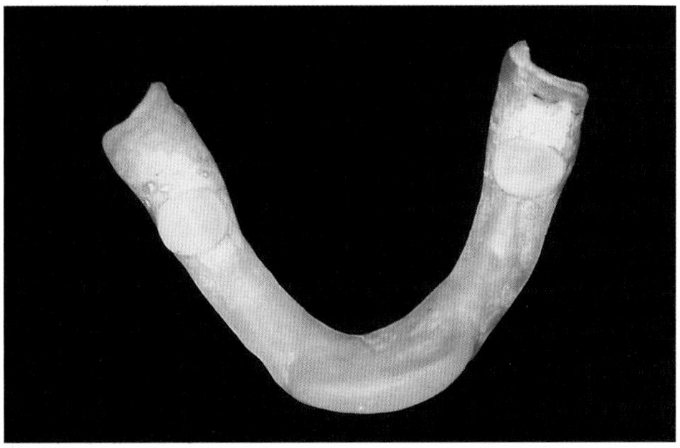

Abb. 33 Ansicht von oben mit Fingerrasten und Zungenstop in der Front

7 Zweitabformung des Oberkiefers und Herstellung der Ober- und Unterkiefer-Funktionslöffel

Der 1. Oberkiefer-Löffel wird an der Ah-Linie sowie im Retrotuberbereich überprüft und gegebenenfalls korrigiert. Wir kürzen den Löffel bis zur eingezeichneten Linie oder – falls er an einer Stelle zu kurz ist – verlängern ihn mit braunem Kerr oder lichthärtendem Kunststoff. Den fertigen Löffel pinseln wir mit Silikon Haftmittel ein und bringen innen bei Regio 13/23 und 16/26 ca. 2 mm dicke Stops aus Kerr an und führen den Löffel mit leichtem Druck gegen den Oberkiefer. Die Stops verkleinern wir auf 5x5 mm und nehmen mit Silikon Sta-Seal Medium Body einen Abdruck. Die Wangen und die Oberlippe ziehen wir nach unten und am Lippenbändchen zusätzlich noch nach links und rechts. Nach dem Abbinden entfernen wir den Löffel und schneiden mit einem Skalpell mit Klinge Nr. 11 an der Ah-Linie den Überschuss weg.
Die so gewonnene Abformung gießen wir mit einem weichen Gips aus; wir bevorzugen Sprint Gips. Stark untersichgehende Bereiche stellen wir aus GC-Compound her. Falls dieses aufgetragen wurde, legen wir den Löffel nach dem Ausgießen der Funktionsabformung mit dem abgebundenen Gips 5 Minuten in 45 °C warmes Wasser, dann kann der Löffel problemlos abgezogen werden. Die Abformung wird 3 mm unterhalb des Randes mit Kerr-Boxingwachs belegt und mit Sprint ausgegossen. Den Funktionslöffel stellen wir auch aus lichthärtendem Kunststoff her.

Der 1. Oberkiefer-Löffel muss exakt bis zu Ah-Linie gehen und die Umschlagsfalte vollständig ausfüllen.
Den unterextendierten Unterkiefer Funktionslöffel verlängern wir bukkal in Regio 33-37 mit Kerr und kühlen ihn in Eiswasser. Wir erhitzen diese Seite mit der Hanau-Flamme, halten sie 15 sec ins 56 °C warmes Wasserbad und kühlen mit einem Eiswürfel die Außenseite, einmal hin und zurück. Den Löffel bringen wir sofort in den Mund, halten ihn mit der anderen Hand fest und ziehen die Wange nach oben. Danach legen wir ihn ins Eiswasser und wiederholen diese Prozedur solange, bis das Kerr nicht mehr weiter zurückgeht. Bei Regio 43-47 verfahren wir ebenso und anschließend bei Regio 43-33.
Die bukkale Seite ist nun fertig und wir wenden uns der lingualen Seite zu. Braunes Kerr wird innen bei Regio 33-37 aufgetragen, mit der Flamme erhitzt und nur diese linguale Seite 15 sec ins Wasserbad gehalten. Die linguale Seite wird danach außen mit einem Eiswürfel gekühlt und in den Mund eingesetzt. Mit dem linken und rechten Mittelfinger drücken wir auf die Fingerstops in Regio 46/36, mit den Zeigefingern in Regio 44/34 auf den Löffel und stützen uns mit den Daumen am Unterkiefer ab.
Den Patienten fordern wir auf, mit der Zunge kräftig gegen das Viereck in der Front zu drücken. Dies wiederholen wir 2-3 mal

und nehmen uns dann die andere linguale Seite vor. Zuletzt tragen wir Kerr in Regio 45-35 an den Rand des Funktionslöffels auf und gehen genauso vor wie an den Seiten. Die linguale Regio 45-35 ist für das Saugen der Unterkieferprothese entscheidend, deshalb muss dieser Schritt sehr sorgfältig durchgeführt werden. Der Funktionslöffel sollte jetzt schon saugen und beim Öffnen des Mundes liegen bleiben.

Den Oberkiefer-Funktionslöffel überprüfen wir noch einmal im Mund und kontrollieren ganz besonders die Ah-Linie wie beim 1. Löffel.

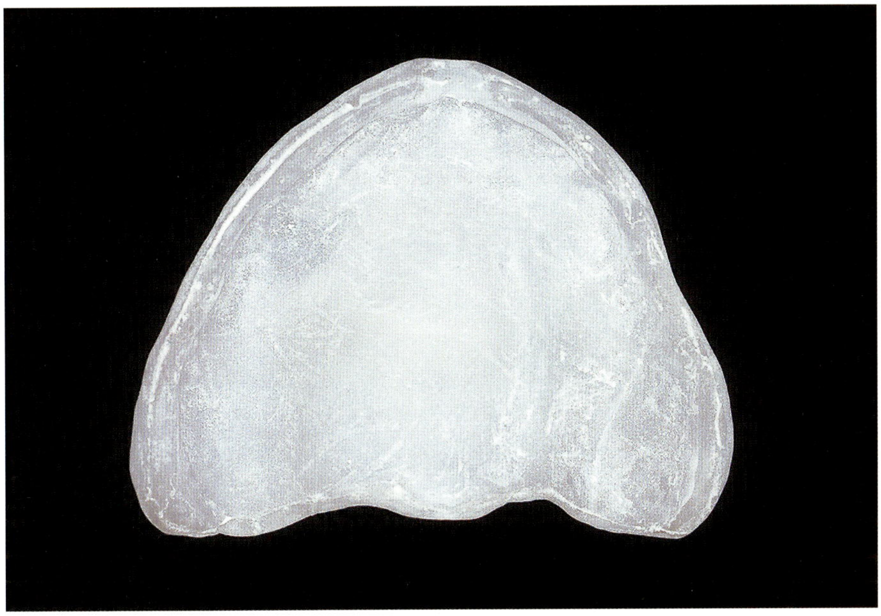

Abb. 1 1. Oberkiefer-Löffel

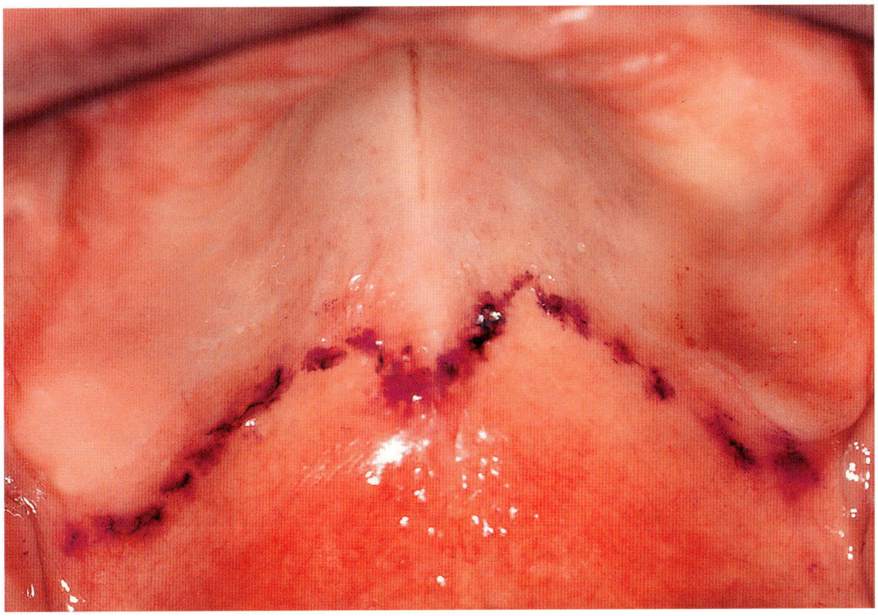

Abb. 2 Markieren der Ah-Linie

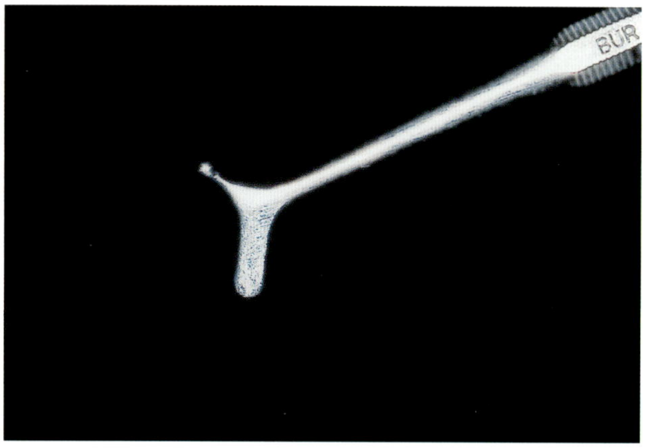

Abb. 3 Y-Instrument Martin Nr.32

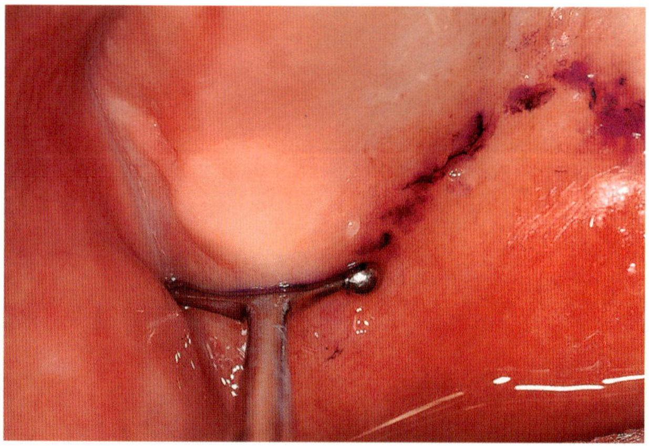

Abb. 4 Dorsaler Abschluss des Tuber, Grube vor dem Hamulus

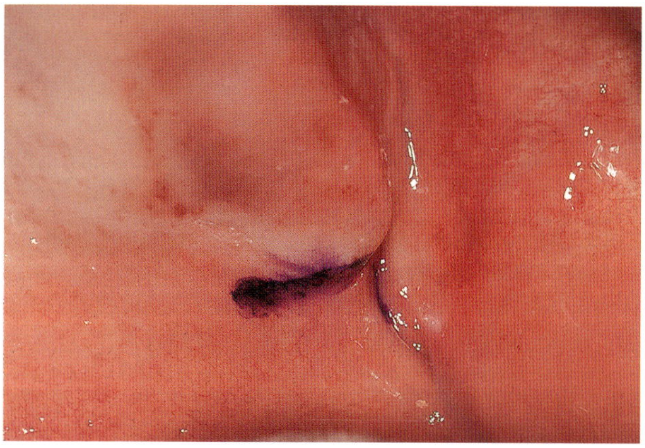

Abb. 5 Markierte Grube

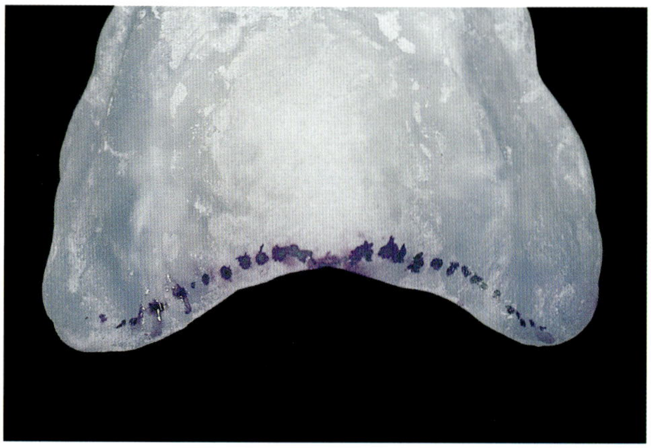

Abb. 6 Markierung am 1. Löffel, Rand kann gekürzt werden

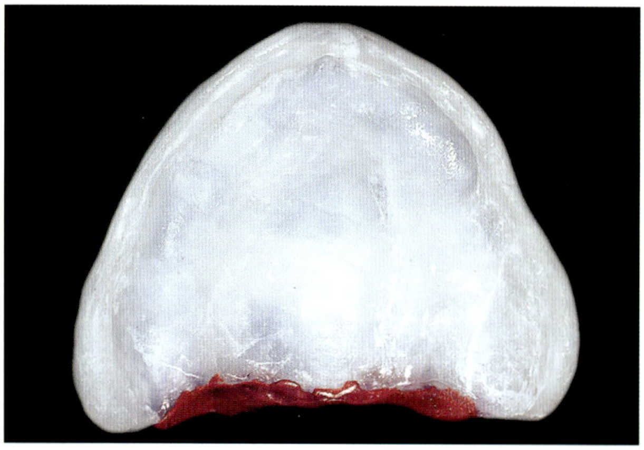

Abb. 7 Löffel wird mit Kerr verlängert

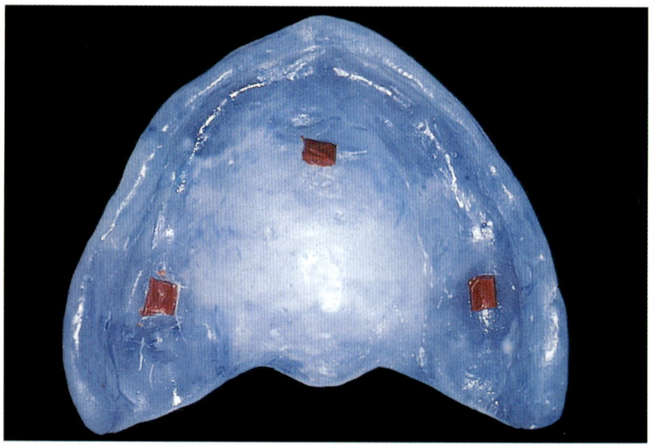

Abb. 8 Löffel mit Silikonhaftmittel und 3 Stops

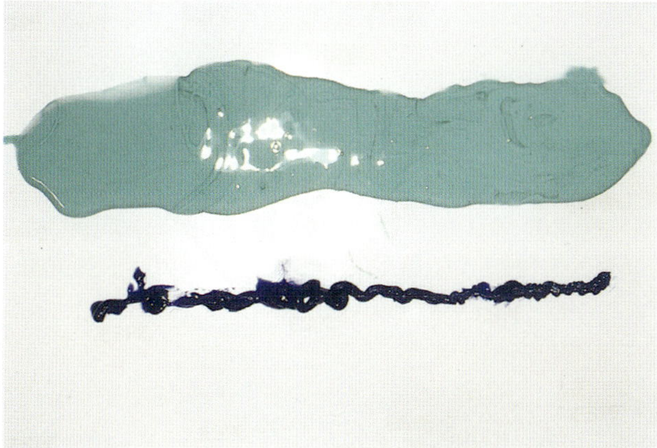

Abb. 9 Sta-Seal wird angemischt

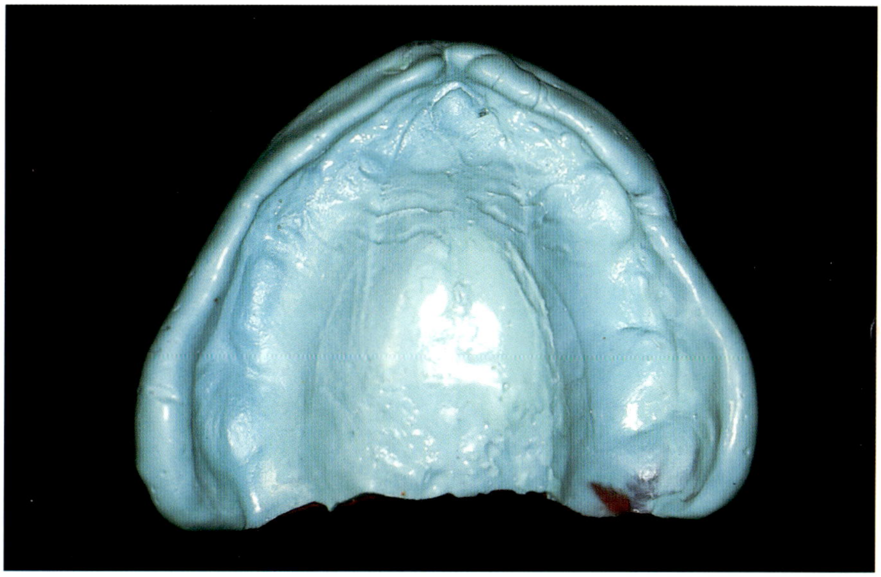

Abb. 10 Zwischenabformung mit Silikon Sta-Seal und mit Skalpell freigelegte Ah-Linie

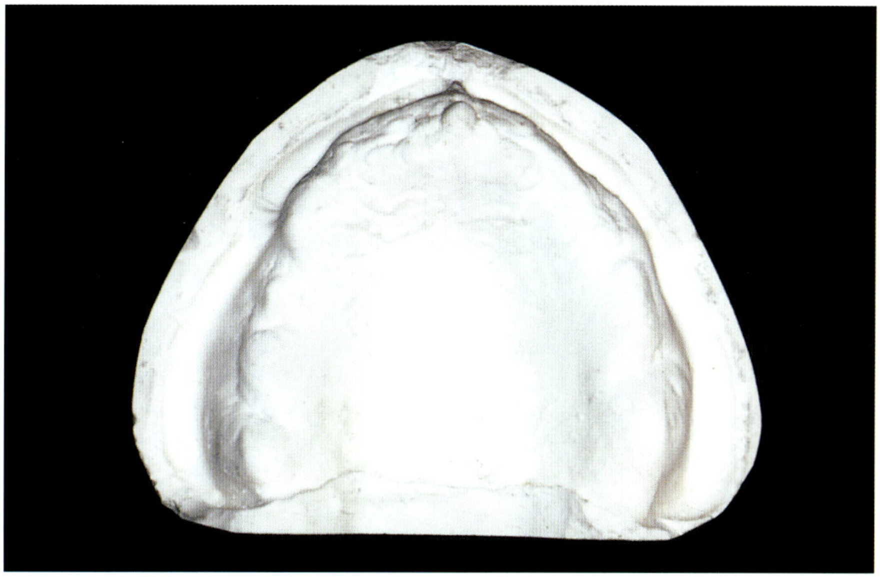

Abb. 11 Modell für den Oberkiefer-Funktionslöffel

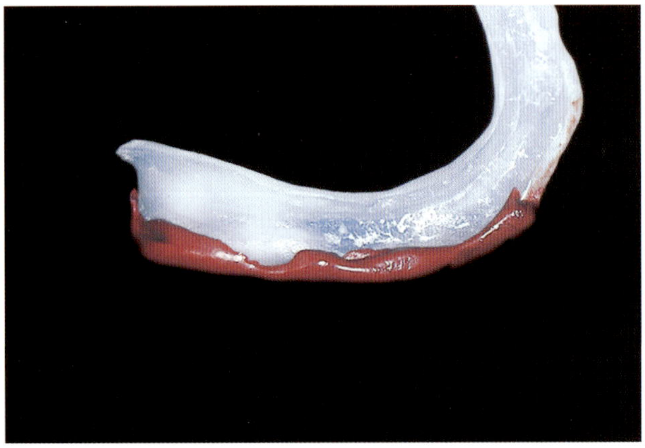

Abb. 12 Unterextendierter Unterkiefer-Löffel wird mit Kerr verlängert

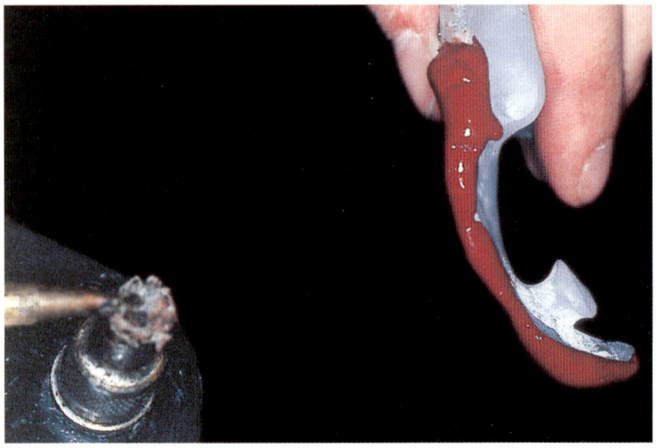

Abb. 13 Mit der Hanau-Flamme erhitzt

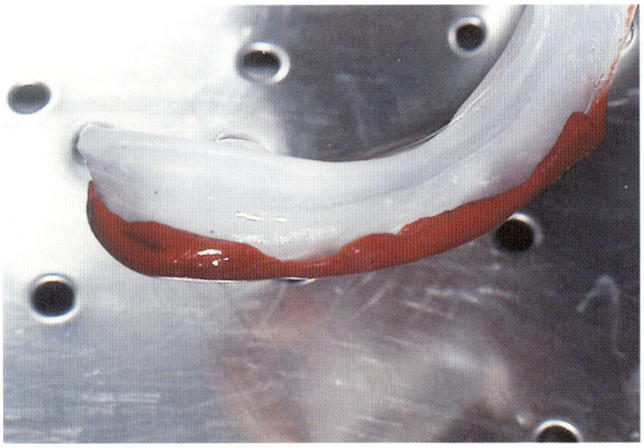

Abb. 14 15 sec in 56° warmes Wasser gehalten

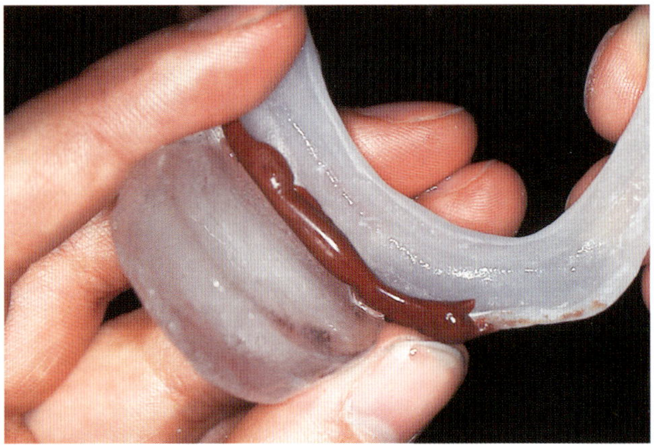

Abb. 15 Außen eimal vor und zurück mit Eis gekühlt

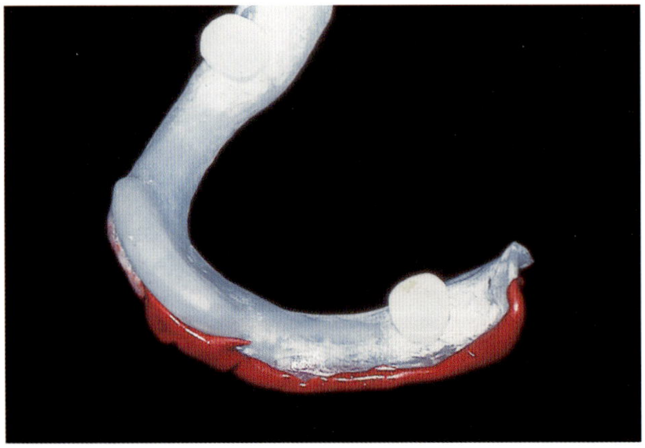

Abb. 16 Linke bukkale Seite ist fertig

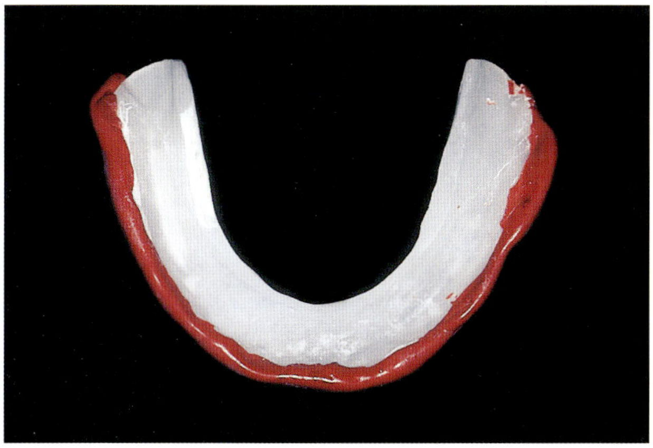

Abb. 17 Fertige vestibuläre Seite

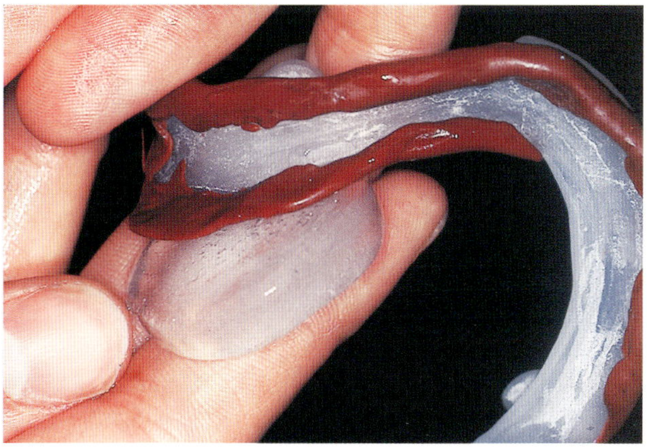

Abb. 18 Rechte linguale Seite wird gekühlt

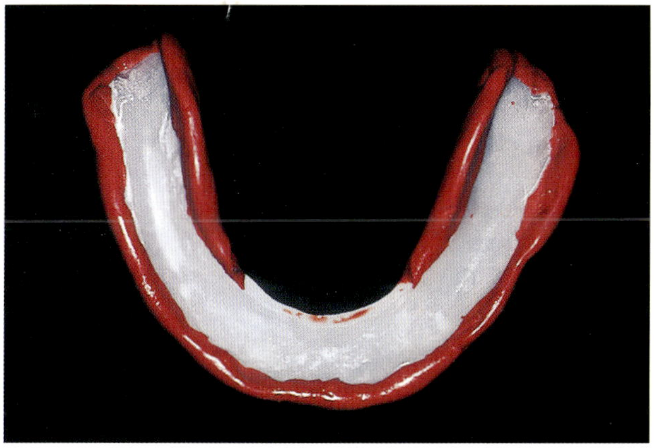

Abb. 19 Beide linguale Seiten sind fertiggestellt

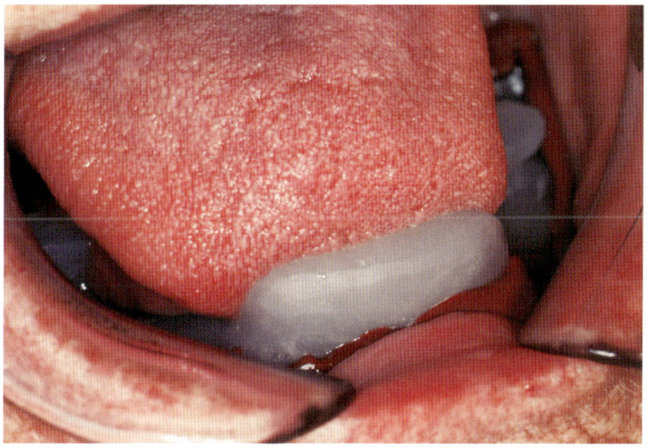

Abb. 20 Ausformen der sublingualen Rolle im Mund. Finger aus fotografischen Gründen nicht im Mund

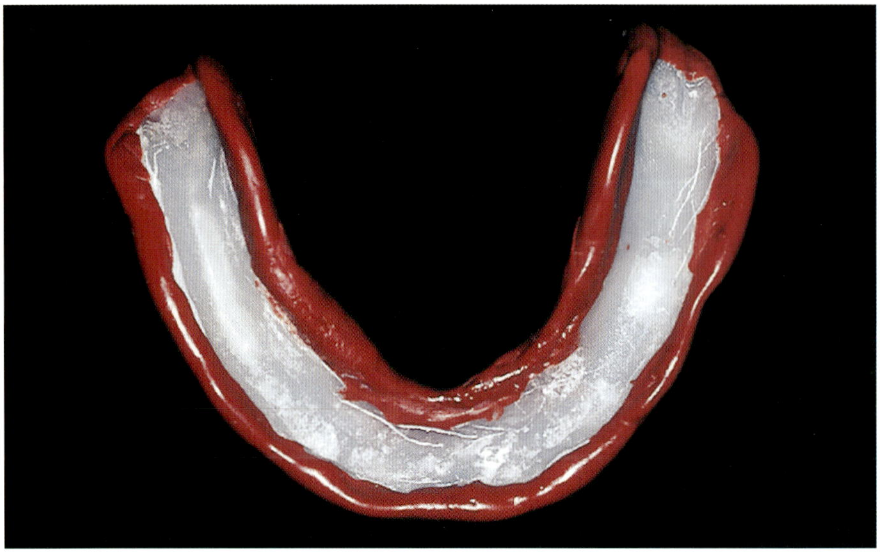

Abb. 21 Sublinguale Rolle und Funktionslöffel von unten

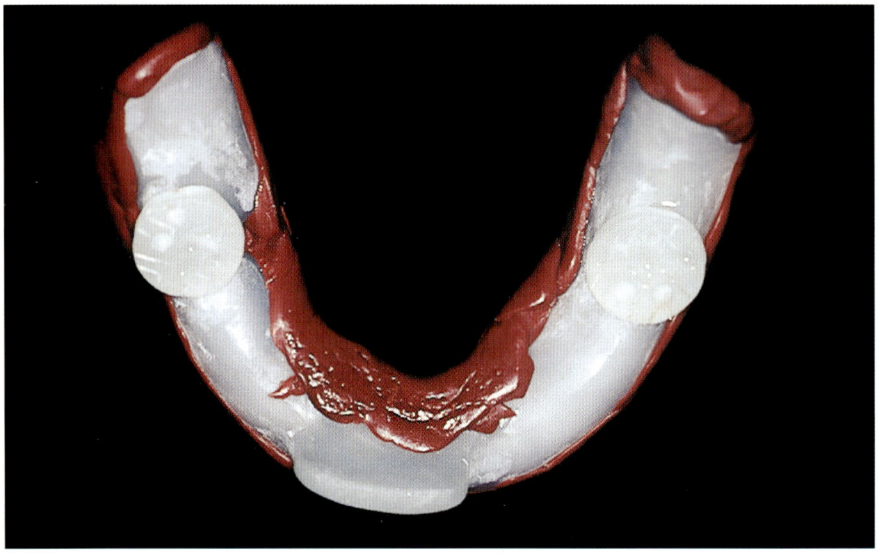

Abb. 22 Fertiggestellter Unterkiefer-Funktionslöffel

8 Ober- und Unterkiefer-Funktionsabformung und Modellherstellung

Bevor wir Funktionsabformungen nehmen, lassen wir Druckstellen vollständig abheilen, und die Unterkieferprothese darf die letzten 4 Wochen nachts nicht mehr getragen werden. Eine Woche vor den Funktionsabformungen sollte der Patient kein Haftpulver mehr benutzen, da die Schleimhäute dadurch aufquellen, und 48 Stunden vor den Abformungen dürfen die Prothesen, außer zum Essen, nicht mehr getragen werden. Die Prothesen am besten ab Freitag Abend bis Montag früh nicht mehr tragen lassen und dann direkt in der Praxis die Abformungen nehmen. Die Schleimhäute können sich in dieser Zeit erholen und sind dann optimal für die Abformungen vorbereitet.

In den Oberkiefer-Funktionslöffel bohren wir mit 2,3 mm HSS Bohrern (passen ins Handstück) 8 horizontale Retentionslöcher, anschließend pinseln wir den Funktionslöffel mit Permlastik-Adhäsiv ein. Der Oberkiefer wird mit Kompressen gut getrocknet, die im Vestibulum bis zur Abformung liegen bleiben. Für die Oberkiefer-Funktionsabformung mischen wir *Kerr Regular Permlastik 20 cm weiße und 15 cm braune Paste*, und zwar erst mit der Kante des Spatels und dann mit der Fläche, bis eine homogene hellbraune Masse entstanden ist. Diese wird dann gleichmäßig und blasenfrei auf den Funktionslöffel aufgetragen. Es ist besonders wichtig, dass der Rand mit viel Masse beschickt wird. Nach Entfernen der Kompressen bringen wir den Löffel in den Mund, drücken ihn leicht gegen den Oberkiefer bis er sitzt und halten ihn fest. Mit der anderen Hand ziehen wir die Wangen nach unten - dem M. masseter folgend - und anschließend die Oberlippe, die wir auch nach rechts und links ziehen, um das Lippenbändchen gut abzuformen. Dem Patienten halten wir zwischendurch immer mal wieder die Nase zu und lassen ihn durch die Nase blasen, um überschüssiges Permlastik nach vorne zu bringen; dies können wir mit dem Mundspiegel unterstützen. Den Unterkiefer bewegen wir nach rechts und links, damit die Oberkiefer-Prothese im Tuberbereich nicht zu dick wird, weil dadurch später die Seitwärtsbewegungen eingeschränkt würden. Die Abformung halten wir dann selbst drucklos fest, bis das Permlastik nach 7 Minuten im Mund abgebunden ist. Das Permlastik braucht vom Anmischen bis zum Erhärten insgesamt 10 Minuten. Da es schwierig sein kann, den Löffel aus dem Mund zu nehmen, pusten wir vorsichtig etwas Luft im Eckzahnbereich in den Löffel; er lässt sich dann problemlos abziehen. Nun prüfen wir, ob Blasen in der Abformung sind, die wir ausfüllen, indem wir etwas Multiformpaste hineingeben und den Abdruck noch einmal gegen den Oberkiefer drücken, bis die Paste abgebunden ist. Überschüsse entfernen wir vorsichtig mit einem Wachsmesser. Mit einem Skalpell mit Klinge Nr. 11 schneiden wir den Permlastiküberschuss am hinteren Rand weg, so dass die Ah-Linie eine scharfe Begrenzung erhält. Einer der großen Vorteile von Permlastik z.B. gegenüber Silikon ist die längere Verarbeitungszeit und die geringere Gefahr, den Löffel durchzudrücken.

In den Unterkiefer-Funktionslöffel bohren wir 4 vertikale Löcher als zusätzliche Retention und pinseln den Funktionslöffel ebenfalls mit Permlastik-Adhäsiv ein. Den Unterkiefer-Alveolarkamm trocknen wir sorgfältig und lassen eine Kompresse im Sublingualraum liegen. Für den Unterkiefer-Funktionslöffel mischen wir *Kerr Heavy Body Permlastik 10 cm weiße und 10 cm braune Paste und Kerr Regular Permlastik 10 cm weiße und 8 cm braune Paste* und tragen die fertige Paste in einer gleichmäßigen Schicht auf den Löffel und den Rand auf. Wir bringen den Löffel in den Mund und mit leichtem Druck in Position, die Mittelfinger auf den Fingerrasten bei 46/36, die Zeigefinger in Regio 44/34, und mit den Daumen stützen wir uns am Unterkiefer ab. Den Patienten fordern wir mehrmals auf, mit der Zungenspitze fest gegen die Frontplatte zu drücken. Dann halten wir den Löffel mit dem linken Mittel- und Zeigefinger auf den Fingerrasten fest und ziehen mit der anderen Hand die Wangen und die Unterlippe nach oben. Dies wiederholen wir mehrmals, bis die Paste anfängt, hart zu werden. Dann halten wir den Löffel selbst drucklos noch solange fest, bis das Permlastik ausgehärtet ist. Wir gießen die Abformungen so bald wie möglich aus, spätestens jedoch nach 8 Stunden.

Die von diesen Abformungen gewonnenen Modelle sind unsere Meistermodelle. Hier dürfen bei der Herstellung keine Fehler unterlaufen. Es ist sicherzustellen, dass die so gewonnenen Funktionsbereiche optimal dargestellt werden. Für die Modellherstellung verwenden wir Gips der Klasse 4, nach Möglichkeit keine synthetisch stabilisierten Gipse, die z.B. mit Kieselgohr modifiziert wurden. Solche Gipse haben ein negatives Verhalten bei der Isolierung von Gips gegen Kunststoff, da ihre Oberfläche häufig zu dicht ist, um die Isolierung anzunehmen.

Die Abformungen werden in die SAM-Einboxhilfe eingesetzt, bei großen Modellen nehmen wir die XL in grün und bei kleinen die Normale in rot. Die Abformungen werden auf Knetsilikon gestellt, und mit der dafür vorgesehenen Messlehre in der korrekten Höhe ausgerichtet. Die Messlehre wird auf die Funktionsränder im Oberkiefer wie im Unterkiefer gesetzt; im Oberkiefer muss die Abformung des Gaumendaches ebenso mit der Messlehre berücksichtigt werden. Werden diese Schritte sorgfältig ausführt, ist gewährleistet, dass die Magnete für den Split-Cast nicht durch den Modellboden dringen. Außerdem ist dann eine ausreichende Gipsstärke des Gaumendaches und des Zungenbereiches vorhanden, so dass die Modelle den Polymerisationsvorgang schadlos überstehen.

Zum Einboxen verwenden wir Alginat. Das Alginat wird mit der doppelten bis dreifachen Menge Wasser in einem Vakuumrührer angemischt. Dadurch verhindert man Blasenbildung in dem dünnflüssigen Alginat. Wenn man auf das Vakuum verzichtet, entstehen an der Oberfläche des Gipses positive Abbildungen der Blasen aus dem Alginat. Diese Gipskugel wirken wie Retentionen und dementsprechend beschwerlich ist das spätere Ausbetten der Prothesen. Alginat hat die positive Eigenschaft, sich mit den herkömmlich Abformmaterialien nicht zu verbinden. Wenn Alginat in die Abformung eindringt, kann dieses mit dem Skalpell und einer Pinzette sehr leicht entfernt werden. Die Funktionsränder werden 4 mm oberhalb des Funktionsrandes mit einem Permanentstift angezeichnet. Bei der Anzeichnung sollte man auf einen ausreichenden Kontrast zur Farbe des Abformmaterials achten. Ist das Alginat nach ca. 5 Minuten abgebunden, können wir den Sockelformer öffnen und mit dem Freilegen der Funktionsränder beginnen. Hier achten wir darauf, dass die Schnittführung im Alginat von den Funktionsrändern nach unten geneigt geführt wird. Wird dies nicht beachtet, können die in Gips dargestellten Ränder an der oberen Grenze zu dünn werden und bei der Entformung abbrechen. Dadurch würde die Ventilfunktion beeinträchtigt.

Sind diese vorbereitenden Maßnahmen abgeschlossen, schließen wir die SAM-Box und füllen sie mit Klasse 4 Gips auf; wir nehmen den Gips Vario Plus in der Farbe rosa. An dem Boxendeckel befestigen wir eine Haftplatte, die durch einen im Deckel enthaltenen Magneten festgehalten wird.

Wir füllen den Hohlraum bis auf ca. 4 mm zum Rand der Box mit Gips auf und benetzen auch die Oberfläche des Boxendeckels mit Gips. Dadurch wird die Primärform des Split-Cast am Meistermodellboden gestaltet. Nach dem Abbinden des Gipses wird der Boxendeckel entfernt. In den entstandenen Hohlraum mit der Haftplatte wird der Magnettopf mit Magnet auf die Haftplatte gesetzt und mit dem gleichen Gips aufgefüllt, so dass der Sekundärsockel entsteht. Bei diesem Vorgehen ist absolut sichergestellt, dass eine korrekte Modellhöhe entsteht und dass die Kieferabbildungen in Relation zum Modell sich auf einer Ebene befinden.

Nach dem Abbinden des Gipses entnehmen wir die Meistermodelle von den Abformungen. Wenn diese nicht zerstört wurden, können wir sie noch einmal mit Gips ausgießen, um Duplikatmodelle zu erstellen. Falls sie beschädigt wurden, fertigen wir Duplikatmodelle an. Für eine Präzisionsdublierung reicht ein präzises 1 zu 1 vernetztes Silikon. Wir müssen darauf achten, nicht sofort nach der Entformung Gips einzufüllen. Silikone haben eine Rückstellzeit von ca. 40–60 Minuten. Die Angaben zu den Rückstellzeiten sind in den Gebrauchsanweisungen des Silikons aufgeführt, und müssen unbedingt beachtet werden, da es sonst zu Dimensionsunterschieden kommt. Dies hätten zu Folge, dass die aus dem Duplikat entstandene Prothesenbasis nicht mit dem Original übereinstimmt. Besonders wichtig ist dies für das Unterkiefermodell, da darauf die Edelmetallbasis hergestellt wird. Die Dublierung für den Unterkiefer wird zweimal ausgegossen, einmal in Gips der Klasse 3 und einmal in Gips der Klasse 4, sie werden benötigt, um den Modellguss aufzupassen.

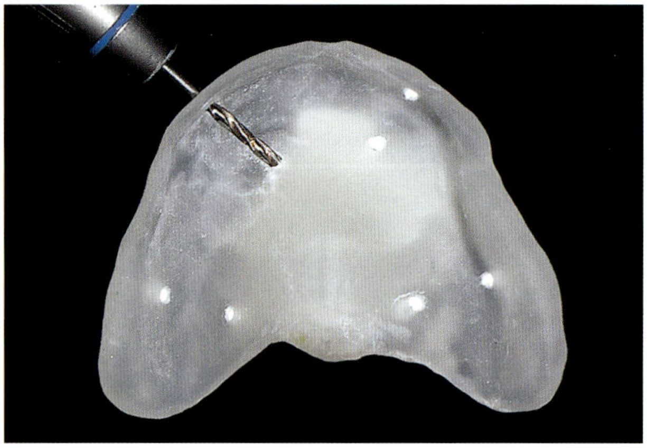

Abb. 1 8 Retentionen im Oberkiefer-Funktionslöffel

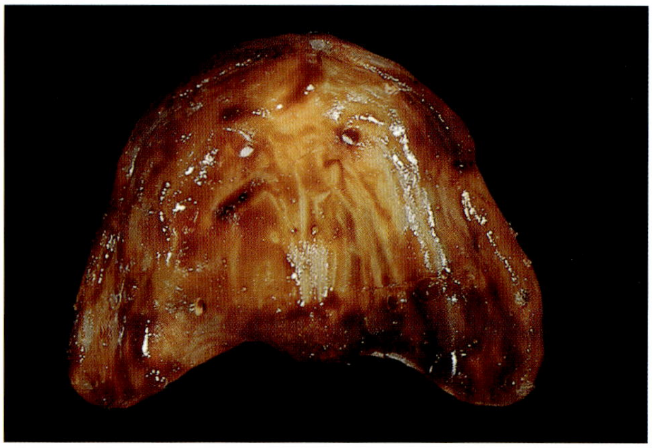

Abb. 2 Funktionslöffel mit Permlastik-Adhäsiv

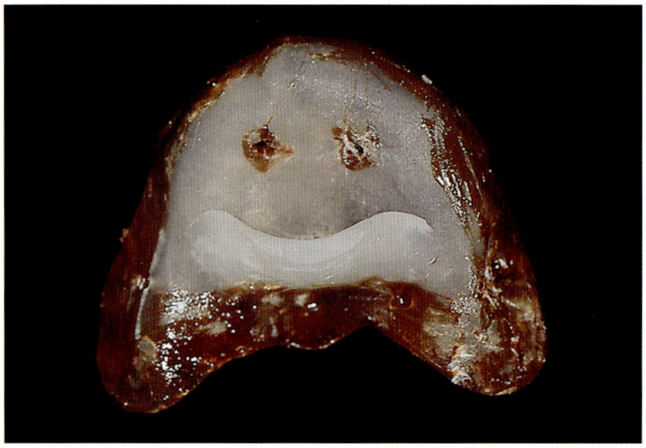

Abb. 3 Rückseite des Funktionslöffels mit Griff

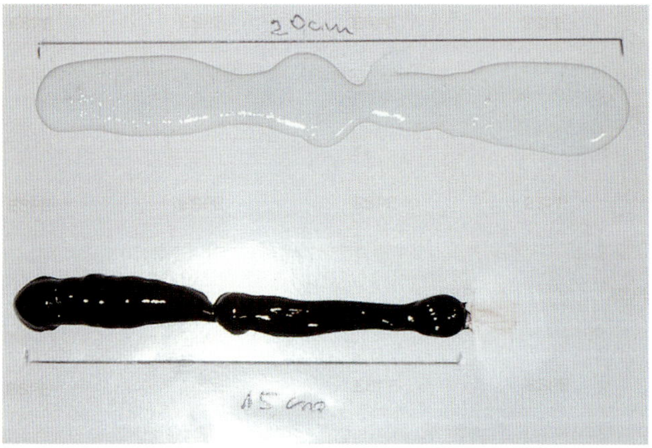

Abb. 4 Regular Permlastik 20 cm weiße und 15 cm braune Paste

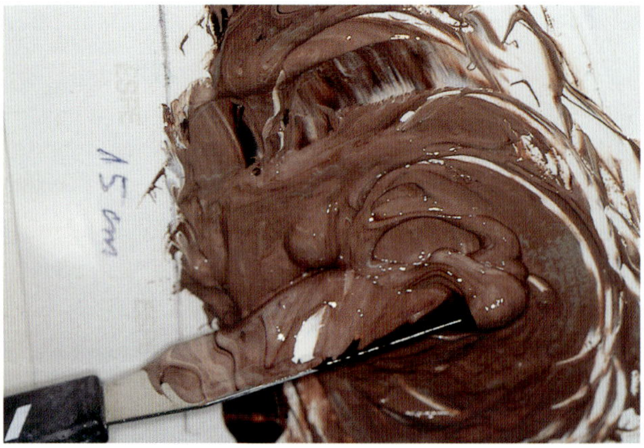

Abb. 5 Mischen erst mit der Spatelkante

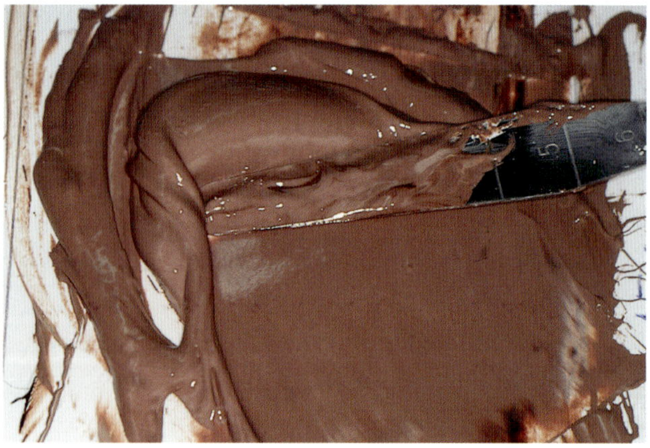

Abb. 6 Mischen mit der Spatelfläche, bis eine homogene hellbraune Paste entsteht

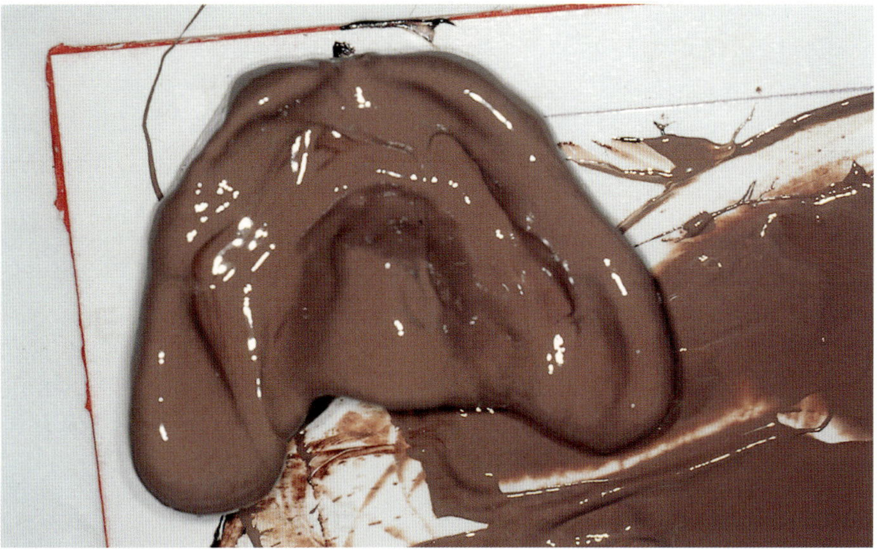

Abb. 7 Permlastik blasenfrei, gleichmäßig und etwas mehr am Rand aufgetragen

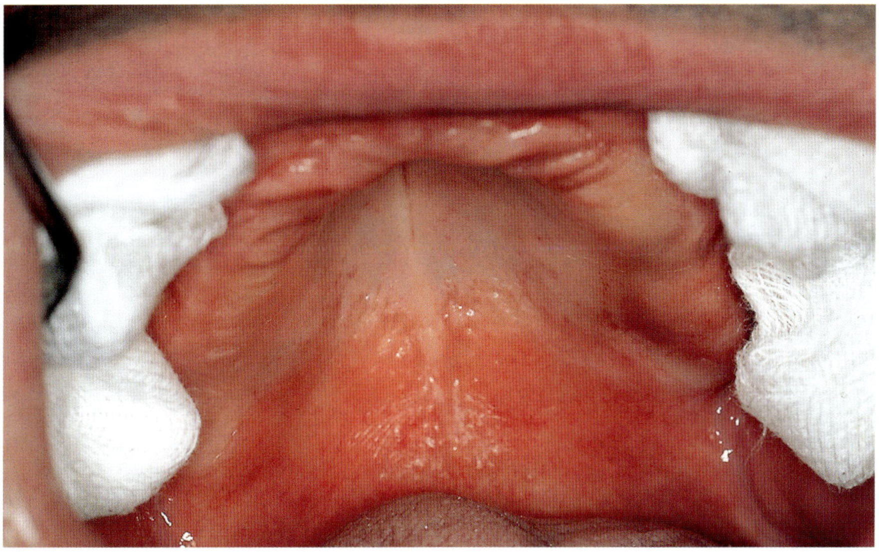

Abb. 8 Der gut getrocknete Oberkiefer

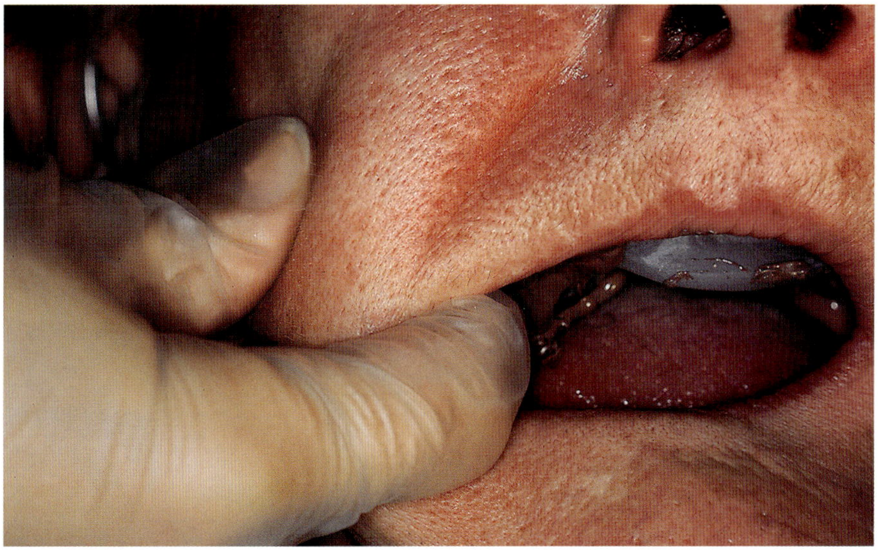

Abb. 9 Die rechte Wange dem M. masseter folgend nach unten ziehen, mit der anderen Hand (aus fototechnischen Gründen nicht im Bild) den Funktionslöffel halten

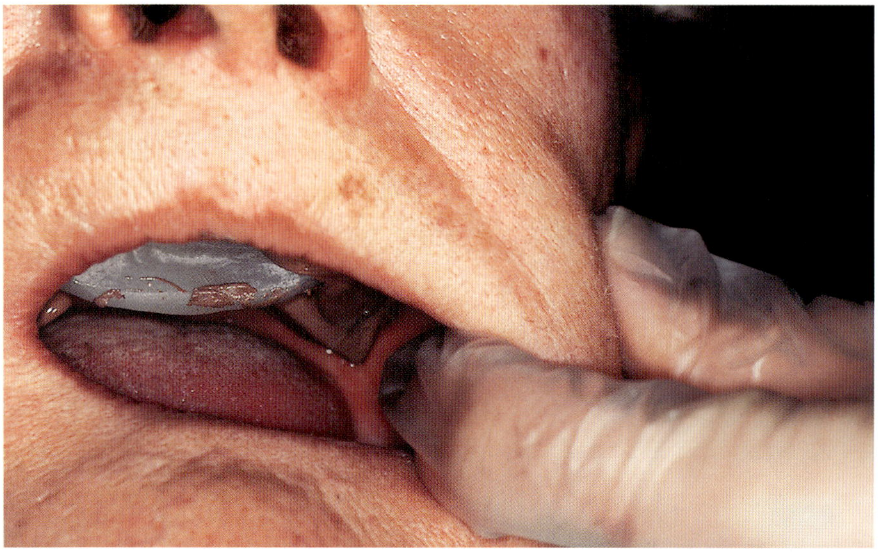

Abb. 10 Dann die linke Wange nach unten ziehen, andere Hand nicht im Bild

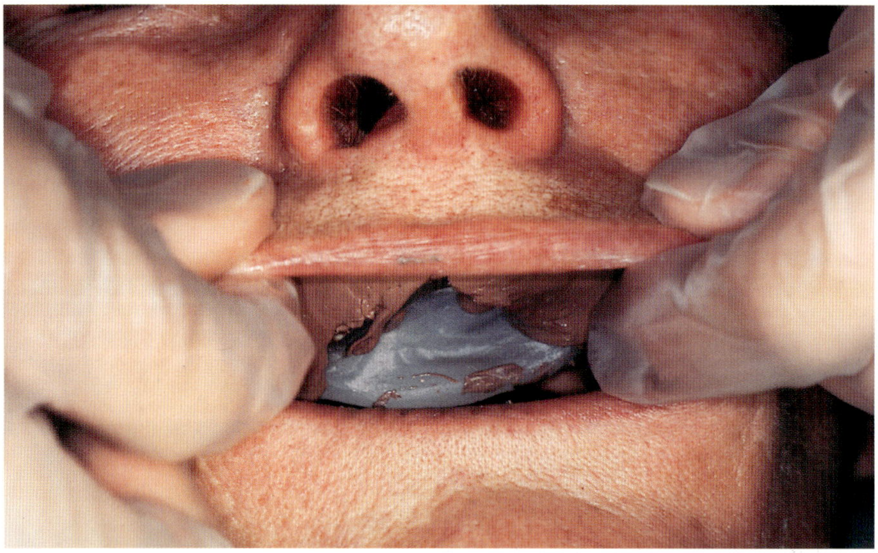

Abb. 11 Die Oberlippe nach unten, nach rechts und links ziehen

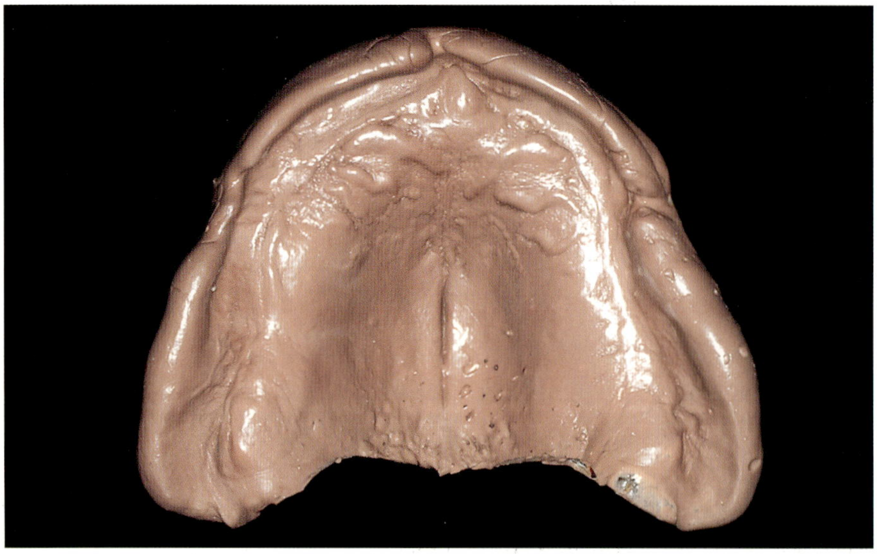

Abb. 12 Die abgebundene Abformung nach sieben Minuten

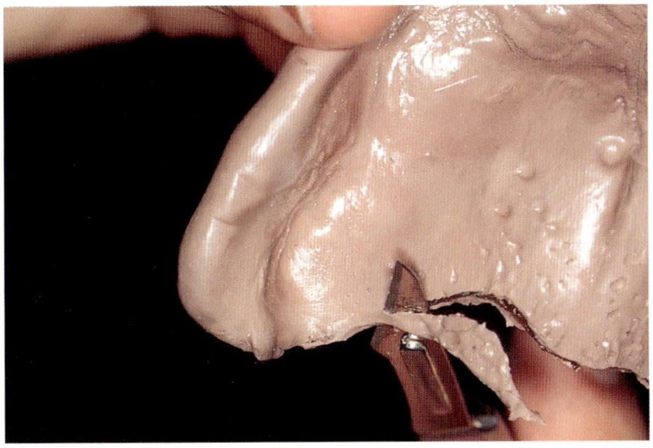

Abb. 13 An der Ah-Linie wird der Überschuss entfernt

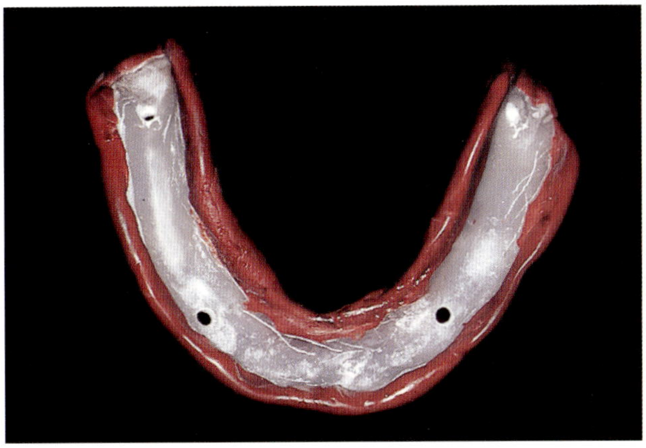

Abb. 14 Der Unterkiefer-Funktionslöffel mit 4 senkrechten Retentionsbohrungen

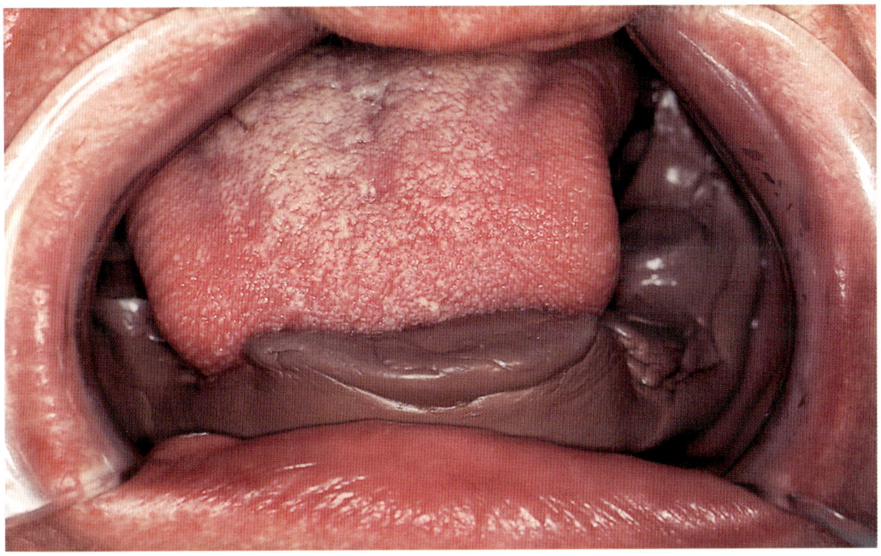

Abb. 15 Zur Gestaltung der lingualen Ränder Zunge fest gegen das Viereck drücken. Mittel- und Zeigefinger halten rechts und links den Löffel fest, der Daumen stützt sich am Unterkiefer ab. Aus fototechnischen Gründen nicht im Bild

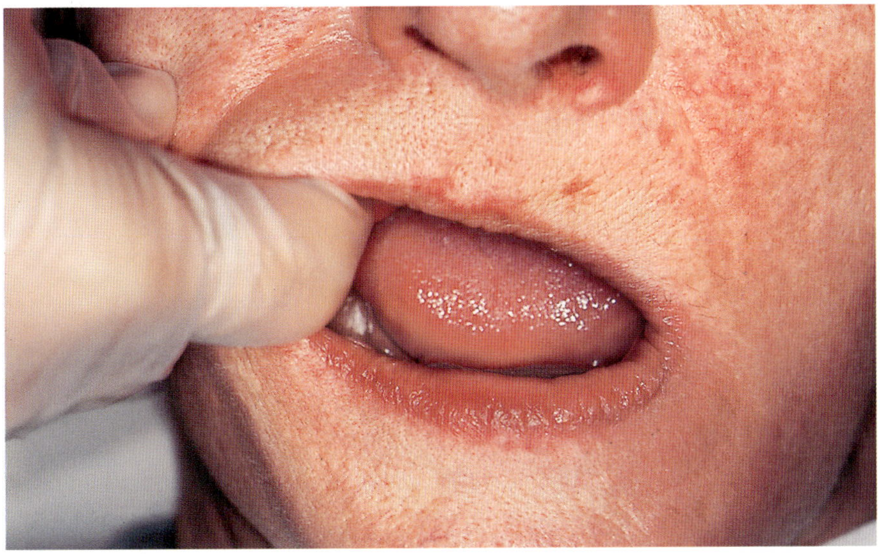

Abb. 16 Rechte Wange hochziehen, dabei mit der anderen Hand auf die Fingerrasten drücken (nicht im Bild)

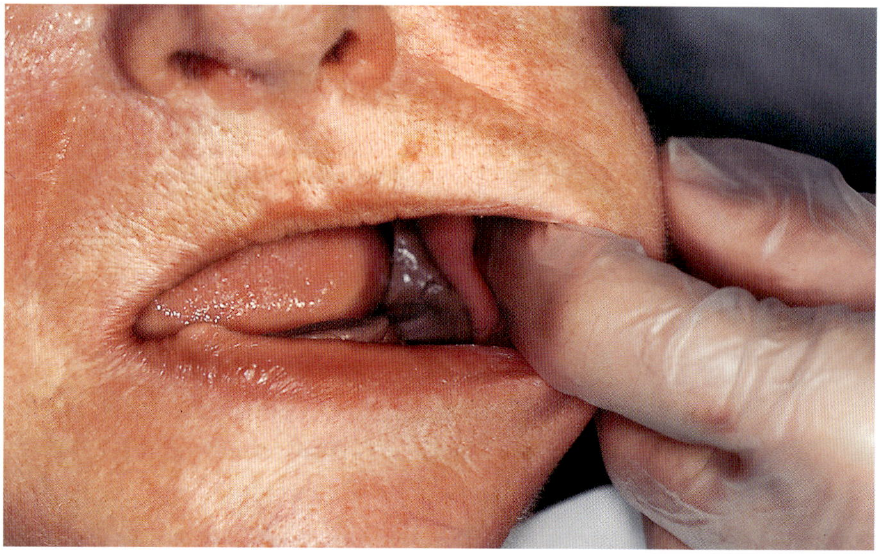

Abb. 17 Linke Wange hochziehen, andere Hand nicht im Bild

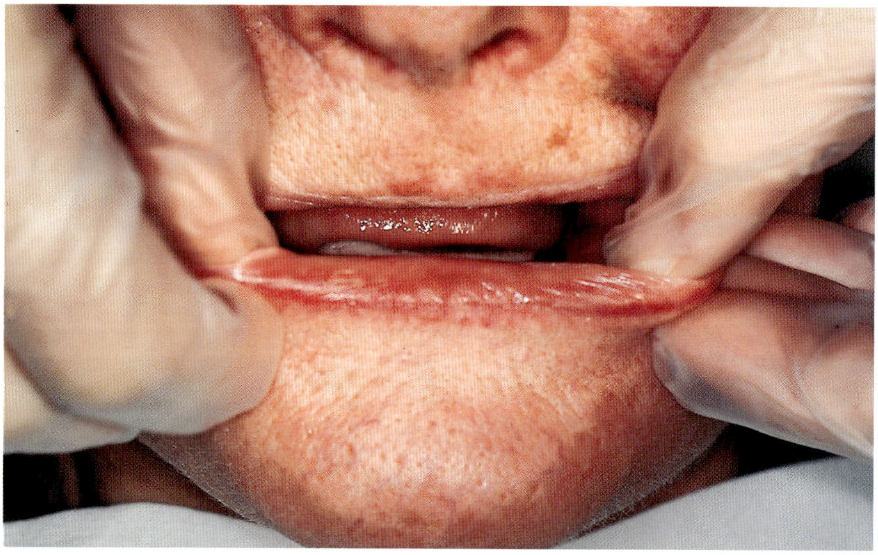

Abb. 18 Die Unterlippe hochziehen

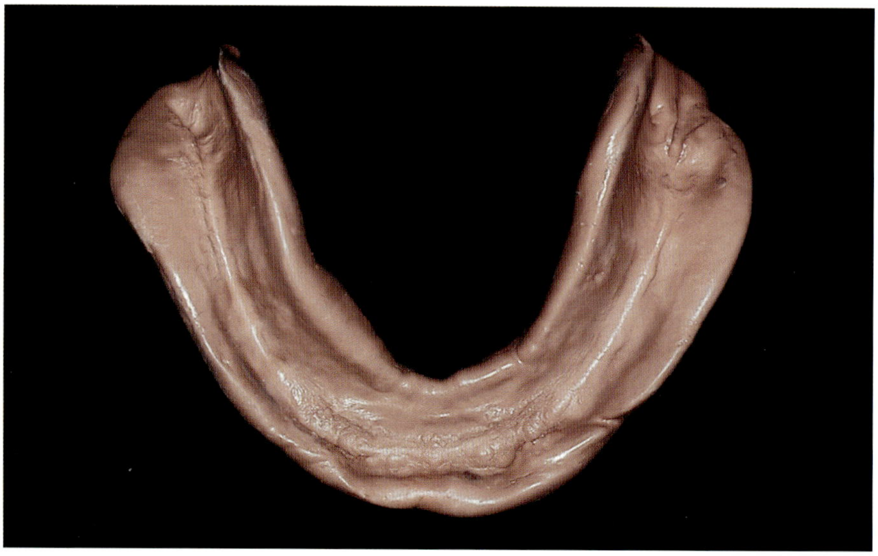

Abb. 19 Die fertige Unterkiefer-Abformung

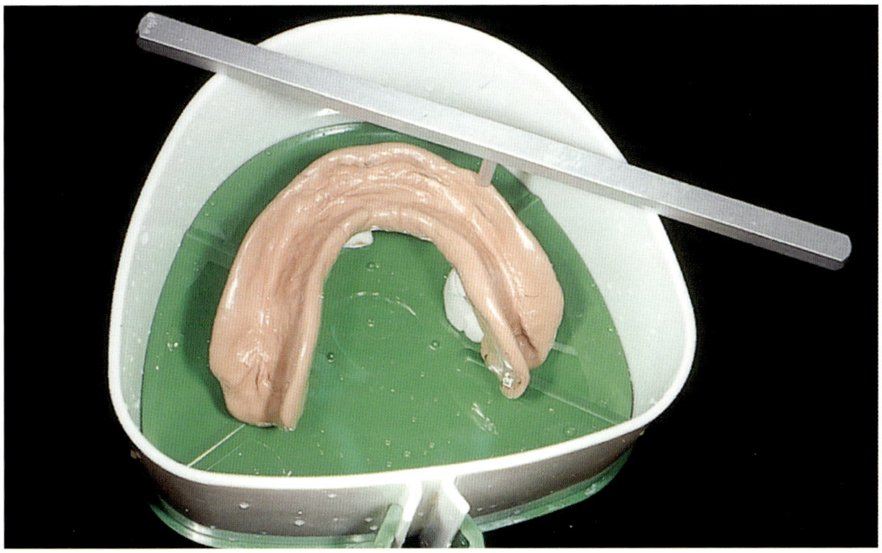

Abb. 20 Einrichtung der Abformung mit der Messlehre

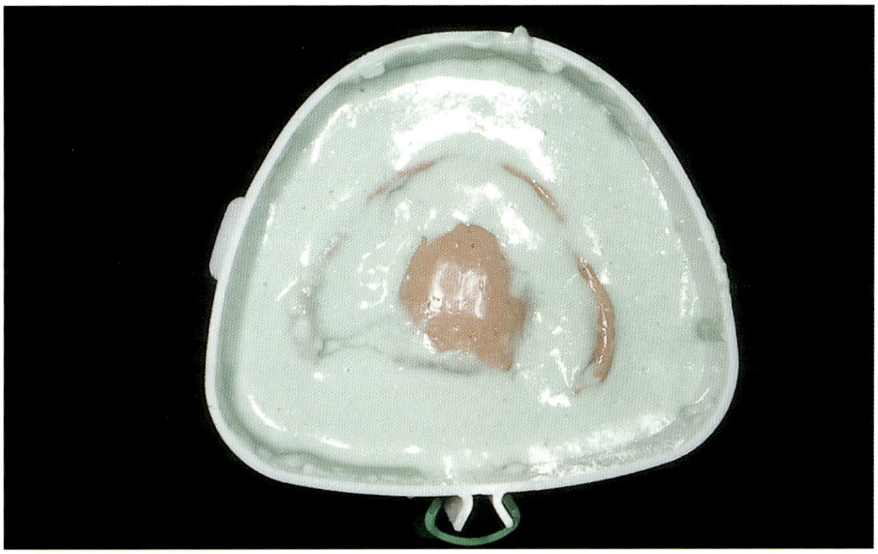

Abb. 21 Eingefülltes Alginat zur Sicherung der Ventilränder

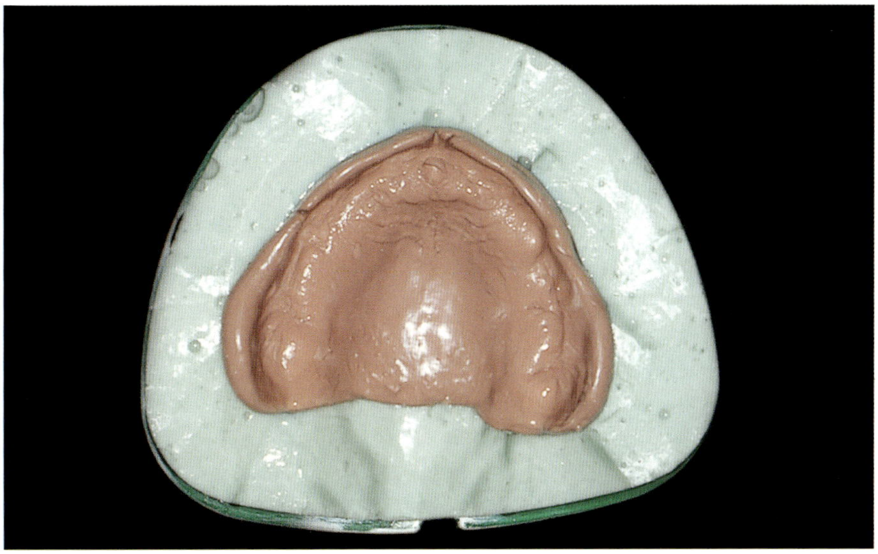

Abb. 22 Freigelegte Ventilränder nach der Anzeichnung

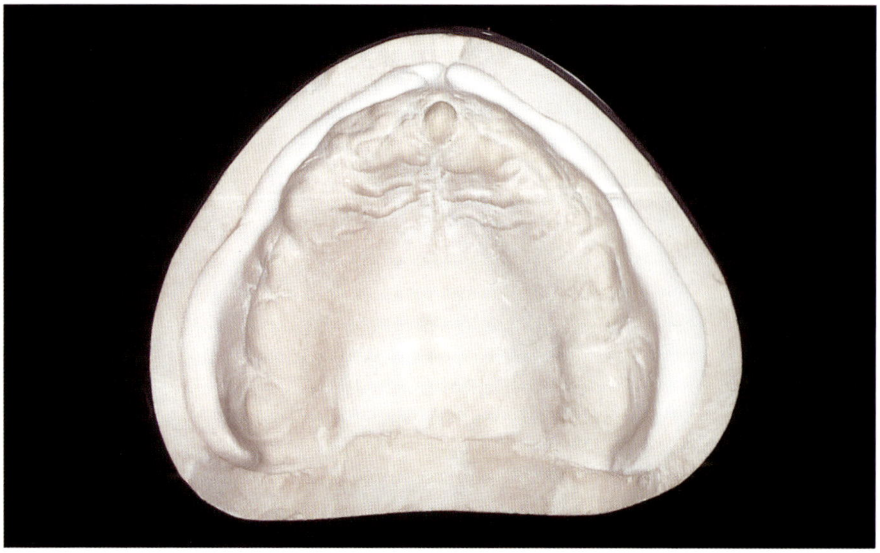

Abb. 23 Das Oberkiefer-Meistermodell

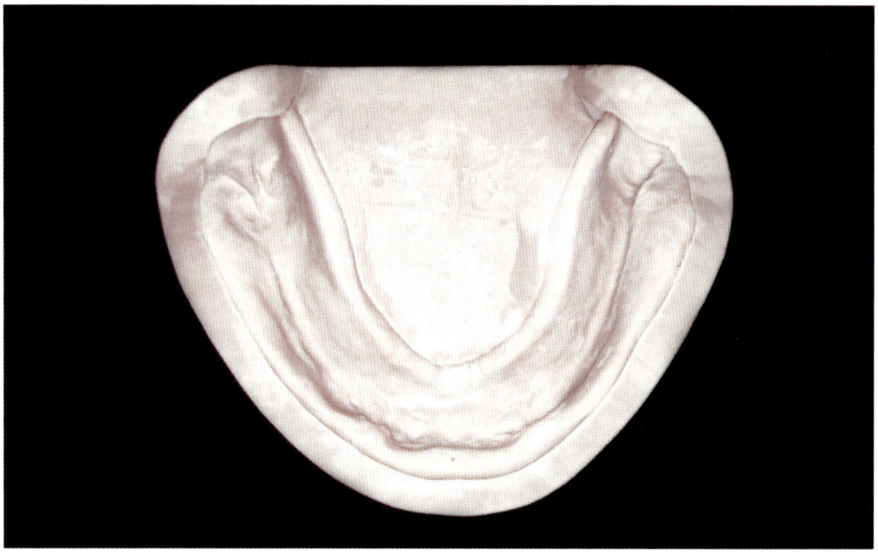

Abb. 24 Das Unterkiefer-Meistermodel

9 Herstellung und Anprobe der Goldbasis

Der Zahnarzt zeichnet die Ausdehnunng der Unterkiefer-Goldbasis auf dem Meistermodell an. Die Anzeichnung sollte ca. 3 mm vor dem Funktionsrand verlaufen. Die Ausdehnung der Sublingualrolle in Gold im Bereich von Regio 45-35 wird mit einbezogen, damit beim Polieren der Prothese in diesem Bereich nichts weggenommen wird, wie es bei der Gestaltung mit Kunststoff der Fall wäre und somit die Saugfähigkeit der Prothese erhalten bleibt.

Für die Goldbasis stellen wir ein Duplikatmodell aus Einbettmasse her. Die Linea mylohyoidea wird ca. 2 mm breit und 0,2 mm dick vor der Dublierung mit Zinnfolie unterlegt, damit dort später keine Druckstellen entstehen. Auch bei der Herstellung des Einbettmassemodells ist das Rückstellverhalten des Silikons zu beachten. Wenn dies vernachlässigt wird, wird der darauf modellierte Goldmodellguss im Mund des Patienten nicht passen. Das Einbettmassemodell wird nach den Kriterien der Modellgusstechnik für die Modelation vorbereitet. Die zukünftige Goldbasis wird so dünn wie möglich gestaltet. Hierfür eignet sich herkömmliches Plattenwachs für den Modellguss in einer Stärke von 0,4 - 0,6 mm. Die Stärke der Wachsplatte ist abhängig von der Ausdehnung des Modellgusses, eine große Flächenausdehnung braucht eine stärkeren Wachsplatte, um das Ausfließen des Goldmodellgusses zu gewährleisten. Die Vorwärmtemperaturen sind abhängig von der verwendeten Legierung, im Durchschnitt liegen sie bei 750 °C. Die Einhaltung der Vorwärmzeit und der Gusstemperatur tragen maßgeblich dazu bei, dass ein homogener Modellguss entsteht. Man kann an der Oberfläche mit Perlen oder Schlaufen zusätzliche Retentionen anbringen. Dabei sollte man berücksichtigt, dass diese nicht zu groß oder an der falschen Stelle angebracht werden, um die spätere Aufstellung der Zähne nicht zu beeinträchtigen. Es ist aber auch möglich, ganz auf solche Retentionen zu verzichten, wenn über geeignete Haftverbundmaterialen verfügt wird, z.B. Rokateck. Dieser Haftverbund hat sich mittlerweile über viele Jahre bewährt und wird sehr häufig in der Kunststoffverblendtechnik angewendet.

Ebenfalls ist es möglich, ein Goldmodell in der Galvano-Technik herzustellen. Dieses moderne Verfahren ermöglichen es uns, das Edelmetall direkt über den Elektrolyseweg auf das Modell aufzubringen. Das hat den Vorteil, dass über die Prozesssteuerung eine gleichmäßige Stärke des Edelmetalls aufgetragen wird. Man kann die gewünschte Stärke auf 0,2-0,3 mm einstellen und so zu einer Gewichtseinsparung beitragen. Dabei ist besonders hervorzuheben, dass es sich hier nicht mehr um eine Legierung handelt, sondern um reines Gold. Die Härte liegt bei 125 Vickers; Porositäten oder Lunkerbildung sind bei diesem Vorgehen ausgeschlossen. Eine ausreichende

statische Stabilität während des Pressvorganges ist durch die natürliche Kieferform (Dachform) gewährleistet. Für welches Verfahren man sich entscheidet, sollte von der vorhandenen Technologie des Labors abhängig gemacht werden.
Nach dem Guss muss die Goldbasis begutachtet werden. Gussungenauigkeiten in Form von positiven Blasen müssen vorsichtig entfernt werden. Der Modellguss darf nur an diesen Stellen bearbeitet werden, keinesfalls an der Basis. Der Modellguss wird zur Überprüfung auf dem in Klasse 3 Gips hergestelltem Modell aufgepasst. Dies geschieht durch Entfernen der Störstellen am Gips, nicht aber am Modellguss. Die Störstellen am Gips werden mit Hilfe eines Skalpells entfernt und diese Bereiche auf dem in Gipsklasse 4 hergestelltem Duplikatmodell angezeichnet. Das Aufpassen auf dem weichen Gipsmodell dient nur der Überprüfung, ob die Expansion des Einbettmassemodells und der Gussvorgang keine Veränderungen der Dimensionen bewirkt haben. Der Modellguss wird, wenn alle groben Störstellen am Gipsmodell entfernt wurden, mit einem Holzstück und einem kleinem Hammer in seiner Endposition adaptiert. Wenn der Modellguss nach diesen Maßnahmen ohne sich zu bewegen, ruhig auf dem Modell verbleibt, kann die Anprobe für den Patienten im Mund erfolgen. Bei der Überprüfung der Lagestabilität ist der Modellguss in sagittaler und transversaler Richtung gewissenhaft zu überprüfen. Der Modellguss darf *niemals* auf dem Meistermodell anprobiert werden!
Der Vorteil des Edelmetallgusses liegt in der Natur des Metalls, da die Oxyde, die durch den Gießvorgang entstehen, durch einfaches Bearbeiten mit einer Beize (Neacid) entfernt werden können. Ein Modellguss aus Nichtedelmetall (NEM) wird hingegen beim Entfernen der Oxyde an seiner Oberfläche deutlich abgetragen. Die Präzision eines NEM-Modellguss ist somit erheblich ungenauer als die des Edelmetallgusses. Eine Basisgestaltung nur in Kunststoff ist einem NEM-Modellguss daher vorzuziehen, da eine Kunststoffbasis genauer ist. Wenn der Goldmodellguss bei der Anprobe am Patienten nicht passt, muss er wiederholt werden, da er nicht nachgebessert werden kann.

Nach erfolgreicher Anprobe im Mund des Patienten kann der Modellguss erst jetzt auf dem Original-Meistermodell angepasst werden. Würde man dieses vorher versuchen, wäre bei einer notwendigen Wiederholung das Meistermodell unwiederbringlich verloren, und es müsste eine neue Abformung erfolgen. Wenn der Modellguss trotz Wiederholungen nicht passt, wird die Ursache sehr wahrscheinlich in einer fehlerhaften Abformung liegen. Dann muss die Abformung und der gesamte bereits beschriebene Weg wiederholt werden.
Wir probieren jetzt die Goldbasis im Munde des Patienten an. Mit dem Zeigefinger drücken wir in Regio 44 und dem Mittelfinger in Regio 47 der rechten Seite auf die Goldbasis und mit dem Zeigefinger der anderen Hand tasten wir vorsichtig auf der anderen Seite in Regio 35, ob sie auf dem Kiefer ruhig liegen bleibt. Falls sie schaukelt, muss die Goldbasis erneuert werden. Das ganze wiederholen wir auf der anderen Seite. Dann drücken wir gleichmäßig fest auf beide Seiten und fragen den Patienten, ob irgendeine Stelle schmerzt. An dieser Stelle tragen wir etwas weiße Temp Bond Paste (nicht mit dem Katalysator mischen) auf den Kiefer und setzen die Goldbasis wieder ein. Danach haben wir auf der Goldbasis eine Markierung und können diese entfernen. Erst wenn alles perfekt sitzt, kann sie später auf dem Originalmodell angepasst werden.

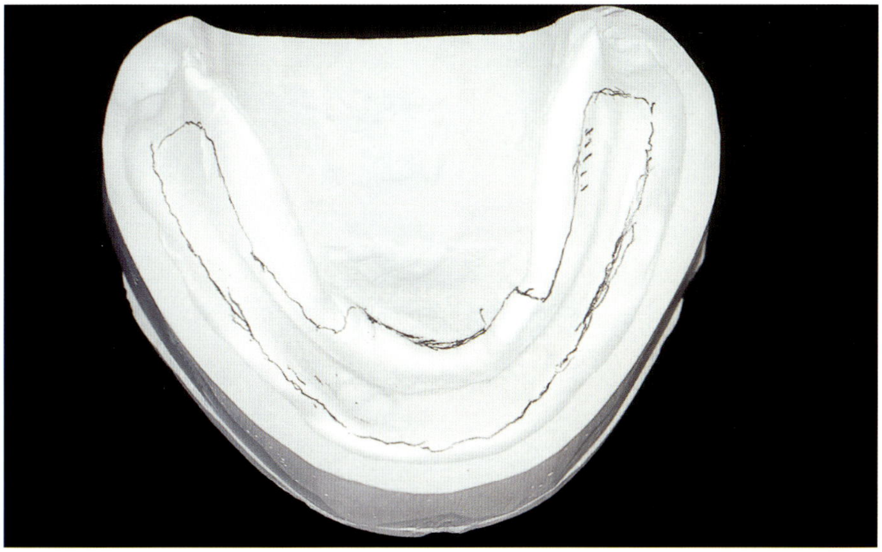

Abb. 1 Einzeichnen der Grenze der Goldbasis

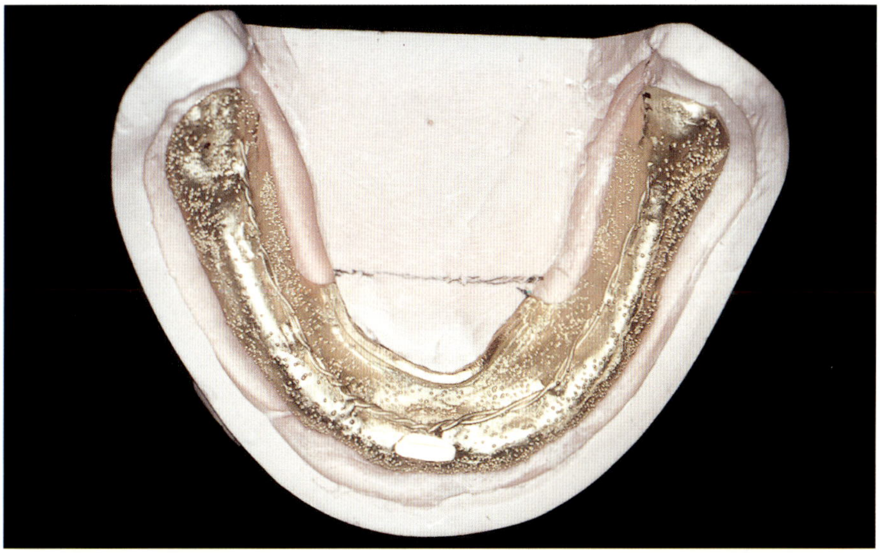

Abb. 2 Gussergebnis auf dem dublierten Arbeitsmodell

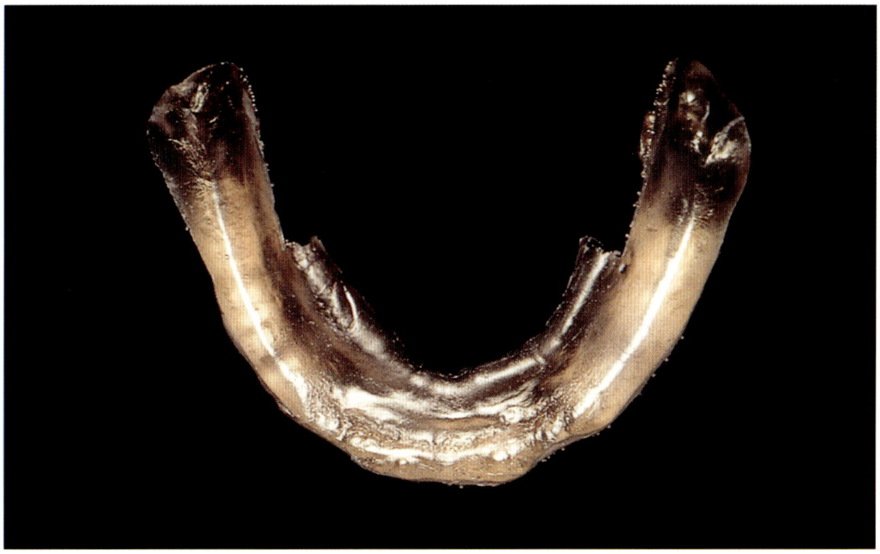

Abb. 3 Ansicht der Basalseite nach Bearbeitung und Neacidbehandlung

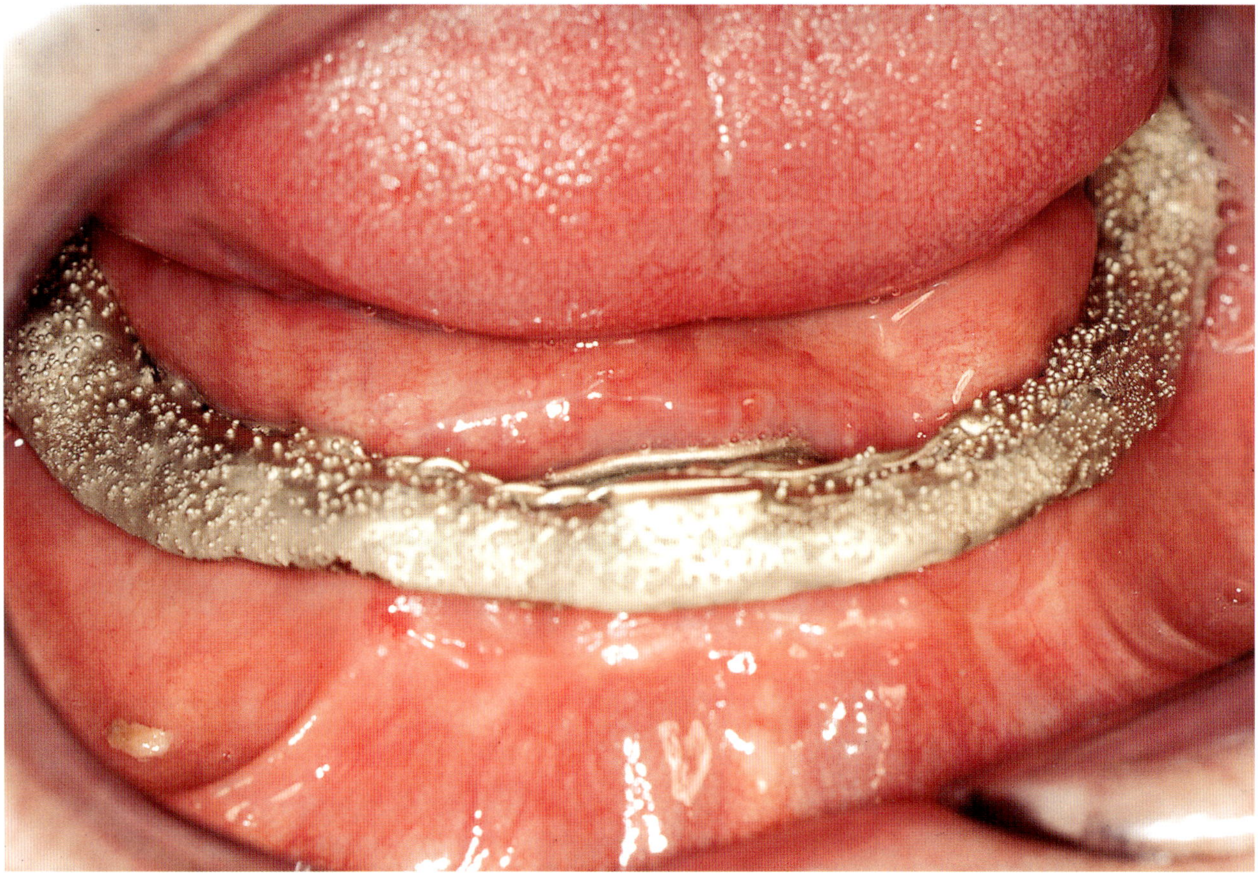

Abb. 4 Anprobe der Goldbasis im Mund

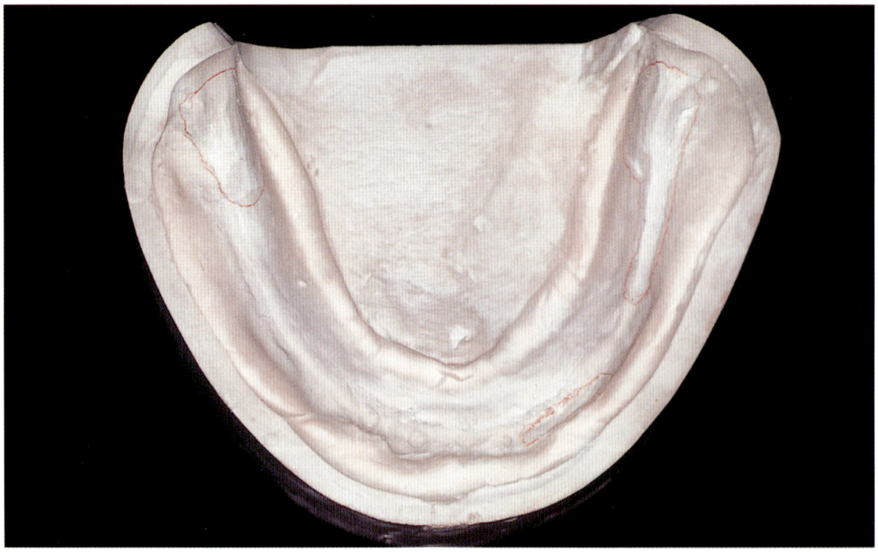

Abb. 5 Entlastungsstellen auf dem Meistermodell zur Lagepositionierung des Goldmodellguss

10 Justierung des SAM 3 Artikulators

Der SAM 3 (aber auch der SAM 2 PX) ist besonders für die Totalprothetik sehr gut geeignet, da er Protrusionsschrauben besitzt und von hinten gut einsehbar ist. Bevor wir den SAM 3 Artikulator verwenden, müssen wir erst überprüfen, ob er richtig justiert ist. Artikulatoren sind sehr häufig schlecht gewartet und nicht richtig justiert. Ein Artikulator sollte so sorgfältig transportiert und behandelt werden wie ein Messinstrument. Im folgenden wird beschrieben wie der Artikulator SAM 3 zu prüfen und falls erforderlich zu justieren ist. Die metallenen, geraden Bennetteinsätze stellen wir auf 3° und die Kondylarbahnneigung auf 45°.

Zum Prüfen und Justieren brauchen wir das Prüf- und Justier-Set ART 187 mit 3 Inbusschlüsseln (Innensechskant) und einer Prüflehre von 0,05 mm.

Wichtig: Die Inbusschlüssel immer ganz einstecken!

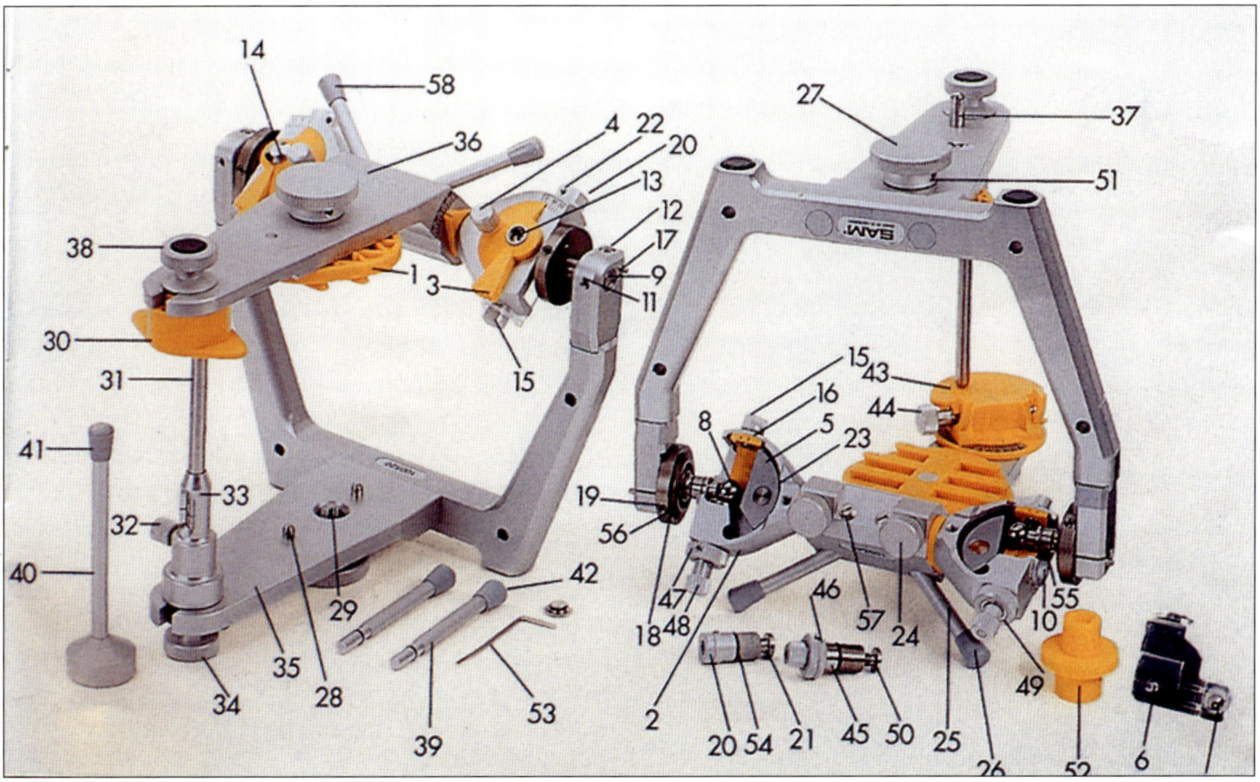

Der SAM 3 Artikulator (Aus der Bedienungsanleitung des SAM 3)

Überprüfung des SAM 3 Artikulators:

Bei jeder Überprüfung und Justierung müssen die geraden, metallenen Bennetteinsätze eingesetzt werden!

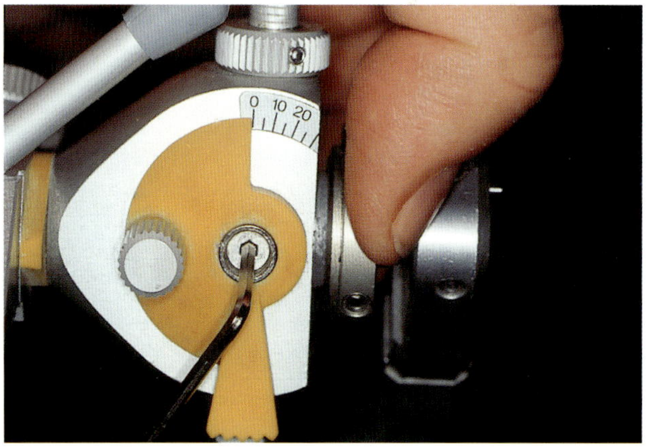

Abb. 1 Die Zentrikverriegelung säubern, einfetten und dann schließen. Die Konusscheibe #18 muss sich leicht und gleichmäßig drehen lassen. Die Schraube in der Konusscheibe #19 muss bündig abschließen, nicht weiter hineindrehen.

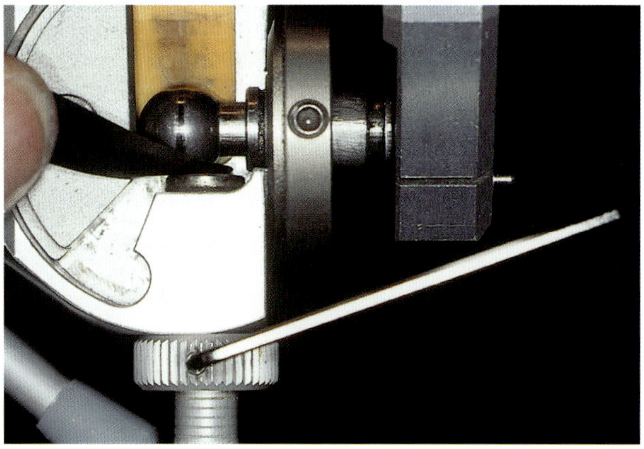

Abb. 2 Protrusionsschraube #48 und Retrusionsschraube #49 nach rechts bis zum Anschlag drehen. Bei geschlossener Zentrikverriegelung Prüflehre 0,05 mm zwischen Kondylarkugel und Kugelanschlag der Protrusionsschraube stecken. Dies muss mit leichtem Wiederstand möglich sein, hier muss also ein Spiel von 0,05 mm vorhanden sein.

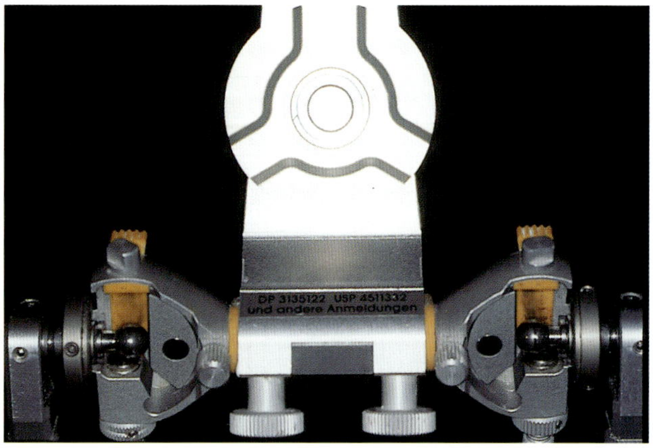

Abb. 3 Wir drehen den Artikulator um und testen, ob die Kondylarkugeln in der Horizontalen mit dem Kugelanschlag #50 Spiel oder Spannung aufweisen. Beide Zentrikverriegelungen öffnen und die linke Kondylarkugel nach vorne schieben, die rechte hat noch Kontakt mit dem Kugelanschlag und dann die linke Kondylarkugel langsam zurück zum Kugelanschlag gleiten lassen. Die linke Kugel muss von alleine den Anschlag berühren, sonst ist Spannung da. Danach gehen wir mit beiden Kugeln in Kontakt mit dem Anschlag nach links und rechts und testen, ob Spiel vorhanden ist. Wenn alles stimmt, können wir das Justieren überspringen, sonst justieren wir den SAM 3.

Justierung des SAM 3 Artikulators:

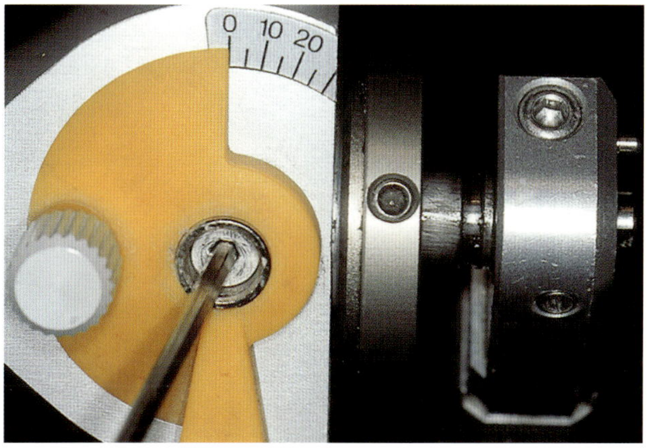

Abb. 1 Die Kappen # 14 auf beiden Kondylargehäuse abziehen und die Inbusschrauben #13 2 Umdrehungen nach links drehen.

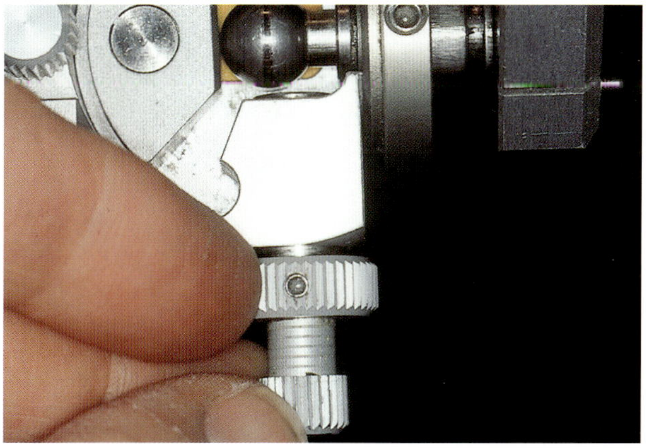

Abb. 2 Die große Rändelschraube (Retrusion) #49 2 Umdrehungen nach links drehen, festhalten und die kleine Rändelschraube (Protrusion) #48 nach rechts *fest* anziehen.

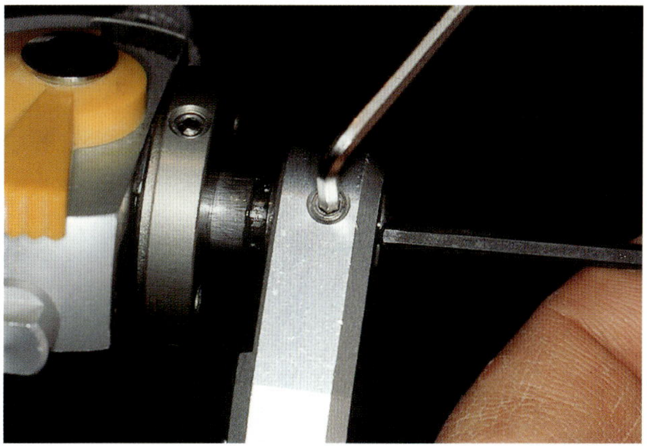

Abb. 3.1 Die Inbusschrauben #11an der Vorderseite nach links drehen, die Kondylarkugeln etwas nach außen schieben und die vorher innen gereinigten und eingefetteten Konusscheiben in Zentrik verriegeln.

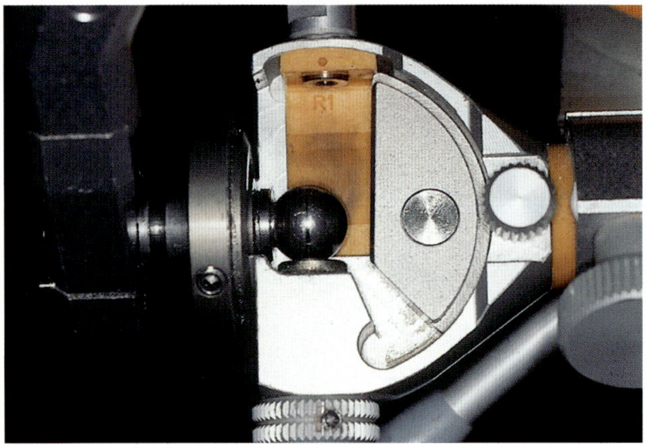

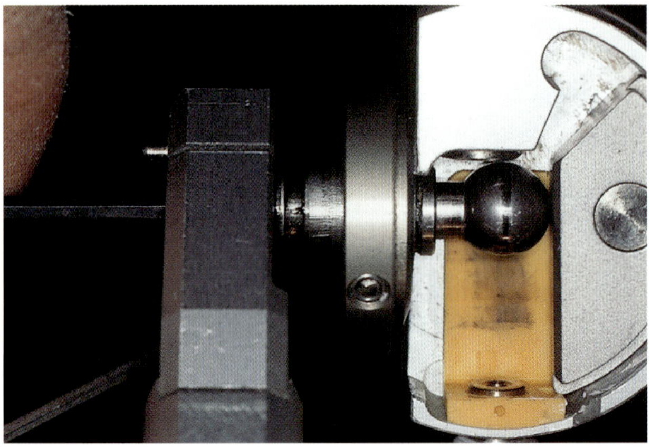

Abb. 3.2 und 3.3 Auf der linken Seite mit dem 2. Inbusschlüssel von außen leicht den Schaft #9 der Kondylarkugel gegen den metallenen Bennetteinsatz drücken und mit der anderen Hand die Inbusschraube #11 festziehen. Das ganze auf der rechten Seite wiederholen.

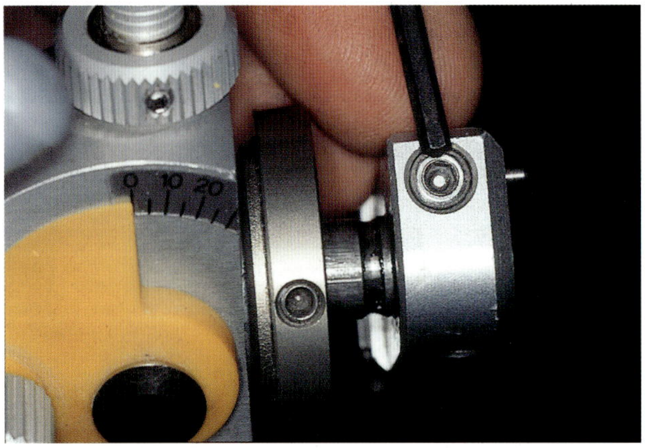

Abb. 3.4 *Niemals* die obere Inbusschraube #12 für äußeren Kugelschaft lösen, der Artikulator muss sonst zum Hersteller zur Justierung eingeschickt werden,

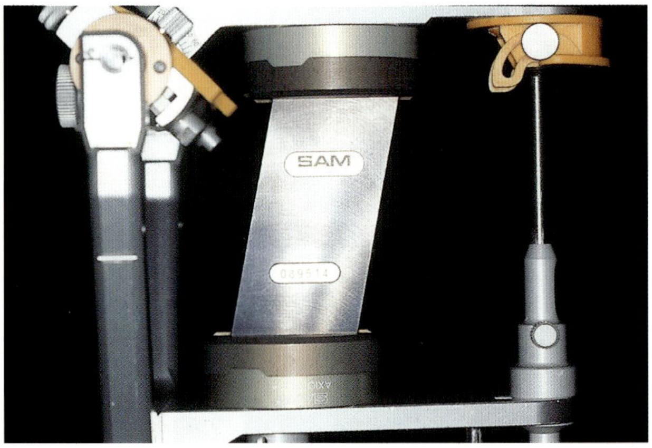

Abb. 3.5 denn dazu benötigt man einen Justiersockel und auch dann ist dies sehr schwierig einzustellen. Manchmal ist diese Schraube aber so fest angezogen, dass der innere Schaft der Kondylenkugel nach Lösen der Schraube #11 sich nicht bewegen lässt. Dann die Schraube # 12 eine Viertel-Umdrehung nach links drehen, bis sich der innere - nicht der äußere - Kugelschaft bewegen lässt. Nach der Justierung bitte wieder festziehen!

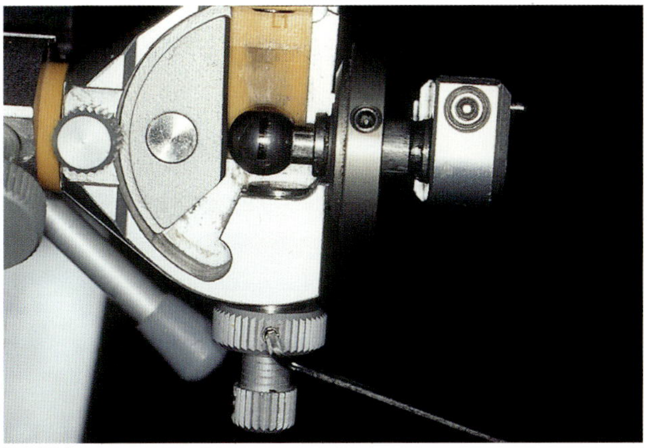

Abb. 4.1 Wir verriegeln die Zentrik auf beiden Seiten, lösen auf der linken Seite die beiden Inbusschrauben #47 in der großen Rändelschraube #49 (Retrusion),

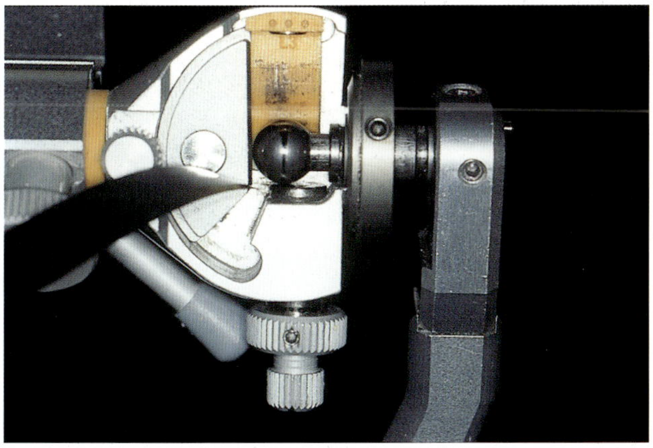

Abb. 4.2 legen zwischen den Kugelanschlag #50 und die Kondylarkugel die Prüflehre und drehen die kleine Rändelschraube nach rechts mit *leichtem* Druck gegen die Kondylarkugel.

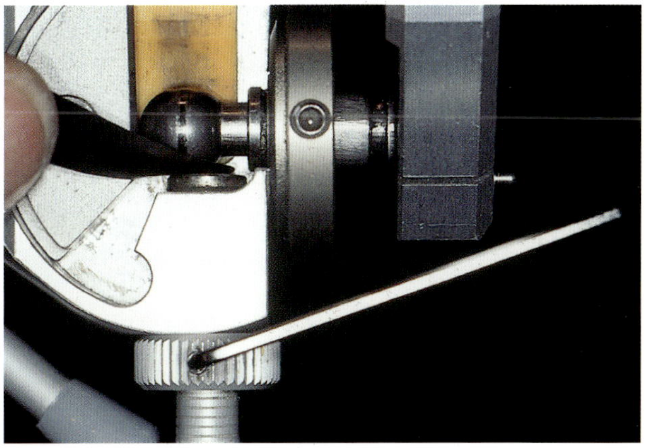

Abb. 4.3 Die große Rändelschraube schieben wir jetzt *fest* gegen das Kondylargehäuse und ziehen die beiden kleinen Inbusschrauben in dieser Schraube wieder an. Die Prüflehre muss sich leicht entfernen lassen und auch wieder leicht dazwischen schieben lassen. Wir testen dann noch einmal, indem wir die große Rändelschraube nach links drehen und dann wieder nach rechts festdrehen; dabei darf sich die Kondylarkugel nicht bewegen. Die Prüflehre muss dann immer noch leicht durchzuziehen sein, hier muss also ein Spiel von 0,05 mm vorhanden sein. Differenzen ergeben sich manchmal, weil das Andrücken der großen Rändelschraube und das spätere Festdrehen unterschiedlich sind. Das Ganze auf der rechten Seite wiederholen.

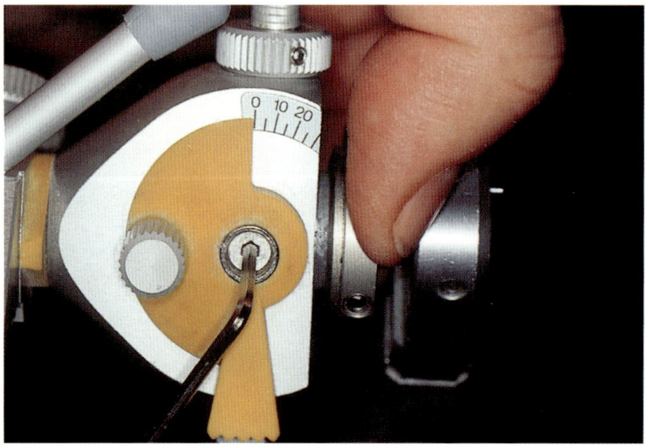

Abb. 5.1 Zentrikverriegelung schließen und Inbusschraube #13 (2,5) auf dem Kondylargehäuse nach rechts drehen und mit der andern Hand die Konusscheibe #18 der Zentrikverriegelung vor und zurück drehen.

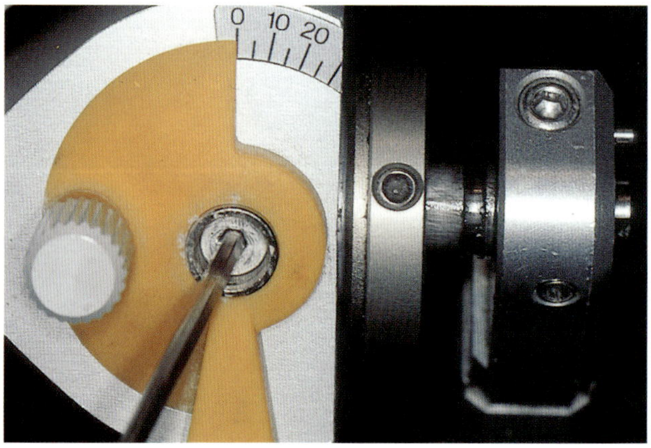

Abb. 5.2 Wenn dies schwerer geht, die Schraube wieder etwas zurückdrehen, bis es wieder leicht und gleichmäßig geht. Man kann auch beobachten, dass die Konusscheibe beim Festdrehen der Inbusschraube nach außen gedrückt wird. Wenn man jetzt den Inbusschlüssel wieder langsam nach links dreht, rastet die Konusscheibe wieder zurück in die Zentrikstellung. Jetzt noch eine Viertel-Umdrehung nach links und die Justierung ist perfekt. Dies wiederholen wir natürlich auch auf der anderen Seite.

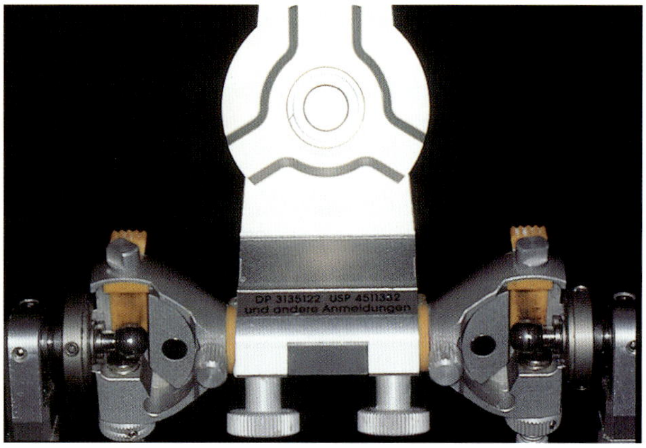

Abb. 6 Wir drehen den Artikulator um, öffnen beide Zentrikverriegelungen und testen, ob die Kondylarkugeln mit dem Kugelanschlag #50 in der Horizontalen Spiel oder Spannung aufweisen. Dazu gehen wir mit der linken Kondylarkugel nach vorne, die rechte hat noch Kontakt mit dem Kugelanschlag, und lassen die linke Kondylarkugel langsam zurück zum Kugelanschlag gleiten. Die linke Kugel muss von alleine den Anschlag berühren, sonst ist Spannung da und wir müssen Nr. 3 noch mal wiederholen, ebenso wenn Spiel vorhanden ist. Dazu gehen wir mit dem Unterteil des SAM 3 nach rechts und links, die Kugeln in Kontakt mit dem Anschlag und testen so, ob Spiel vorhanden ist. Wenn alles stimmt, kann man den Konus der Zentrikverriegelung leicht schließen und die Justierung des SAM 3 ist jetzt abgeschlossen.

11 Geschlossene Mundabformung für Bissschablonen

Vor 15 Jahren hatte ich die Idee, eine geschlossene Mundabformung mit dem Ivotray-Löffel zu nehmen, denn ich habe mich immer über die im Mund nie zusammen passenden Funktionslöffel geärgert. Diese Methode hat sich bewährt und deshalb nehmen wir nach Fertigstellung der Modelle einen geschlossene Mundabformung des Ober- und Unterkiefers mit Alginat auf dem SR Ivotray Löffel in der ungefähren Bisshöhe und in zentrischer Relation. Dazu markieren wir auf Nase und Kinn mit einem wasserfesten Stift einen horizontalen Strich, gehen mit dem Unterkiefer in die ungefähre Bisshöhe und messen die Höhe mit einem Lineal. Dann mischen wir die doppelte Menge Alginat und geben es unten und oben auf den Ivotray Löffel, streichen mit dem Finger Alginat auf den Gaumen und den oberen und unteren Alveolarfortsatz und bringen den Löffel in den Mund. Den Unterkiefer des Patienten führen wir mit dem Daumen am Kinn und dem Zeige- und Mittelfinger unter dem Kinn in Zentrik in die ausgemessene, ungefähren Bisshöhe und lassen das Alginat abbinden. Anschließend schrauben wir eine Stange an den Ivotray Löffel, an der wir einen SAM-Gesichtsbogen befestigen, den wir danach in den Montageträger einstellen. Das Alginat kürzen wir mit dem Skalpell so, dass die *duplizierten* Ober- und Unterkiefermodelle in den Abdruck passen.

Zuerst gipsen wir das Oberkiefermodell ein und anschließend das Unterkiefermodell. Jetzt kann der Zahntechniker Ober- und Unterkiefer- Bissschablonen herstellen, die einen Abstand von 5mm haben und an der die Timmerschraube eingearbeitet ist. Die Bissschablonen passen im Mund hervorragend, aber die freihändig hergestellten passen im Mund nie zusammen. Durch diesen Zwischenschritt spart man sich sehr viel Zeit mit Auftragen und Schleifen der Schablonen am Patienten.

Nachdem durch den Zahnarzt die geschlossene Mundabformung für die Bissschablonen erfolgte, können wir mit der Herstellung der Bissschablonen beginnen. Auch hier arbeiten wir nicht auf den Meistermodellen, sondern auf Duplikatmodellen, um die Meistermodelle nicht zu beschädigen. Wir fertigen alle Bissschablonen mit einer formstabilen Kunststoffbasis aus lichthärtendem Material. Nachdem die Schablonen auf dem Duplikatmodell fertiggestellt sind und diese an störenden Stellen entlastet wurden, übertragen wir diese auf das Meistermodell. Bei den Bissschablonen dürfen die letzen 3 mm der Ventilränder auch hier nicht mit einbezogen werden, damit sie den Rand des Meistermodells nicht beschädigen. Die Bissschablonen sollten im Munde des Patienten so gut sitzen, dass die Registrierung nicht zu Ungenauigkeiten führt. Im Oberkiefer wird auf der Kunststoffbasis ein Bisswall aus Kunststoff aufgebracht; dieser entspricht der Kontur von Zähnen in ihrer Ausdehnung. Das heißt, im Seitenzahnbereich sollten die Wälle nicht höher und nicht breiter sein als es der Ausdehnung der Prämolaren und Molaren entspricht. Im Frontzahnbereich ist es wichtig, dass der Wall im Bereich der Frontzähne steht. Auch hier sollte der Wall der Form der Schneidezähne entsprechen, also nicht viel breiter oder dicker als ein Schneidezahn sein. Für die Vorbereitung der Bissnahme mit der Timmerschraube wird im Bereich der mittleren Schneidezähne des Oberkiefers eine Zinnfolie aufgeklebt. An der Okklusalfläche des Bisswalls werden zur Fixierung der Bissgabel und der Bissregistrate Vertiefungen eingearbeitet, um eine bessere Reposition der Bissgabel und der Bissregistrate zu erhalten. Die Herstellung der Schablone kann auf Grund der Vorarbeiten des Zahnarztes bereits im Artikulator erfolgen. Hierbei ist die angenommene Okklusionsebene bei der Löffelherstellung schon zu beachten. Dies gelingt uns deshalb so einfach, weil das Modell bereits schädelbezüglich montiert ist.

Im Unterkiefer fertigen wir die Schablonen ebenfalls aus lichthärtendem Kunststoff an, wobei zwischen den oberen und unteren Bisswällen 5 mm Freiraum sein soll, damit der Zahnarzt Platz für die exakte Bisshöhenbestimmung mit der Timmerschraube hat. Die Timmerschraube wird im Bereich der mittleren, unteren Incisivi angebracht. Wir müssen darauf achten, dass die Timmerschraube in einem ausreichend großen Abstand zur oberen Bissschablone angebracht wird. Der Zahnarzt benötigt diesen Spielraum für die Einstellungen der Timmerschraube. Wenn man zu wenig Platz zur Verfügung stellt, hat der Zahnarzt nicht ausreichend Möglichkeiten, bei der Bisshöhenbestimmung des Patienten die Schraube in die korrekte Höhe zu drehen. Die Bisswälle sollten sowohl im Ober- wie im Unterkiefer nur bis zum Ende des 1. Molaren angebracht werden.

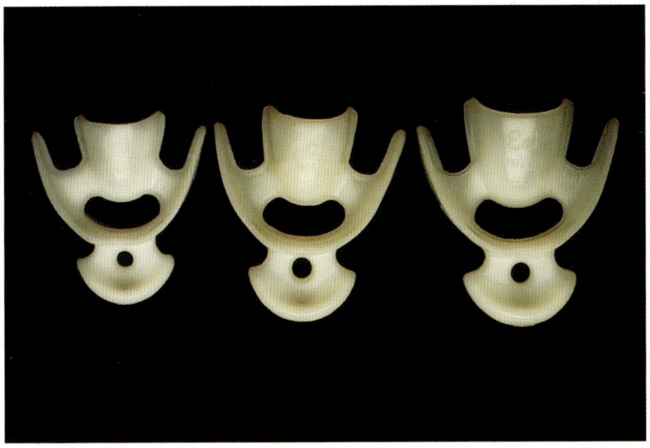

Abb. 1 Ivotray-Löffel in drei verschiedenen Größen

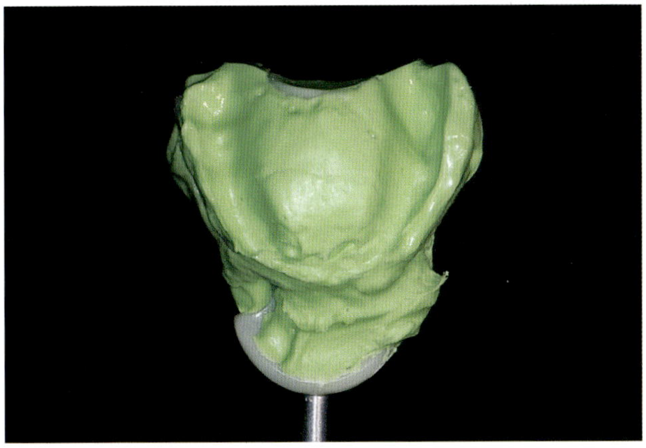

Abb. 2 Ivotray-Löffel mit geschlossener Ober- und Unterkiefer-Alginat-Abformung

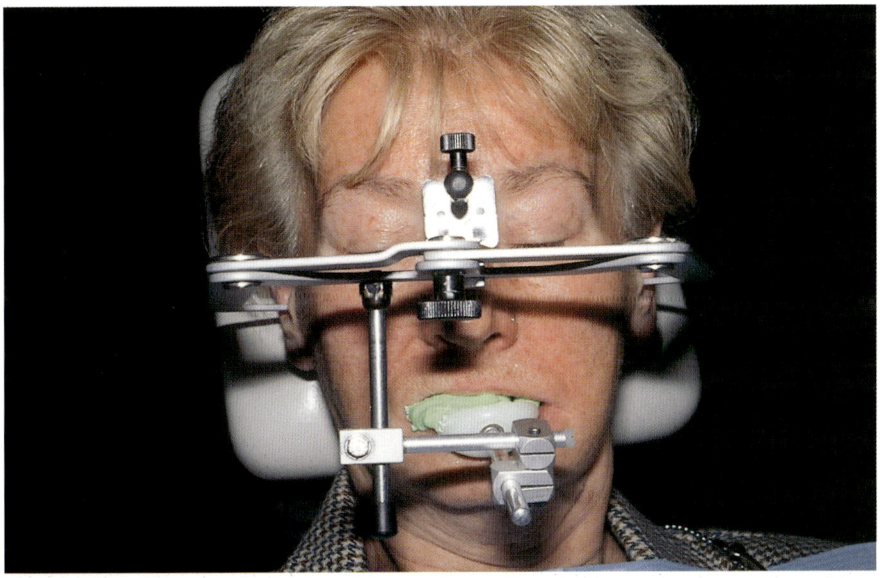

Abb. 3 Löffel im Mund mit angelegtem SAM-Gesichtsbogen

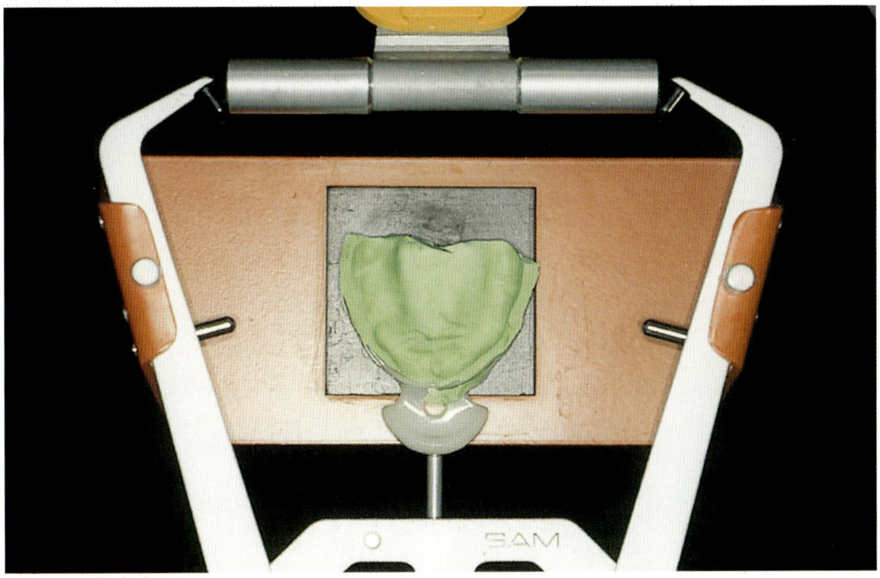

Abb. 4 In das SAM-Montagegerät einstellen

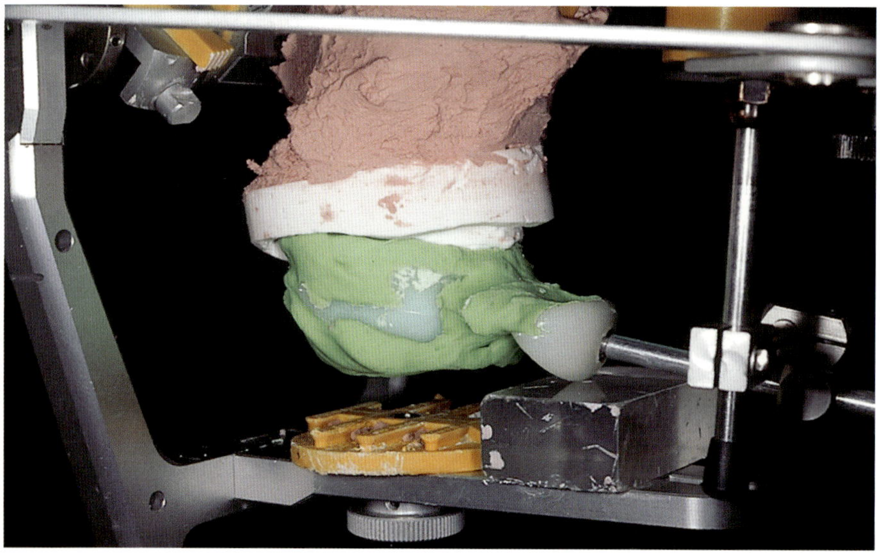

Abb. 5 Oder direkt in den SAM 3 einstellen

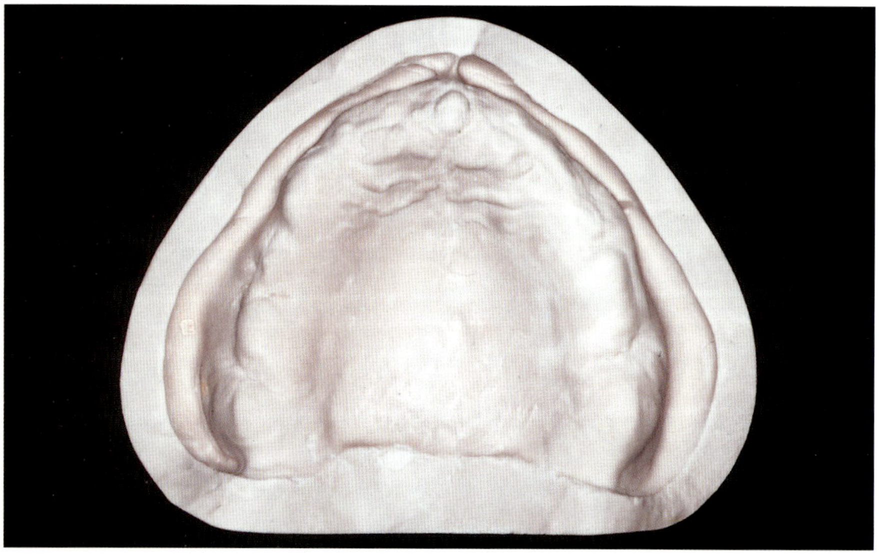

Abb. 6 Oberkiefer-Duplikatmodell

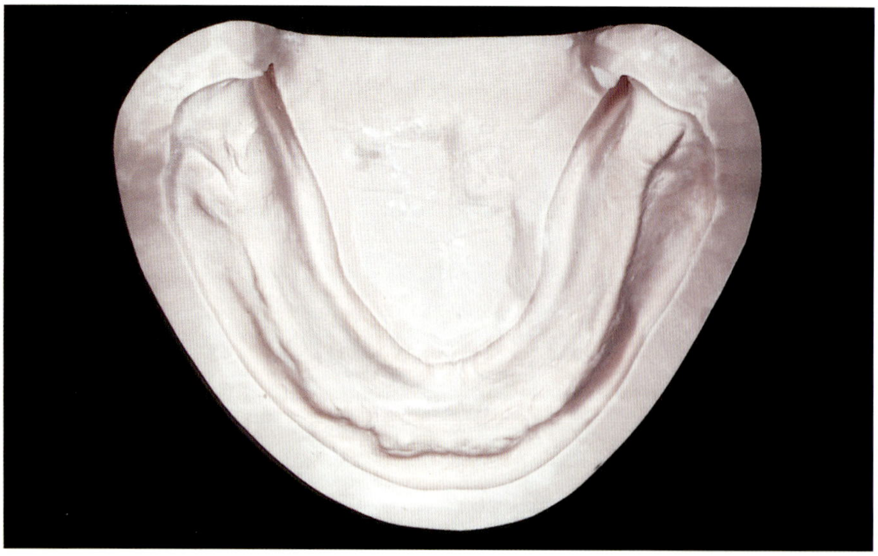

Abb. 7 Unterkiefer-Duplikatmodell

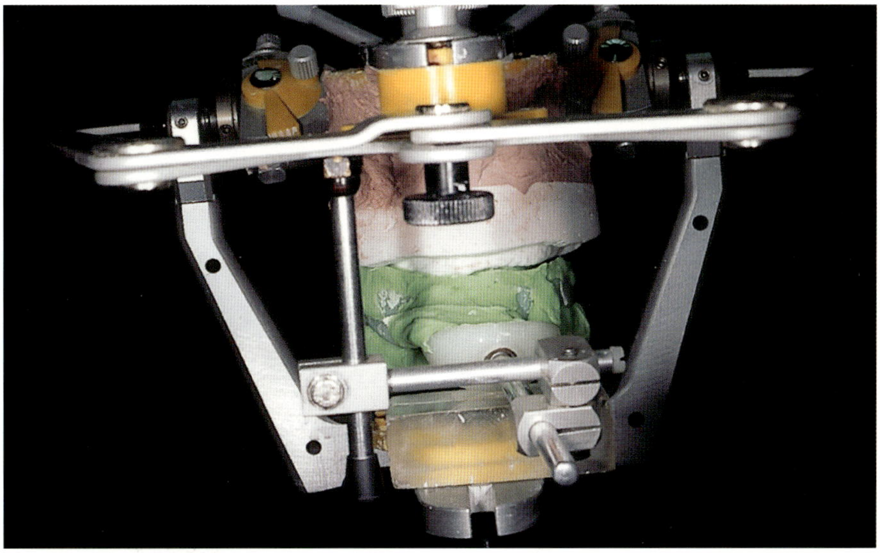

Abb. 8 Gesichtsbogen entfernen, Stützstift einsetzen und auf 0 mm stellen

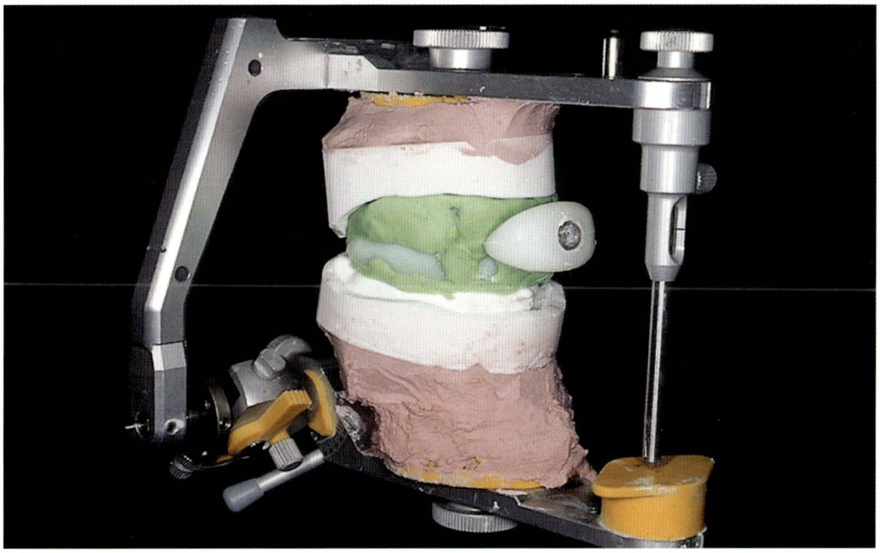

Abb. 9 Seitliche Ansicht mit eingestelltem Unterkiefer-Duplikatmodell

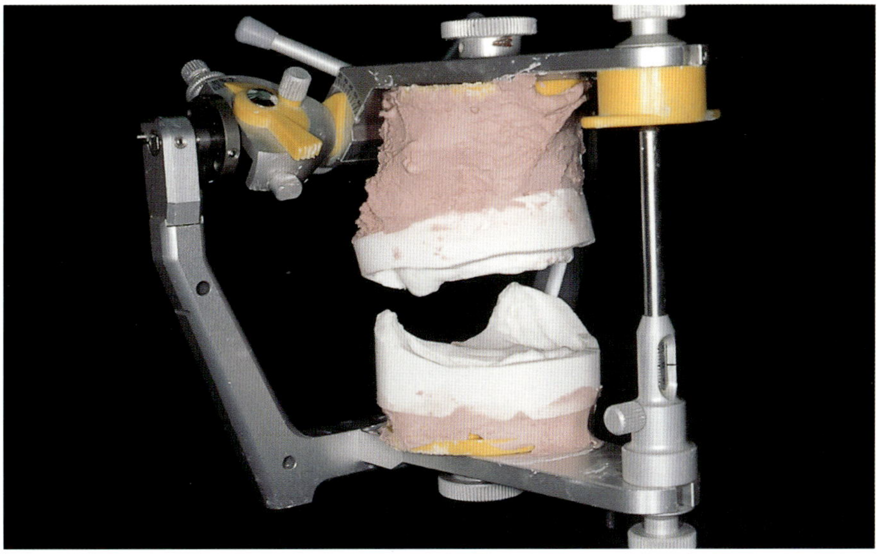

Abb. 10 Ivotray-Löffel entfernt und schädelbezügliche Relation der Duplikatmodelle

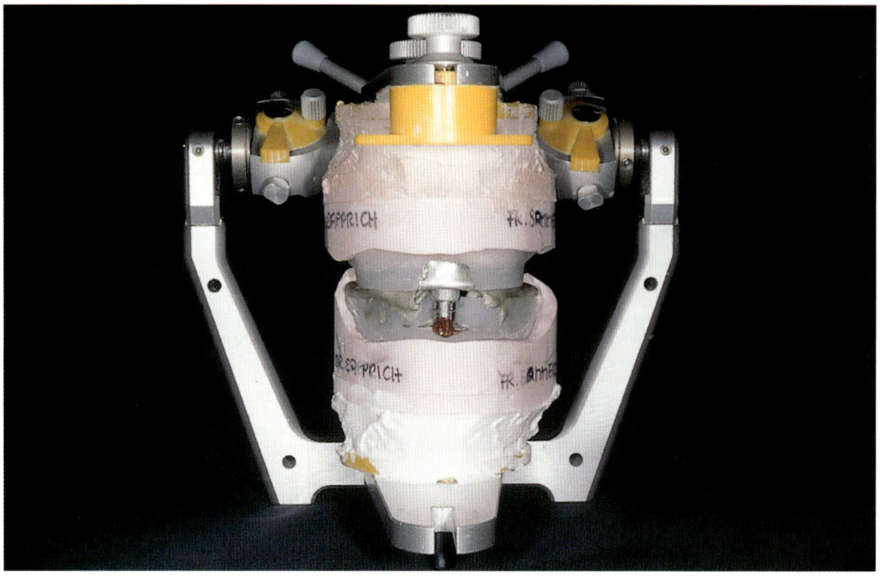

Abb. 11 Bissschablonen mit eingearbeiteter Timmerschraube

12 Registrierung der Bisshöhe mit der Timmerschraube

Die Bissschablonen bringen wir in den Mund und legen einen SAM-Gesichtsbogen an. Wir stellen dann das Oberkiefer-Originalmodell mit der Oberkieferbissschablone in den Montageträger und gipsen das Oberkiefermodell in den Artikulator ein. Anschließend setzen wir die obere und untere Bissschablone mit etwas Haftcreme wieder in den Mund und drehen die Timmerschraube so weit wie möglich nach unten. Falls keine Timmerschraube vorhanden ist, können wir statt dessen zwei Schraubenmuttern mit Kunststoff befestigen und eine Schraube mit Linsenkopf eindrehen. Den Patienten lassen wir „66" und „666" sagen und drehen die Timmerschraube so weit heraus, dass sie dabei die Zinnfolie auf der Oberkieferschablone gerade eben berührt. Der Patient kann uns auf 2/10 mm sagen, ob sie berührt oder nicht. Die Bisshöhe überprüfen wir dann noch, indem der Patient „N" sagt. Bei „N" stützt sich die Zunge am Gaumen ab und wir haben so eine sehr stabile Lage, die 4 mm über der Bisshöhe liegt. Praktisch gehen wir so vor, dass wir die Timmerschraube so weit herausdrehen, dass bei „N" gerade eben die Oberkieferschablone berührt wird. Dann schrauben wir die Timmerschraube genau 4 mm tiefer und haben so die richtige Bisshöhe. Wir notieren sie uns und fixieren die Timmerschraube mit braunem Kerr. Mit der Ruheschwebelage „M" (-2mm) die Bisshöhe zu bestimmen, ist nicht möglich, denn die Ruheschwebelage passt sich einer zu geringen Bisshöhe an. Dies kann man bei der elektronischen Registrierung der Bisshöhe bei Frau S. mit „M" sehen, denn die Ruheschwebelage liegt 2 mm über der alten Bisshöhe, die 5 mm zu niedrig ist. Nach Einsetzen der neuen Prothese mit 5 mm höherer Bisslage war die Ruheschwebelage wieder 2 mm über der neuen Bisshöhe.

Mit einer Fernröntgenseitenaufnahme können wir zusätzlich noch die Bisshöhe überprüfen; siehe das Kapitel über die skelettale Diagnose mit dem Fernröntgenseitenbild.

Auf die Kaufläche der Unterkieferschablone tropfen wir Aluwachs Denture und schmelzen in Regio 43–47 und 33-37 mehrmals gefaltetes Alu Wachs auf, das etwas die Höhe der Timmerschraube überragt. Die Unterkieferschablone halten wir für 15 sec. ins Wasserbad von 52°C, setzen sie in den Mund ein und führen den Unterkiefer in zentrischer Relation bis zum Kontakt mit der Timmerschraube. Mit Spray kühlen wir das Wachs und nehmen die untere Bissschablone aus dem Mund. Mit dem Skalpell schneiden wir den Überschuss weg, erhitzen die Oberfläche mit der Hanau Flamme und führen den Patienten wieder in die zentrische Okklusion. Oberkiefer und Unterkieferschablone entfernen wir zusammen und setzen sie auf das eingestellte Oberkiefer-Modell im SAM

3 Artikulator. Das Original Unterkiefermodell legen wir auf die Unterkiefer-Bissschablone und gipsen es zweizeitig im SAM 3 ein. Jetzt haben wir die Abformungen schädelbezüglich und in der richtigen Bisshöhe in den SAM 3 eingestellt.

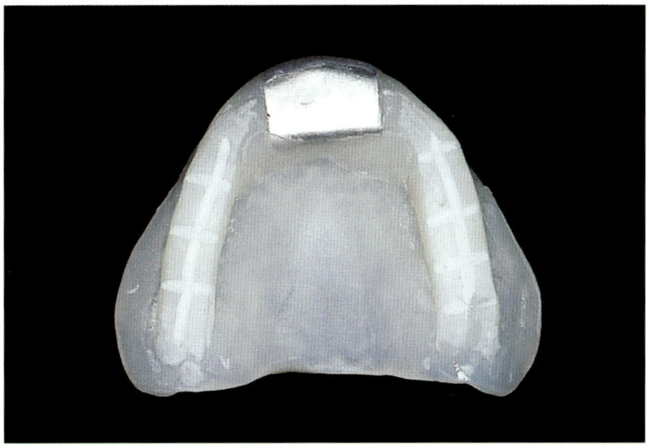

Abb. 1 Oberkiefer-Bissschablone mit eingearbeiteter Zinnfolie

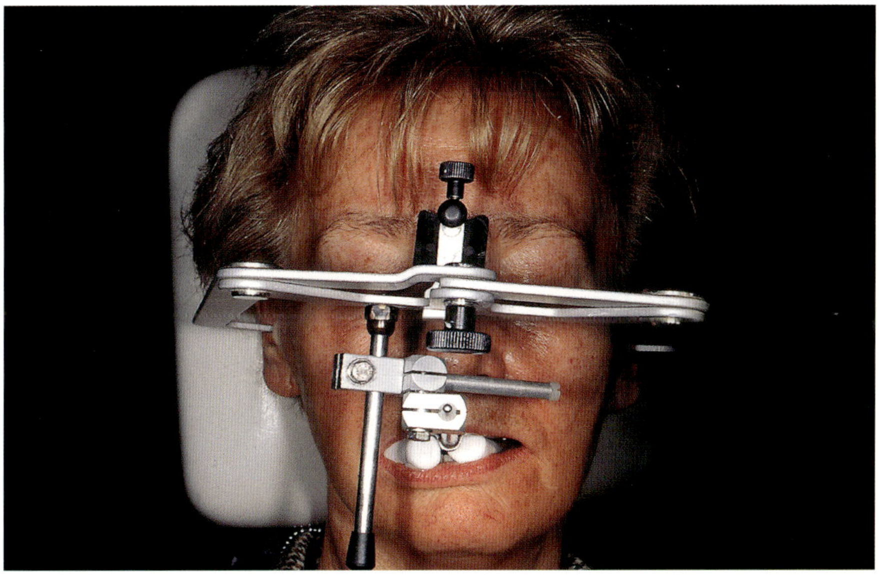

Abb. 2 SAM-Gesichtsbogen mit Bissschablonen

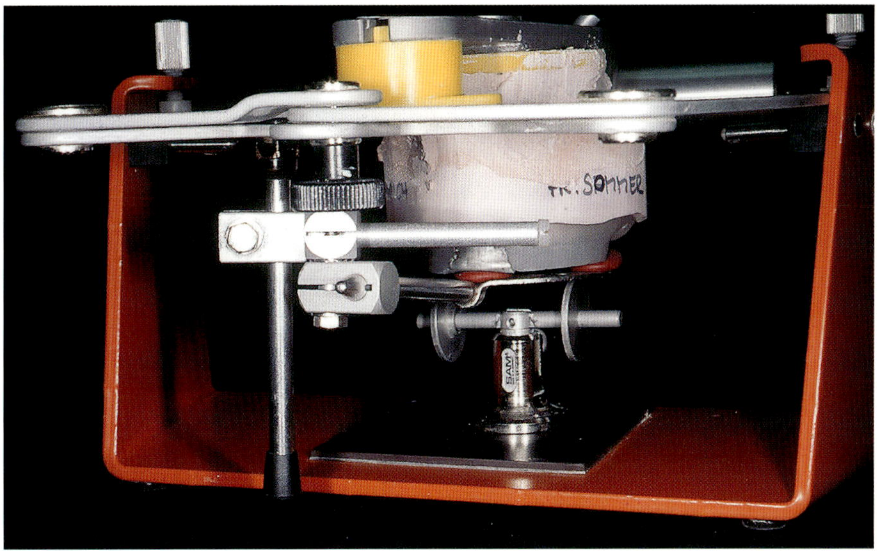

Abb. 3 Einstellen der Oberkiefer-Bissschablone mit dem Meistermodell in das SAM Montagegerät

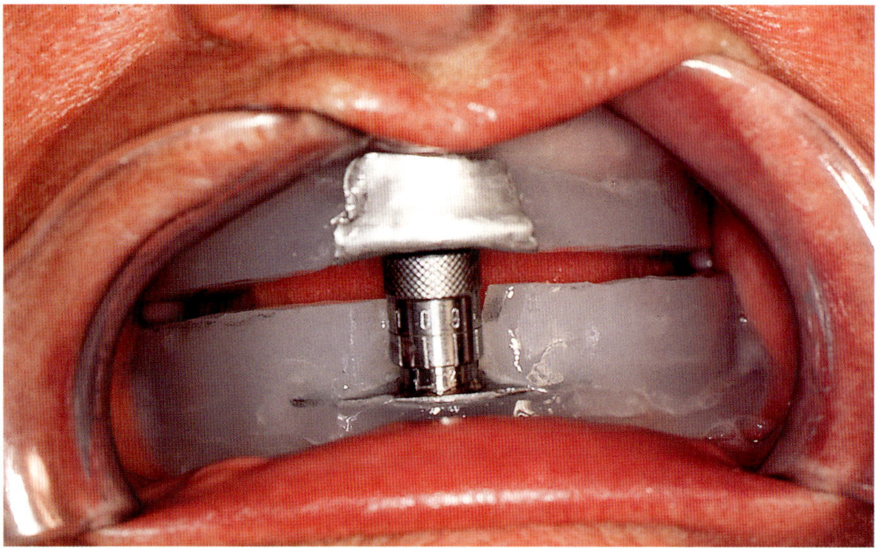

Abb. 4 Bissschablonen im Mund

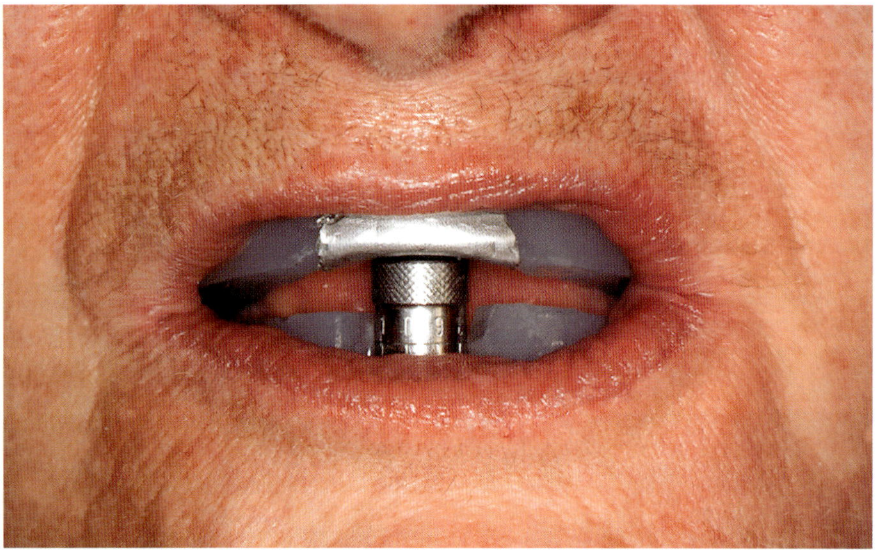

Abb. 5 Bisshöhe mit „66“ ermittelt

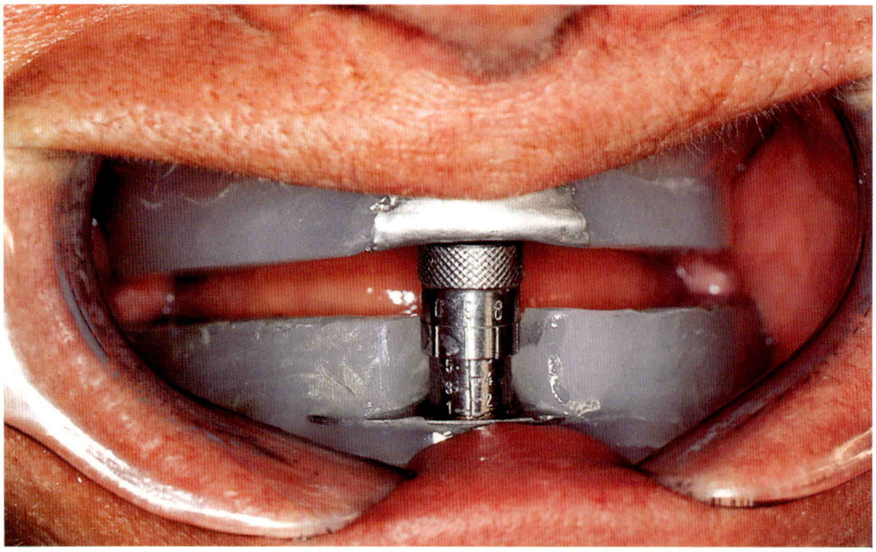

Abb. 6 Bisshöhe mit „N“ liegt 4 mm über der richtigen Bisshöhe

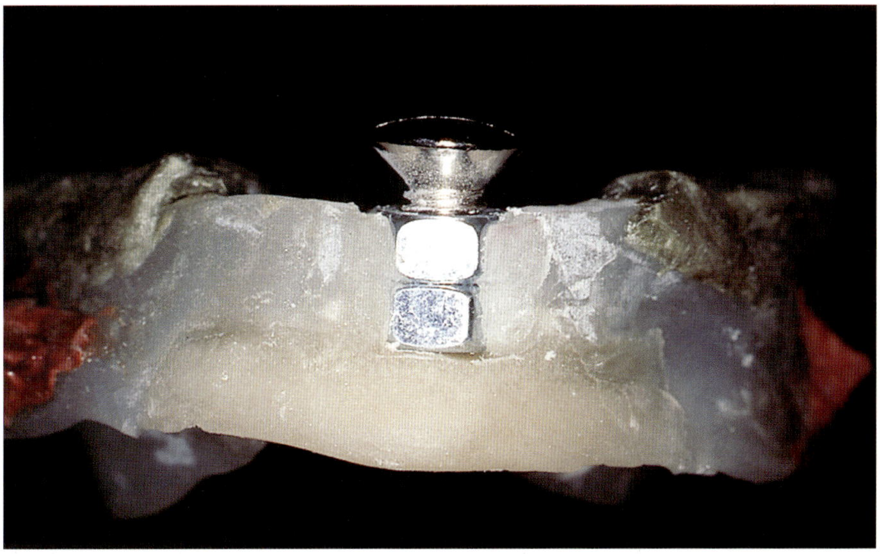

Abb. 7 Alternative zur Timmerschraube

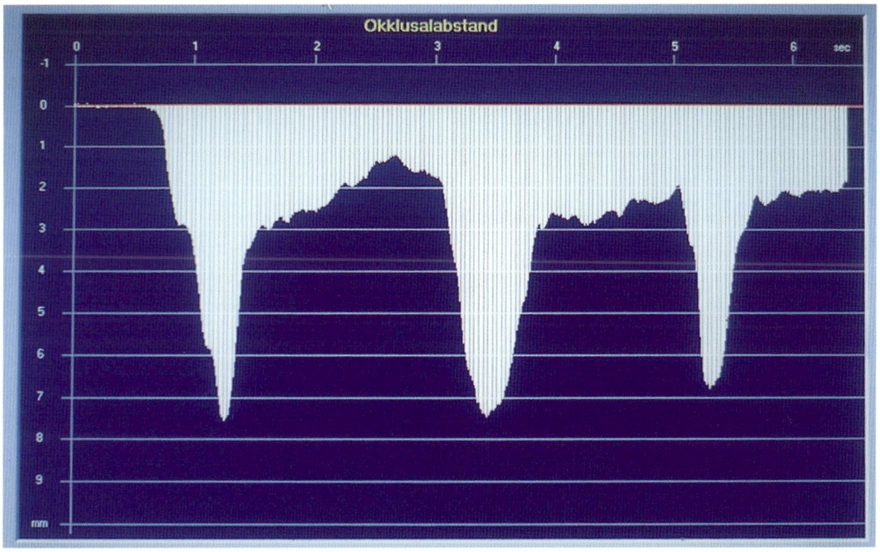

Abb. 8 Registrierung der Bisshöhe mit „66“ im Condylocomp

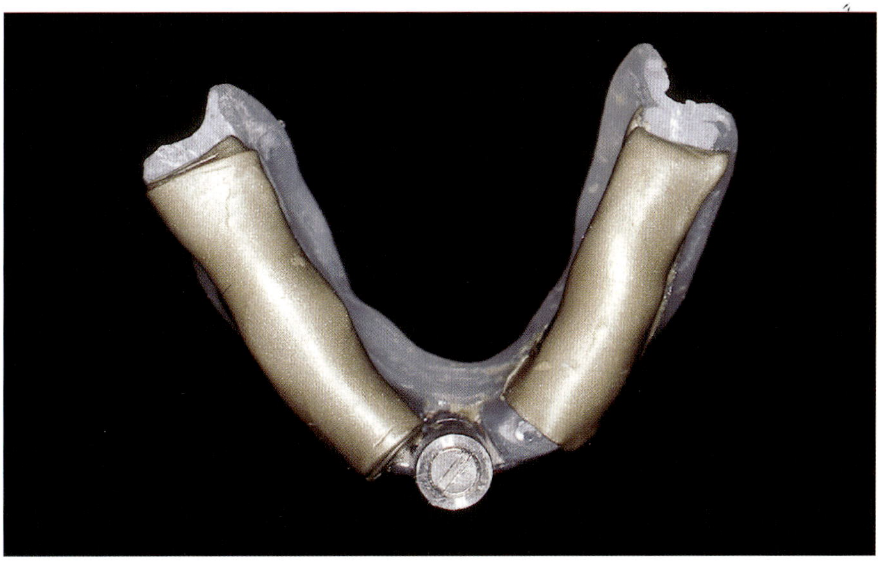

Abb. 9 Aluwachs auf die Unterkiefer-Bissschablone aufgetragen

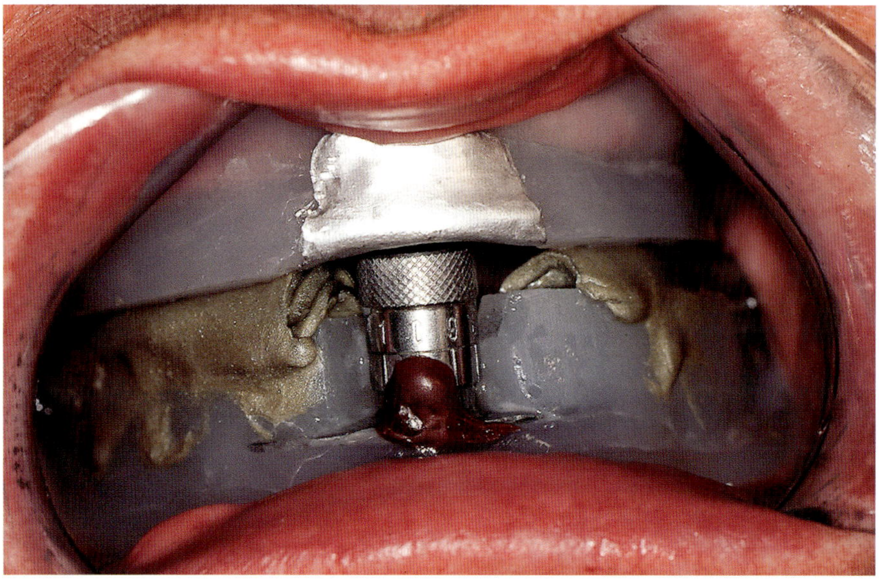

Abb. 10 Biss in retraler Kontaktposition (RKP)

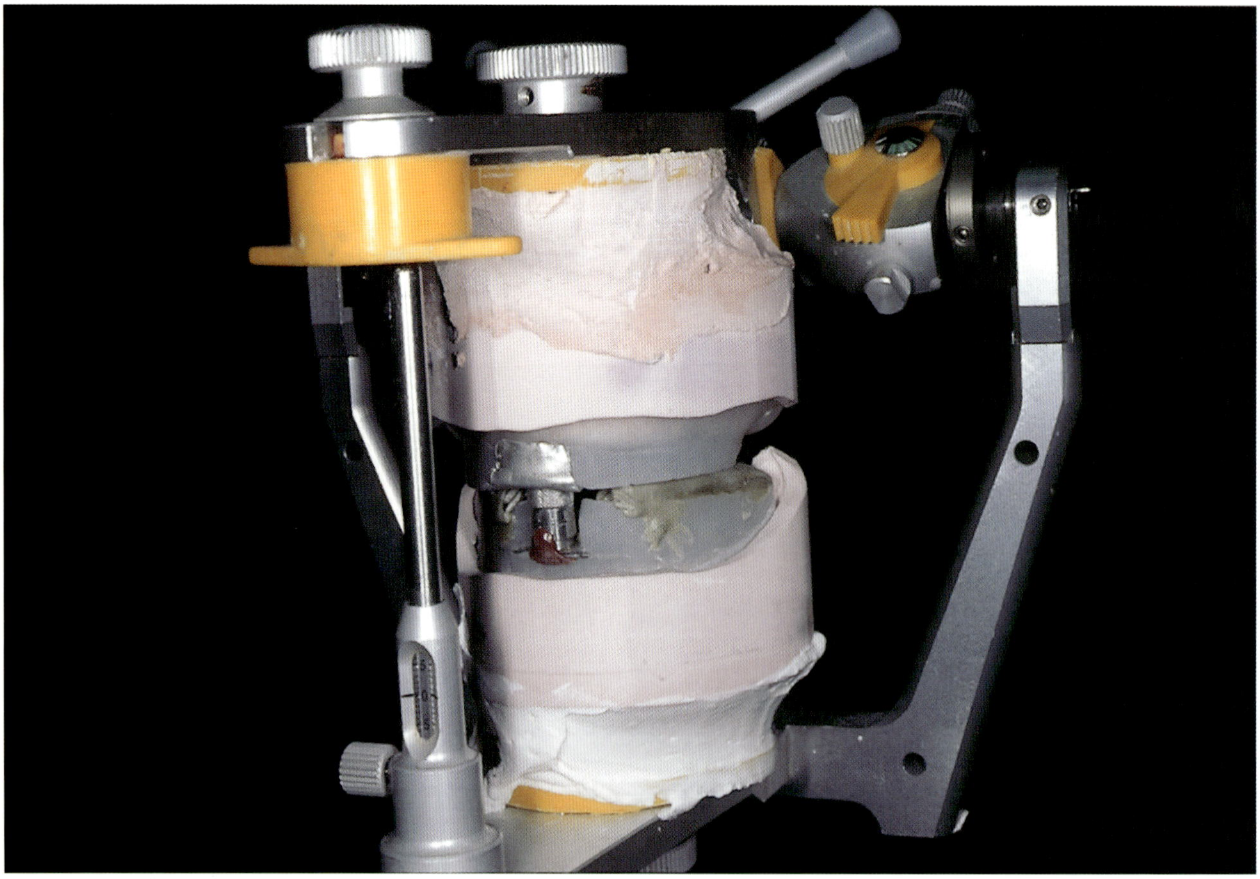

Abb. 11 Bissschablonen in den SAM 3 einartikuliert

13 Aussuchen der Front- und Seitenzähne

Wenn keine alten Modelle der Frontzähne mehr vorhanden sind oder die Zähne der alten Prothese den eigenen nicht entsprechen, bitten wir den Patienten möglichst große, frontal aufgenommene Fotos mitzubringen, auf denen er lächelt, die Frontzähne zeigt und die Augen offen hält. Dies wird meistens auf den Hochzeitsbildern noch der Fall sein. Mit Hilfe der Scale Lupe 10x von Peak, die eine Zehntel-mm-Skala eingelassen hat, messen wir auf dem Foto die Zahnbreite der oberen mittleren Schneidezähne und den Pupillenabstand. Bitte jetzt nicht am Patienten mit dem Stechzirkel den Pupillenabstand messen, sondern zum Optiker schicken, der diesen für uns ausmisst. Dann können wir die Zahnbreite mit einer einfachen Gleichung ausrechnen: Breite Zahn 11 (Bild) : Pupillenabstand (Bild) = Breite Zahn 11 (Patient) : Pupillenabstand (Patient) also Breite Zahn 11 (Patient) = Breite Zahn 11 (Bild) mal Pupillenabstand (Patient) durch Pupillenabstand (Bild).

Bei Herrn S. ergab das Ausmessen des Fotos und seines Pupillenabstandes eine Zahnbreite von 9,1 mm. 3,6 : 26 (Bild) = x : 66 (Patient) ; x = 9,1 mm (Zahnbreite des Patienten).

Falls keine brauchbaren Fotos vorhanden sind, verwenden wir das Alameter von Candulor, messen die Nasenbreite und können sofort auf einer Skala die ungefähre Zahnbreite ablesen. Die Form der Zähne suchen wir mit dem Patienten gemeinsam nach seinem Gesichtstyp aus. Außerdem besprechen wir mit ihm die Stellung der Zähne, ob sie unregelmäßig oder mit Drehungen aufgestellt werden sollen. Ein großes Problem ist die Zahnfarbe, die meisten wollen eine zu helle Farbe: endlich einmal schöne Zähne! Es ist manchmal recht mühsam, die Patienten davon zu überzeugen, dass dies unnatürlich wirkt.

Wir nehmen Keramikzähne, denn sie haben den Vorteil, dass sie absolut farbstabil sind und fast keine Abrasionen haben, ebenso können Formveränderungen leicht durch Beschleifen erreicht werden. Keramikzähne können mit den üblichen im Labor vorhandenen Keramikmalfarben charakterisiert werden, allerdings haben die Zähne der einzelnen Hersteller verschiedene Brenntemperaturen, die wir vorher beim Hersteller erfragen sollten. Wichtig ist eine absolut perfekte Bearbeitung der Oberflächen vor dem Brennvorgang, denn die Zähne werden durch das Brennen an der Oberfläche nicht glatt, sie müssen poliert werden. Es sollte möglichst auf ein Anschichten von Keramik verzichtet werden, denn zwischen der von der Industrie verwendeten Keramik und der vom Labor verwendeten Keramik ist der Verbund nicht sicher. Bei den Frontzähnen müssen die sogenannten Goldstifte (Krampon), die für den Halt im Prothesenkunststoff sorgen, während des Brennvorgangs an ihren Einlassöffnungen mit Glasurmasse aufgefüllt werden. Dies hat den einzigen Zweck, dass die eingelöteten Stifte in ihren Öffnungen sicher bleiben und der Zahn an seinem Platz in der Keramik hält. Wenn nach dem Brennen das dunkle Oxyd an den Krampons als störend empfunden wird, kann vor dem Brennvorgang auf die Goldstifte Blendgold aufgetragen werden. Diese erscheinen nach dem Brennen dann wieder goldfarben. Nachteile der Keramikzähne sind sicher in der thermischen Reaktion zwischen Zahn und Basiskunststoff zu sehen, so dass es zu Spaltbildungen und Verfärbungen im Zahnhalsbereich kommen kann. Ein weiterer Nachteil ist die höhere Bruchgefährdung der Zähne, wenn sie z.B. beim Reinigen in das Waschbecken fallen. Dem Patienten sollte man empfehlen, während der Reinigung ein Handtuch in das Waschbecken zu legen, oder besser noch, das Waschbecken mit Wasser zu füllen. Sollten die Zähne jetzt ins Waschbecken fallen, werden sie wie bei einem Tauchvorgang durch das Wasser gedämpft und schlagen nicht auf den harten Keramikuntergrund auf. Ein häufig von Patienten angegebener Nachteil ist das Klappern der Keramikzähne aneinander, da diese einen anderen Geräuschpegel bilden. Die Resonanz des Geräuschpegels wird besonders durch die Prothesenbasis im Oberkiefer verstärkt. Dies passiert bei zu hoher Bisslage und bei schlecht sitzenden Prothesen, wenn die Bisshöhe aber mit der Timmerschraube korrekt ermittelt wurde, ist das ausgeschlossen.

Ältere Patienten bevorzugen bei der Farbauswahl hellere Zähne. Dies hat einen natürlichen Grund: im Alter nimmt die Wahrnehmung von Farbe ab. Der Graugrünanteil im Sehbereich nimmt zu, und somit sehen selbst helle Zähne für ältere Menschen dunkler aus. Man sollte die Patienten in die Farbauswahl mit einbeziehen und auf die Reaktionen und Gefallensäußerungen Rücksicht nehmen. Des weiteren können zur Farbbestimmung Hauttyp, Augen- und Haarfarbe herangezogen werden. Bei einer solchen Farbbestimmung wird die Farbmessung extraoral und intraoral vorgenommen. Es ist ratsam, dem Patienten mehrere Zahngarnituren vorzulegen, die von der Form her für ihn geeignet sind und unterschiedliche Farben enthalten. Der Patient wählt durch Aussuchen und immer wieder neuem Mischen der Farbgarnituren durch Fingerzeigen die für ihn gefällige Farbe. Durch das Einbeziehen des Patienten wird eine hohe Akzeptanz der verwendeten Zähne erreicht.

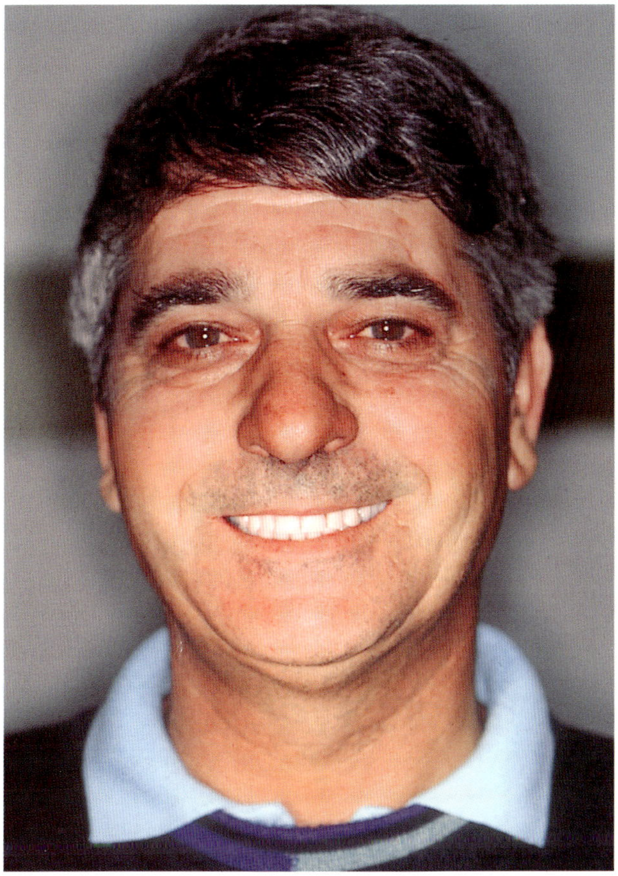

Abb. 1 Patient lächelt und hat die Augen offen, der Optiker misst den Pupillenabstand

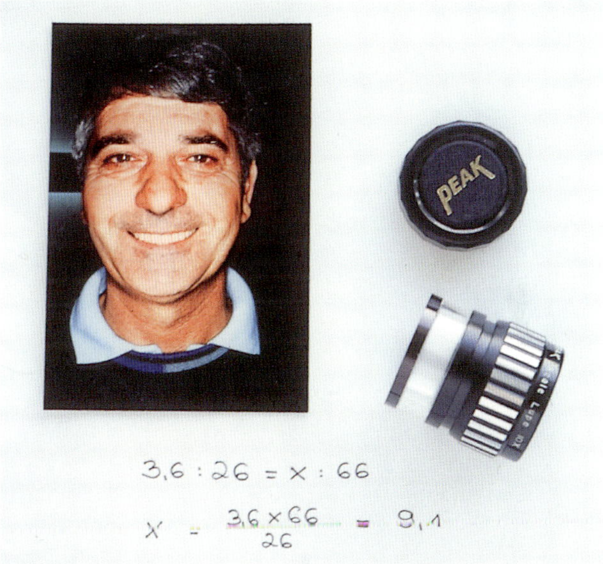

Abb. 2 Ausmessen der Zahnbreite und des Pupillenabstandes auf dem Foto

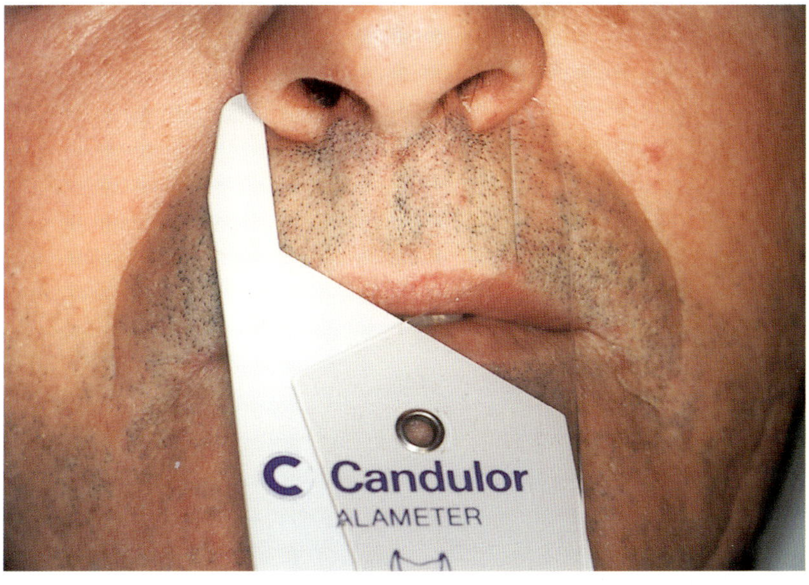

Abb. 3 Messen der Nasenbreite mit dem Alameter

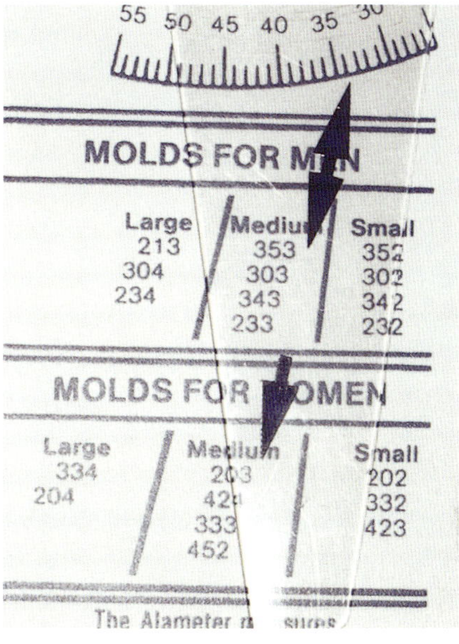

Abb. 4 Der Pfeil zeigt auf die Nummern der möglichen Zähne für Männer und für Frauen

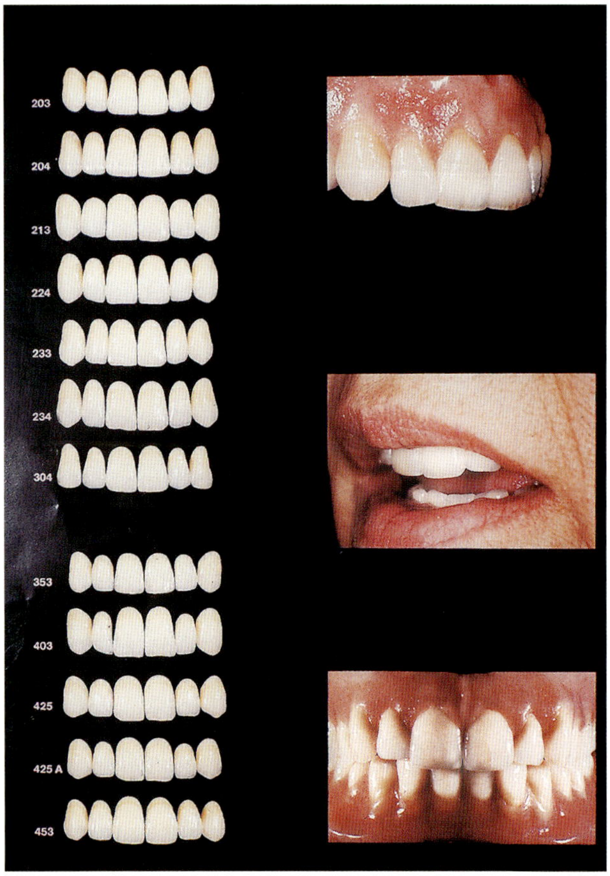

Abb. 5 Auswahlliste der Oberkiefer-Candulor-Zähne, Teilbereich mit Aufstellbeispielen

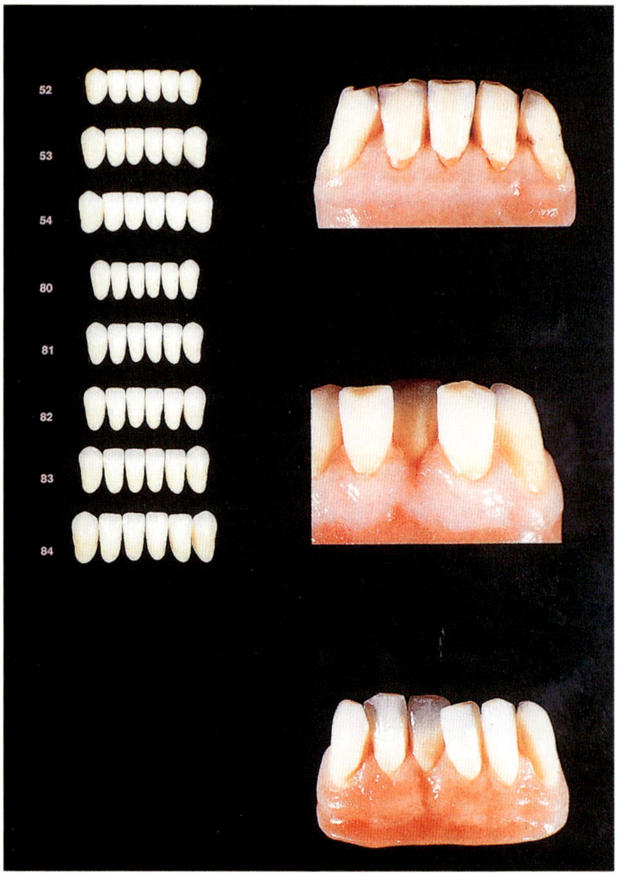

Abb. 6 Auswahlliste der Unterkiefer-Candulor-Zähne, Teilbereich mit Aufstellbeispielen

14 Phonetische Registrierung und Aufstellen der oberen und unteren Frontzähne am Patienten

Für die Aufstellung am Patienten benötigen wir eine sorgfältig vorbereitete Schablone. Die Aufstellschablone muss einigen Anforderungen entsprechen, sie muss von dem Patienten als angenehm empfunden werden, formstabil auch bei längerer Verweildauer im Mund des Patienten bleiben und bis zur Einbettung benutzbar bleiben. Um diese so dünn wie möglich zu gestalten, so dass sie der zukünftigen Ausformung der Prothese entspricht, verwenden wir zwei Materialien. Wir isolieren die Gipsbasis gegen Wachs mit einem geeigneten Isoliermittel (De Lube). Die Wachsplatte wird erwärmt und auf die Gipsoberfläche adaptiert. Zum Erwärmen kann mit einem herkömmlichen Bunsenbrenner, aber auch mit einem Fön gearbeitet werden. Die Ventilränder werden an der Wachsplatte ca. 4 mm vor dem Ventilrand abgeschnitten. Im Bereich des Gaumens tragen wir ein Autopolymerisat dünn auf, das die Kieferkammmitte aber nicht überschreiten sollte. Im Unterkiefer gehen wir in ähnlicher Weise vor, nur dass hier das Autopolymerisat lingual bis zur Kieferkammmitte aufgetragen wird. Der Kunststoff dient der Formstabilität der entstehenden Schablone. Die Ventilränder werden partiell aufgeschwemmt. Zuerst im vestibulären Bereich der Seitenzähne, so dass während des Erstarrens des Wachses die Schablone mobilisiert wird. Erst wenn dieser partielle Bereich sich mit der Schablone problemlos vom Modell und auf das Modell zurücksetzen lassen, werden die noch fehlenden Bereiche ergänzt. Ein solches Vorgehen ist sinnvoll, damit die Schablone bei der Anprobe im Mund und durch das Zurücksetzen auf das Modell nicht zerreißt oder zerstört wird. Durch die Plastizität des noch warmen Wachses formen sich die untersichgehenden Stellen so an, dass problemlos die Schablone vom Modell abgehoben werden kann. Zur Vorbereitung der Aufstellung des ersten Zahnes bringen wir ein Fixierwachs (Boxing Wachs) in den Bereich der mittleren oberen Incisivi an.

Die Aufstellung erfolgt mit dem Zahntechniker zusammen am Patienten. Bei der phonetischen Bissnahme wird erst der obere mittlere Schneidezahn so aufgestellt, so dass er bei den „F-Lauten" gerade eben die Grenze zwischen feuchtem und trockenem Lippenrot berührt. Dann stellen wir den zweiten Schneidezahn auf. Wir lassen den Patienten „55" sagen und „Versicherungsgesellschaft", also Wörter mit V- und F-Lauten. Bei korrekter Aussprache ist die Position der oberen Incisivi richtig. Die 2er stellen wir etwas kürzer auf, und die 3er haben wieder die gleiche Länge wie die 1er. Die oberen Frontzähne sollen parallel zur inneren Kontur der Unterlippe verlaufen und beim Lachen der Flucht der Unterlippe folgen. Die Lachlinie wird mit zunehmendem Alter niedriger, bei Männern mehr als bei

Frauen. Männer zeigen die oberen mittleren Schneidezähne in der Ruheposition bei leicht geöffnetem Mund ca. 1,5-2 mm, Frauen ca. 3-3,5 mm. Bei langer Oberlippe kann man dies nicht immer realisieren, die Sprachbildung des F-Lautes hat aber immer Vorrang.

Wir benötigen den Artikulator lediglich als Arbeits- und Informationsunterlage, um die Zähne besser festsetzen zu können. Die mittleren Schneidezähne im Oberkiefer richten sich zur Mitte nicht alleine nach den anatomischen Merkmalen des Kiefers aus. Ein wesentlich wichtigerer Aspekt ist die ästhetische Gesichtsmitte. Wir verbinden eine gedachte Linie zwischen Haaransatz, Nasenspitze und Kinnmitte zur korrekten Ermittlung der Vertikalachse. Der horizontale Verlauf der Schneidekanten sollte sich im wesentlichen an der Unterlippe orientieren, wobei die Bipupillarlinie ebenfalls als Orientierung hilfreich ist. Für die ästhetische Orientierung am Patienten ist die Mimik im Mundbereich - sprechen, lachen, öffnen - eher heranzuziehen als irgendwelche Symmetrieparameter. Wir wissen alle, dass die rechte und linke Gesichtshälfte unterschiedlich sind. Nachdem die beiden mittleren Schneidezähne so aufgestellt sind, dass die vorgenannten Kriterien erfüllt sind, werden die seitlichen Schneidezähne aufgestellt. Es finden wieder alle vorgenannten Kriterien Anwendung, jedoch ist für die Stellung der seitlichen Schneidezähne ein maßgeblicher Aspekt, ob es sich um einen männlichen oder weiblichen Patienten handelt. Bei den weiblichen Patienten ist die Dominanz der mittleren Schneidezähne sehr deutlich. Sie sind häufig größer und breiter als bei männlichen Patienten. Die seitlichen Schneidezähne sind im Regelfall kleiner und stehen deutlich höher als bei männlichen Patienten. Bei der Stellung des Eckzahnes ist ein besonderes Augenmerk auf den zukünftigen Mundwinkelkorridor zu richten. Der Eckzahn leitet den Übergang von Front- zu Seitenzähnen ein. Wenn der Eckzahn mit der distalen Facette zu weit nach außen gedreht wird, wirkt der Patient, als ob er zuviel Zähne im Mund hat. Die distalen Flächen der Eck- und Seitenzähnen sollten von vorne nicht zu sehen sein.

Es werden jetzt die zu der Oberkiefer-Frontzahngarnitur ausgesuchten unteren Frontzähne aufgestellt. Häufig werden untere Frontzähne nicht korrekt zur Schließachse des Artikulators aufgestellt. Bei Klasse I Patienten müssen die unteren Frontzähne in einen Winkel von 90 Grad zur Schließachse aufgestellt werden, bei Klasse II mit 85 Grad und bei Klasse III mit 95 Grad. Dies ist für die Funktion und die Ästhetik sehr wichtig. Die Labialfalte am Kinn kommt so wieder voll zur Geltung. Wichtiger als alle Aufstellregeln ist aber auch hier die phonetische Ausrichtung der Zähne, die mit S- und Sch-Lauten kontrolliert wird. Die Schneidekanten der Unterkiefer-Frontzähne sollen den funktionellen Bewegungsablauf widerspiegeln, so dass die Schneidekanten den lateralen Bewegungen entsprechen. Wir führen zusätzlich zu der Protrusion auch die erforderlichen lateralen Bewegungen aus. Unter Beachtung der eingestellten Winkel entsteht ein funktioneller Sagittalabstand. Die erforderlichen Winkeleinstellungen ergeben sich aus der elektronischen Aufzeichnung am Patienten.

Nach der Aufstellung am Patienten, die seine ästhetischen Wünsche sowie die Phonethik der Frontzähne berücksichtigte, kann die Aufstellung im Artikulator ohne Patient fortgeführt werden. Die Überprüfung der Gesamtphonethik wird mit komplett aufgestellter prothetischer Anprobe später durchgeführt.

Das entstehende schwarze Dreieck (Mundwinkelkorridor), welches von Ober- und Unterlippe und dem Kontrast der oberen und unteren Zahnreihen gebildet wird, trägt zum natürlichen Erscheinungsbild bei. Geht der Mundwinkelkorridor verloren, erscheint der Patient als Prothesenträger.

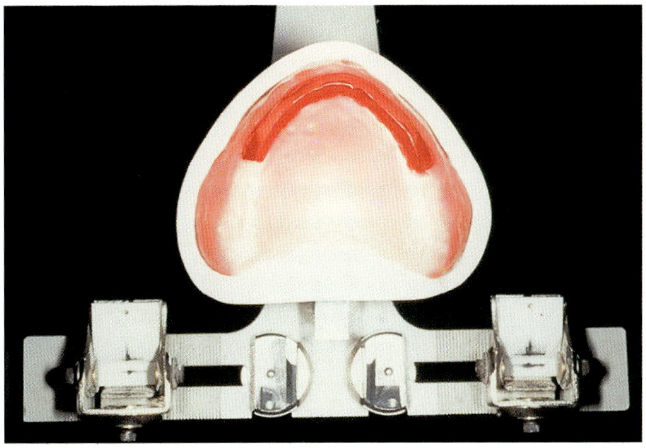

Abb. 1 Vorbereitete Kunststoffaufstellplatte für die Zahnaufstellung mit Wachsrändern

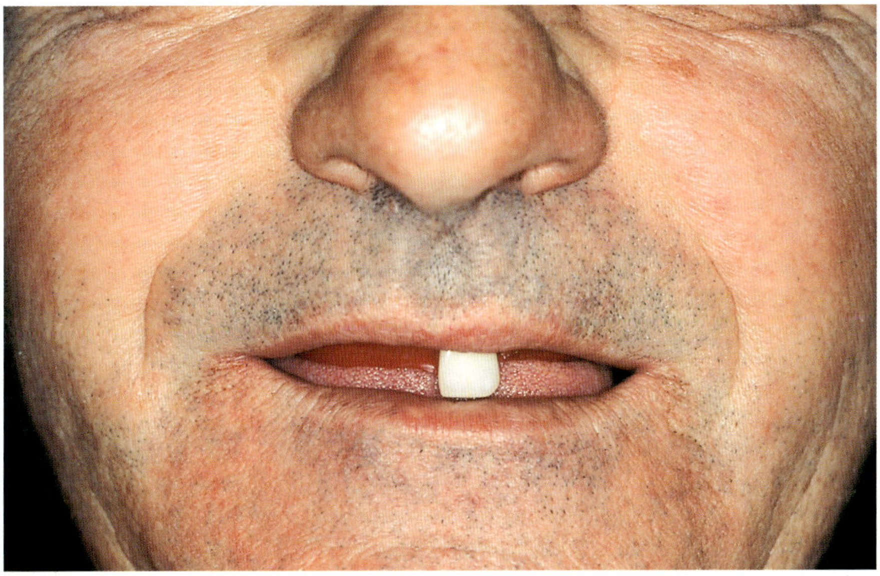

Abb. 2 Platte mit linkem Frontzahn im Mund

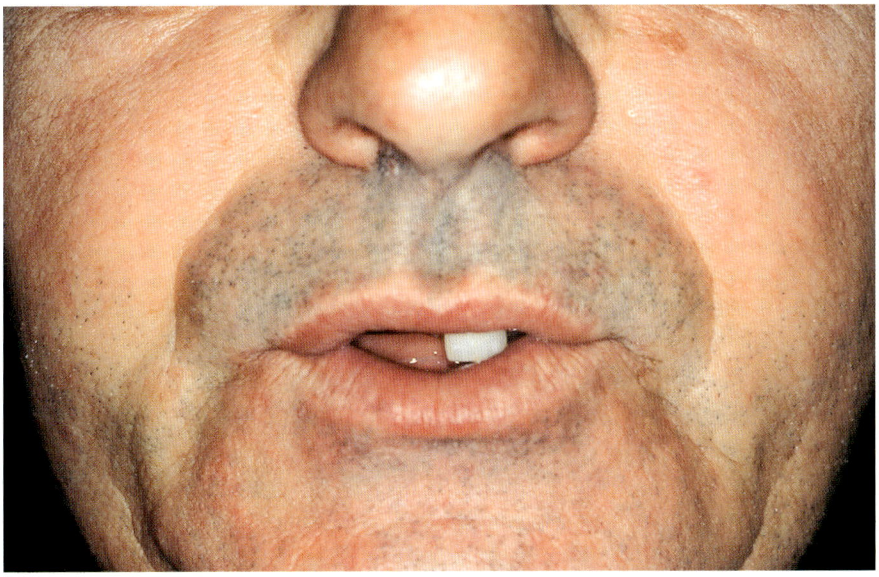

Abb. 3 F-Laute wie „55“ oder „Versicherungsgesellschaft“ bestimmen die Stellung der oberen Frontzähne

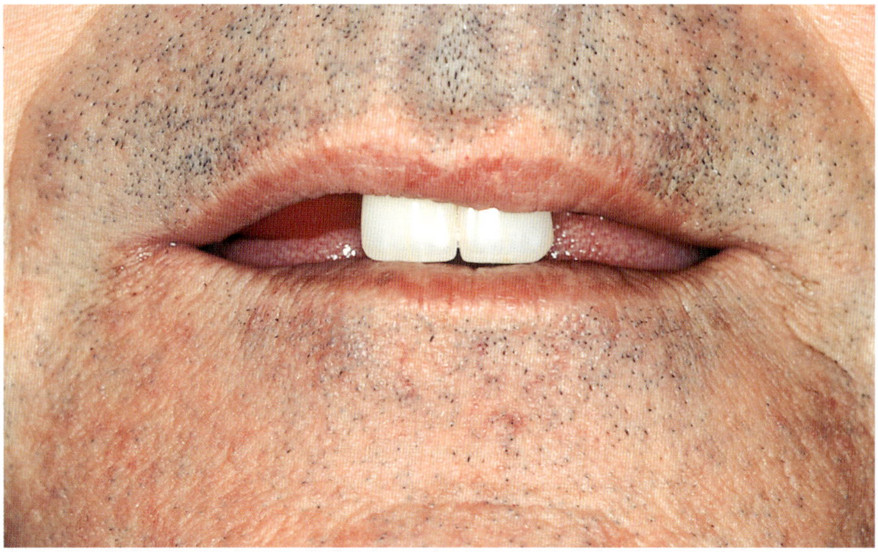

Abb. 4 Der zweite Frontzahn im Mund

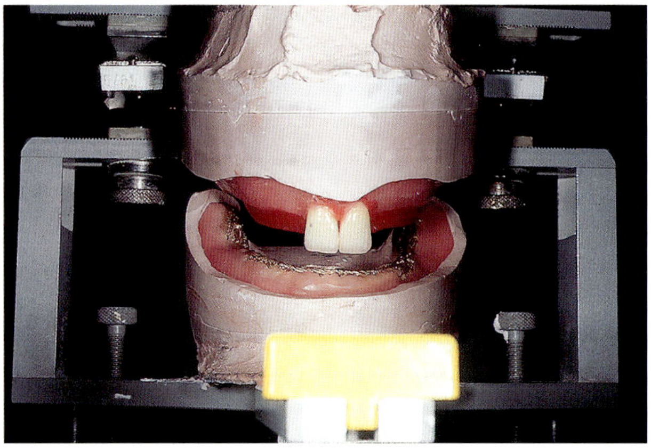

Abb. 5 Die Zähne werden in der erarbeiteten Position mit Wachs fixiert

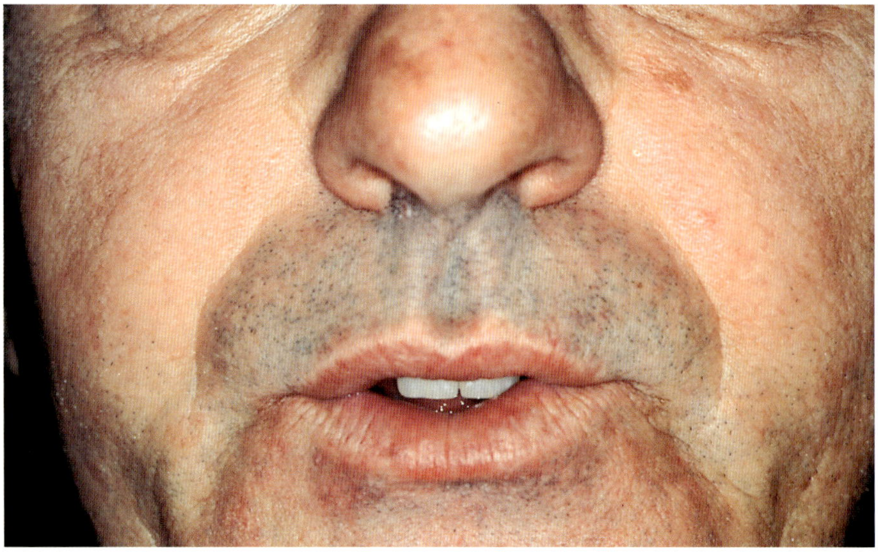

Abb. 6 Bei F-Lauten berühren die Frontzähne eben die Grenze zum trockenen Lippenrot

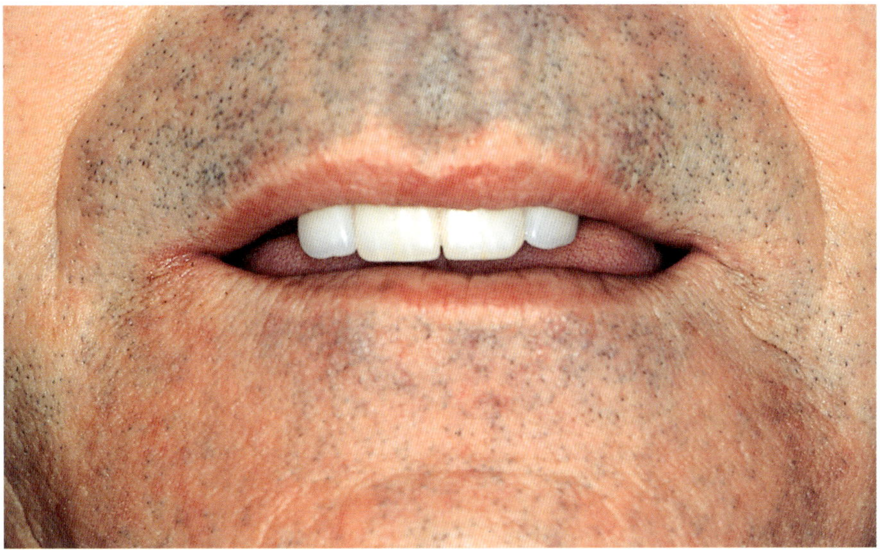

Abb. 7 Die seitlichen Schneidezähne werden nach gleichem Vorgehen ergänzt

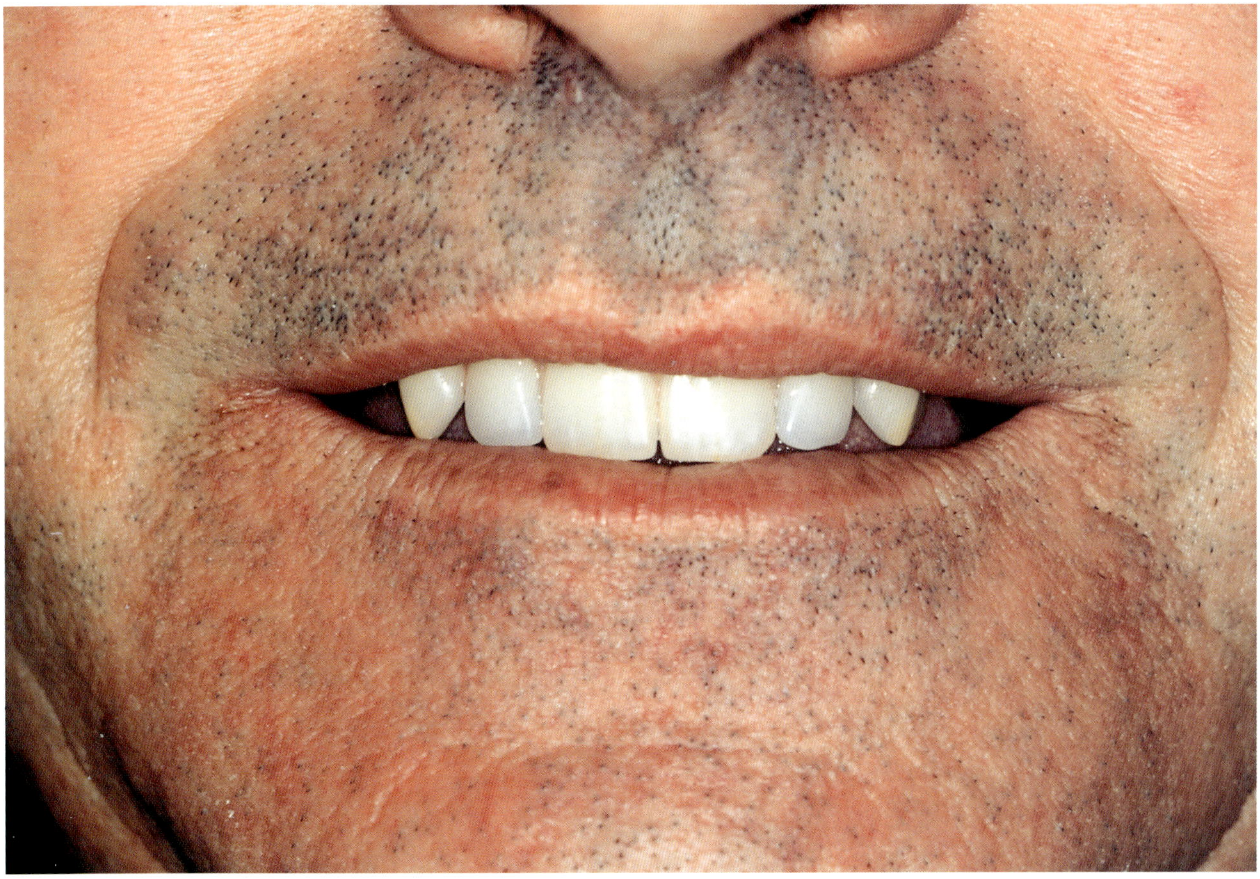

Abb. 8 Die Front- und Eckzähne folgen der Form der Unterlippe

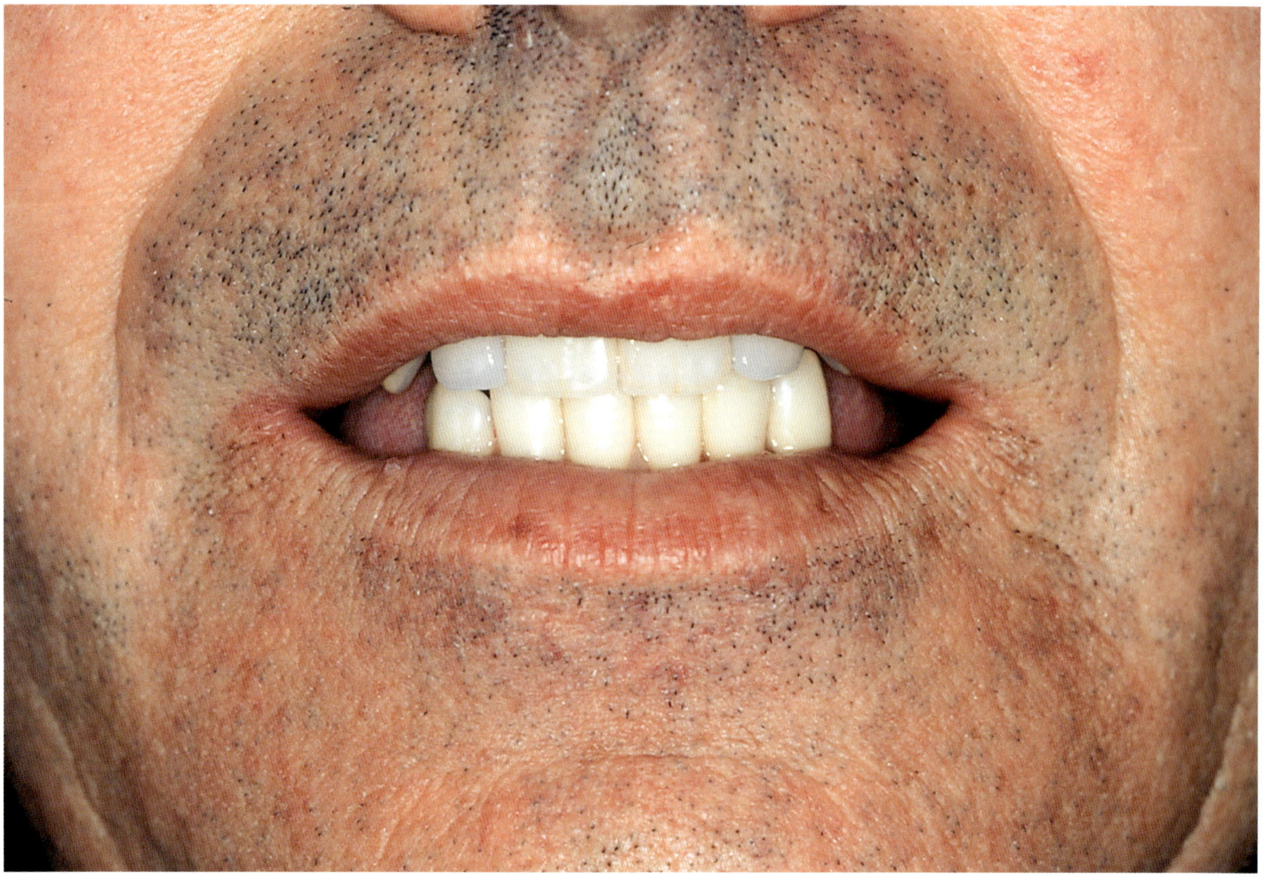

Abb. 9 Die unteren Frontzähne werden mit S-Lauten nach phonetischen Gesichtspunkten aufgestellt

15 Aufstellen der Zähne im Artikulator

Für die im Anschluss folgende Aufstellung der Seitenzähne verwenden wir den Okklusionsebenenmesstisch des SAM 3 , den wir auf 13° stellen, denn die Okklusionsebene hat einen Winkel von 13° zur Achse-Orbitalebene. Da die Achse-Orbitalebene parallel zum Artikulatoroberteil liegt, können wir diesen Wert direkt einstellen. Dies stimmt aber nur, wenn die Achse vorher genau bestimmt wurde. Bei arbiträrer Achsenbestimmung kann der Wert erheblich variiren, denn der Winkel zur Frankfurter Horizontalen von 6.5 Grad kann wesentlich höher ausfallen. Dies soll uns aber auch nur Anhaltswerte liefern, die genaue Lage der Okklusionsebene können wir später mit einer Fernröntgenseitenaufnahme kontrollieren. In sehr schwierigen Fällen können wir die unteren Frontzähne nach Auswertung mit dem FRS mittels Schablonen in der richtigen Position direkt in den SAM-Artikulator einstellen. Eine gute Anleitung dazu hat *U. Kollmar* gegeben*.

Ein sehr wichtiger Faktor für die Aufstellung der Seitenzähne ist das Kieferkammprofil des Unterkiefers. Das Kieferkammprofil zeichnen wir uns mit einem Profilzirkel auf der Außenseite des Unterkiefermodelles an. Wir gewinnen hier Erkenntnisse über die Kraftverteilung, so dass wir keine Zähne auf schräge Ebenen stellen. An der tiefsten Stelle des Unterkieferkammprofils liegt das Kauzentrum des Patienten. Außerdem muss die Breite des Kieferkamms bei der Auswahl der Seitenzähne berücksichtigt werden. Es sollen keine breiteren Kauflächen Verwendung finden, als der Kieferkamm in seiner Breite vorgibt. Die Aufstellung der Zähne muss dort beendet werden, wo die Neigung des Kieferkamms am aufsteigenden Ast steiler ist als die Gelenkbahnneigung.

Sehr häufig finden wir bei Prothesen Aufstellungen im Kreuzbiss, da der Oberkiefer nach innen und der Unterkiefer nach außen atrophieren. Ein Kreuzbiss sollte aber nur dann aufgestellt werden, wenn der Patient im natürlichen Gebiss auch einen Kreuzbiss hatte. Wir stellen dann die Zähne ebenfalls im Kreuzbiss auf und zwar die Oberkieferzähne im Unterkiefer und die Unterkieferzähne im Oberkiefer.

Als erstes stellen wir im Oberkiefer den ersten Molaren auf. Dieser sollte sich in dem ermittelten Kauzentrum befinden, welches wir auf dem Modellsockel am Unterkiefermodell angezeichnet haben. Wenn wir diesen in der Okklusionsebene ausgerichtet haben, können wir mit den Prämolaren fortfahren. Wenn ohne Kalotte oder Okklusionsebenenmesstisch des SAM 3 gearbeitet wird, kann man die Zähne zur Überprüfung auf eine kleine Glasplatte ausrichten. Es sollen dann die Schneidekante der mitt-

* ZWR 99. Jahrg. 1990, Nr. 6 Seite 451-457

leren Schneidezähne, die Eckzahnspitze und der mesiopalatinale und mesiobukkale Höcker des ersten Molaren die Glasplatte berühren. Wenn diese genannten Punkte eingehalten werden, entsteht auch bei diesem Vorgehen bei anatomisch gut ausgeformten Zähnen eine sagittale und transversale Kompensationskurve. Als nächsten Zahn stellen wir den zweiten Prämolaren nach den vorher genannten Kriterien auf. Wenn auch dieser Zahn in seiner Ausrichtung korrekt erscheint, schließen wir die Lücke zum Eckzahn mit dem ersten Prämolaren. Beide Zähne, Eckzahn und erster Prämolar, können auch ausgleichend gestellt werden, so dass keine Lücke entstehen muss. Nachdem die Zahnreihe so geschlossen ist, wird entschieden, ob ein zweiter Molar oder unter Berücksichtigung der schrägen Ebene ein Prämolar oder kein Zahn aufgestellt wird. Erst jetzt wenden wir uns der Aufstellung der unteren Seitenzähne zu.

Im Unterkiefer beginnen wir wieder mit dem ersten Molaren, den wir nach den okklusalen Forderungen passend zu seinen Antagonisten stellen. Jetzt wird die Kontaktbeziehung zwischen beiden Zähnen mit Kontaktseide überprüft. Folien oder Papier sind zur Überprüfung nicht so gut geeignet. In der Totalprothetik ist es günstiger, größere Kontaktareale zu haben als in der festsitzenden Prothetik. Ebenso wie im Oberkiefer fängt die Aufstellung auch im Unterkiefer mit dem ersten Molaren an. Es folgt der zweite Prämolar und anschließend der erste Prämolar und zum Schluss die Entscheidung zu einem endständig aufgestellten Zahn. Es muss während der Aufstellung berücksichtigt werden, ob eine reine Front-Eckzahngeführte Artikulation oder eine sequentielle Laterotrusionsführung mit Eckzahndominanz hergestellt werden kann.

Die sequentielle Laterotrusionsführung kann nur bei Klasse I Patienten erstellt werden, bei Klasse II z.B. führt der untere Eckzahn über den oberen ersten Prämolaren und die untere Front über den oberen Eckzahn. Bei der Aufstellung der Zähne in Wachs sollten schon alle Funktionen der Artikulation geprüft und eventuell durch Einschleifen optimiert werden. Ein wesentliches Merkmal zum natürlichen Erscheinungsbild des Menschen ist die rot-weiße Ästhetik. Leider wird sehr häufig der Gestaltung des künstlichen Zahnfleisches wenig Beachtung geschenkt. Dabei ist es sehr einfach, ein natürliches Erscheinungsbild des Zahnfleisches zu erstellen. Wenn man natürliche Zähne mit seinem Zahnfleisch betrachtet, dann erkennt man sehr schnell, dass diese aus dem Zahnfleisch herauswachsen. Das heißt, bei gesunden Zähnen liegt das Zahnfleisch glatt und straff am Zahn an. Wenn wir das berücksichtigen, sollten wir die Zähne nicht aus dem Wachs ausgraben, sondern das Wachs an den Zahn anmodellieren. Wenn das Modellierinstrument von Rot nach Weiß geführt wird, statt wie übliche von Weiß nach Rot, geschieht dies fast von allein. Selbstverständlich können gewünschte Vertiefungen oder Anomalien nachgestellt werden. Die Oberfläche eines natürlichen Zahnfleisches ist nicht glatt. Auch dies kann man sehr leicht erarbeiten, in dem das anatomisch richtig gestaltete glatte Zahnfleisch erwärmt wird und mit einer Zahnbürste leichte Vertiefungen in die Oberfläche gedrückt werden. Zum Glätten benutzt man anschießend eine weiche Flamme, so dass die natürliche Stippelung des Zahnfleisches entsteht. Natürliches Zahnfleisch ist nicht durchsichtig, sondern eher opake. Ebenso ist natürliches Zahnfleisch nicht einfarbig. Es gibt helle und dunkle Farbzonen und auch mehr oder weniger sichtbare kleine Äderchen. Die Firma Candulor bietet für eine solche Farbgestaltung ein Farbset für Prothesenkunststoffe an. Der Forderung eines opaken Prothesenkunststoffes kommt die Firma Candulor mit ihren Kunststoffen nach, transluzente Prothesenmaterialien sind für die natürliche Nachahmung denkbar ungeeignet. Die Firma Candulor bietet als einzige mir bekannte Firma auf diesem Markt einen Zahnfleischfarbenring an. Dies ist auch bei der Herstellung von partiellen Prothesen wichtig, da hier der Farbübergang zwischen natürlichem und künstlichem Zahnfleisch harmonisiert werden kann. Auch die Umgestaltung von künstlichen Zähnen zur Anpassung eines natürlichen Restzahngebisses ist möglich. Dies ist besonders dann erforderlich, wenn der Unterkiefer noch bezahnt ist und im Oberkiefer eine totale Prothese angefertigt werden soll. Wenn der Zahnfarbschlüssel zwar einen geeigneten Farbzahn enthält, aber die individuellen Farbmerkmale der natürlichen Zähne nicht vorhanden sind, können diese umgearbeitet werden. Es entsteht der Eindruck von natürlichen Zähnen auch an der Prothese des Patienten. Die Vorgehensweise des Umfärbens von Zähnen wird in Kapitel 13 beschrieben.

Die Stippelung der Prothesen sollte sich nur bis in den Bereich der oberen Prämolaren ausdehnen, da ein Anhaften von Zahnstein an dieser leicht rauen Oberfläche möglich ist. Den Gaumenbereich gestalten wir so, wie den natürlichen Gaumen, indem wir die Gaumenfalten einarbeiten. Wenn der Patient noch eigene Gaumenfalten hat, formen wir diese aus der Abformung mit Wachs ab und legen diese entstandene dünne Wachsplatte mit den enthaltenen Gaumenfalten in die Gaumenplatte der zukünftigen Prothese ein. Die Gaumenfalten stimulieren die Zunge des Patienten, so dass die Geschmackswahrnehmung durch die Zunge besser funktioniert und der Patient eine höhere Akzeptanz zu seiner prothetischen Versorgung gewinnt. Ganz selten kommt es vor, dass Patienten die Ausformung der Gaumenfalten nicht wünschen. Häufig handelt es sich hierbei um Patienten, die seit vielen Jahren mit glatten Gaumenstrukturen versorgt waren.

Wenn alle hier geschilderten Vorgänge und Merkmale eingearbeitet sind, die Artikulation und Funktion im Artikulator stimmt, kann die Prothese zur Wachsanprobe in die Praxis geschickt werden.

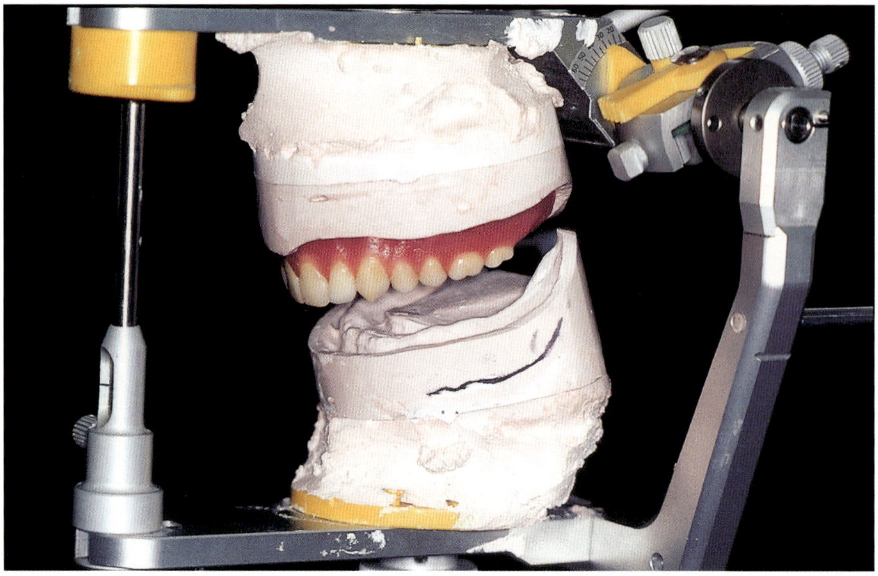

Abb. 1 Seitenansicht der fertig aufgestellten Oberkiefer-Prothese

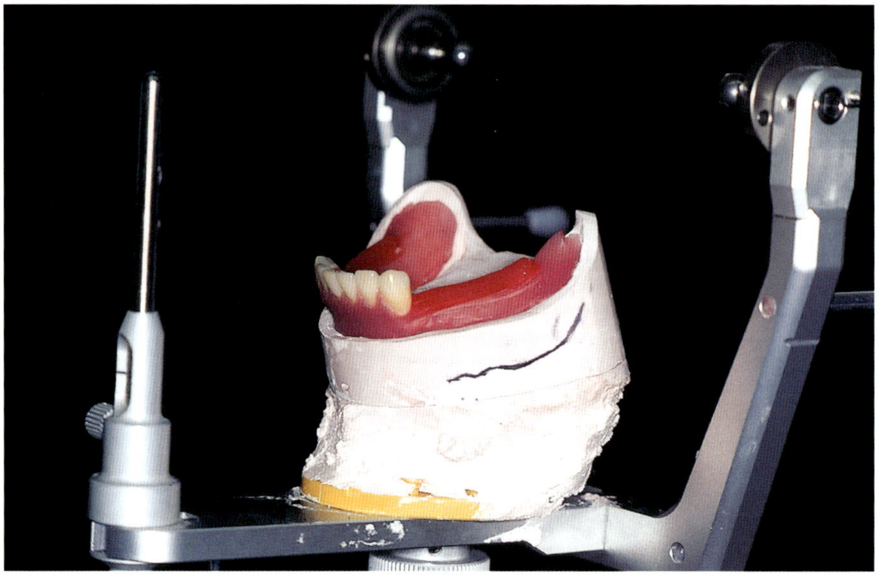

Abb. 2 Unterkiefer-Frontaufstellung und Profilanzeichnung des Kiefers

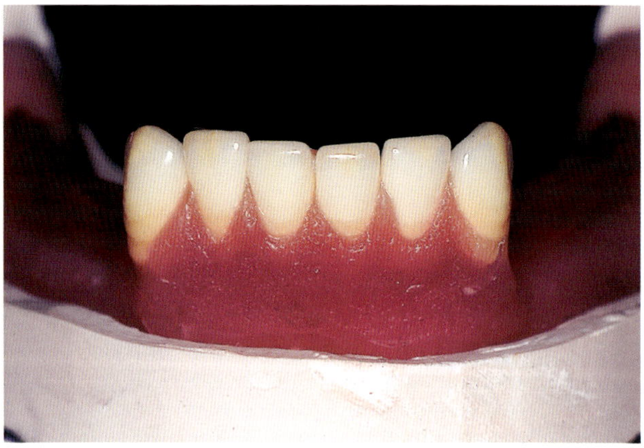

Abb. 3 Funktionelle und ästhetische Stellung der Unterkiefer-Frontzähne nach Mundaufstellung

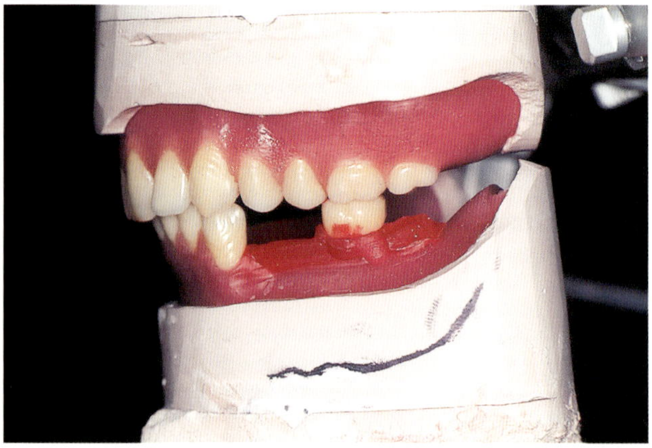

Abb. 4 Aufstellung des ersten unteren Molaren im Artikulator

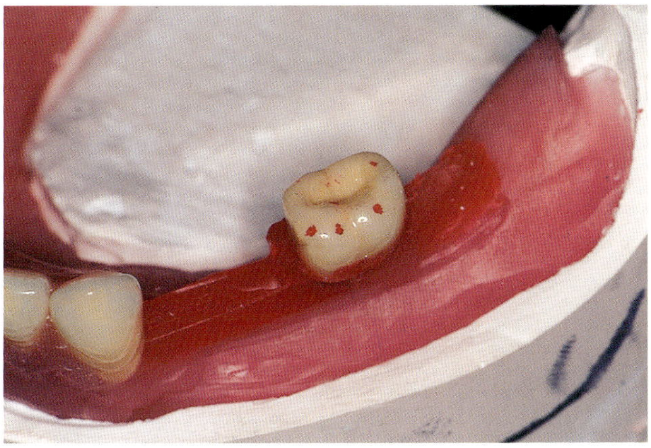

Abb. 5 Tragende Höcker und Fissur in Ausrichtung zum Kieferkamm

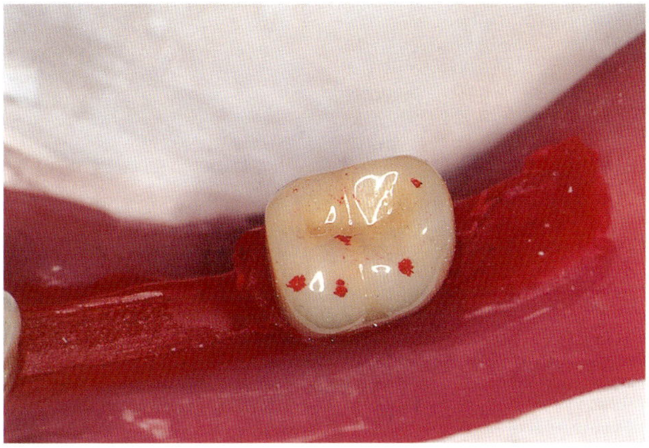

Abb. 6 Kontaktariale mit roter Farbseide markiert

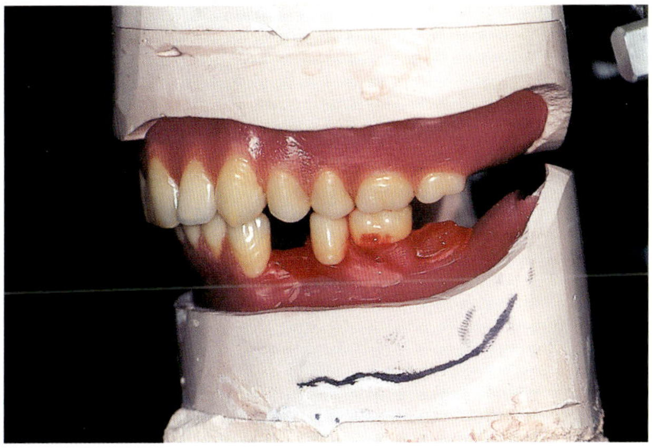

Abb. 7 Aufstellung des zweiten unteren Prämolaren

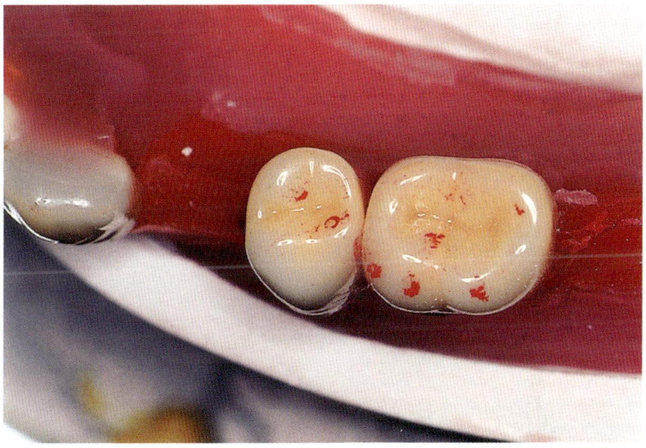

Abb. 8 Kontaktariale des zweiten unteren Prämolaren

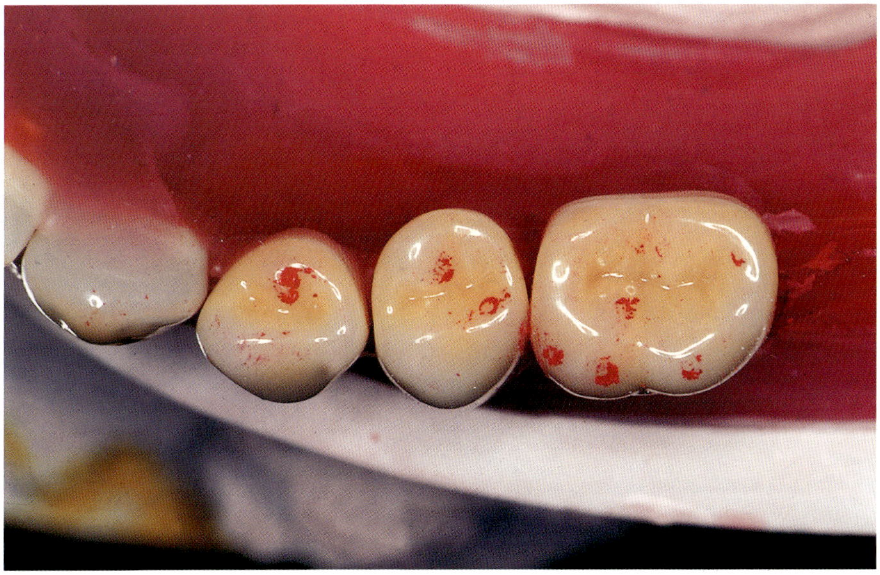

Abb. 9 Zahnreihenschluss mit Kontaktarialen zum Eckzahn

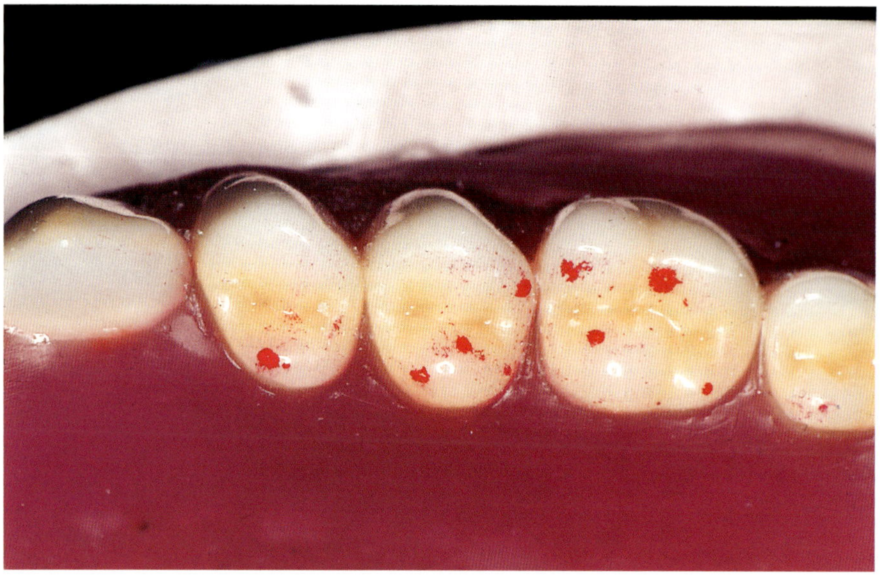

Abb. 10 Kontakte an den Antagonisten im Oberkiefer

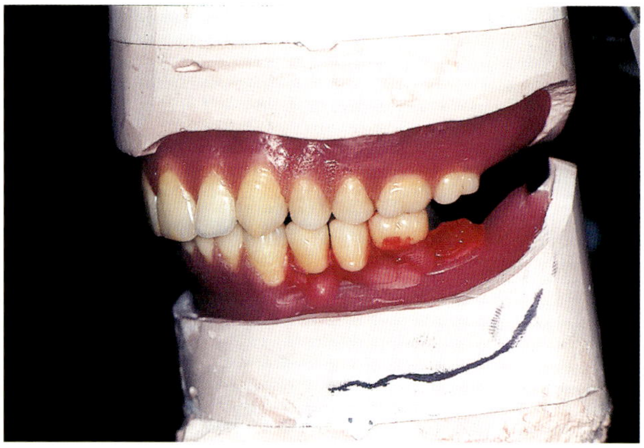

Abb. 11 Entscheidung zur Aufstellung des zweiten Molaren nach der Profilanzeichnung

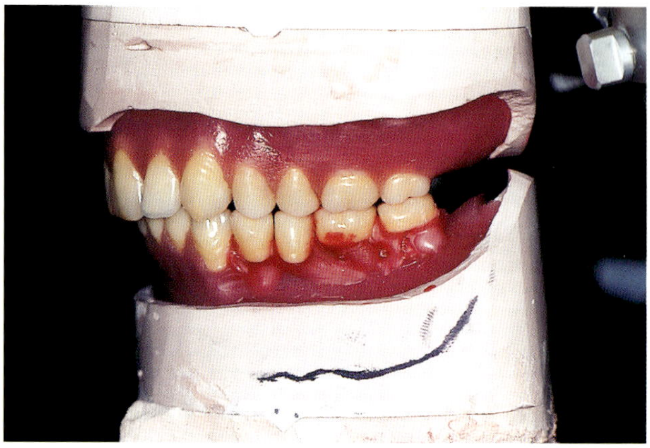

Abb. 12 Aufstellung des zweiten Molaren

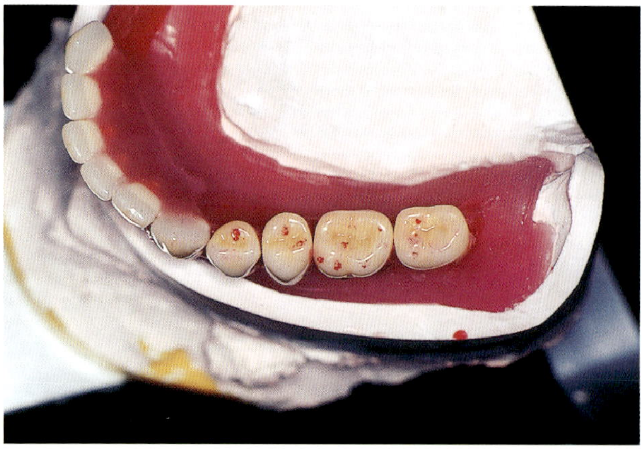

Abb. 13 Kieferkammlinie und Kontaktariale im Unterkiefer

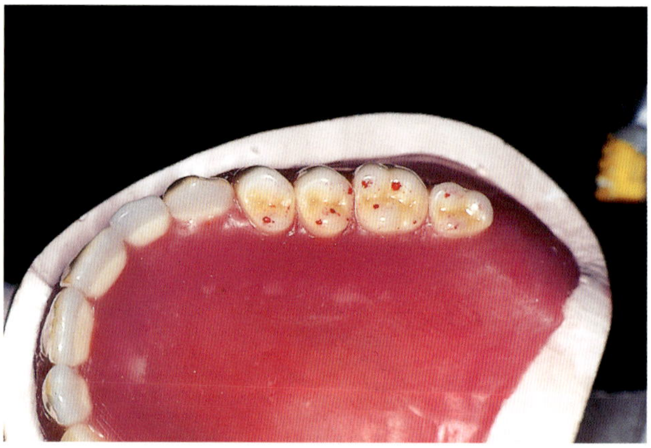

Abb. 14 Fertigstellung der Oberkieferoklusion im zweiten und dritten Quadranten

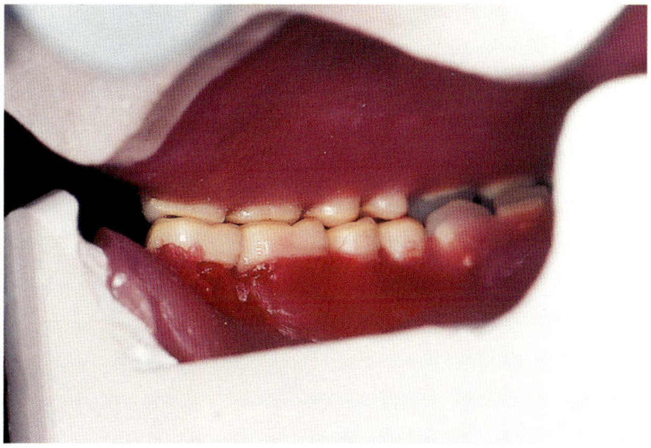

Abb. 15 Verzahnung aus oraler Sicht

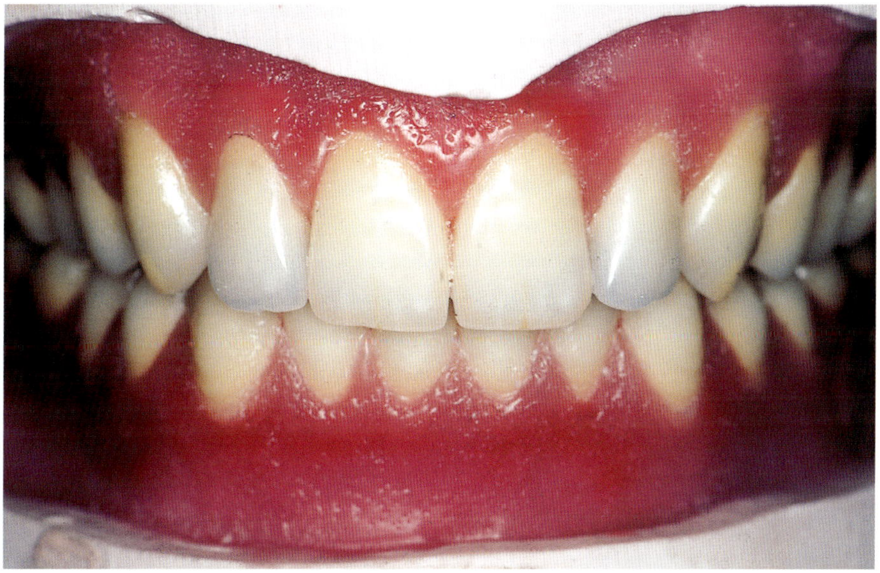

Abb. 16 Frontalansicht des Ober- und Unterkiefers in Wachs

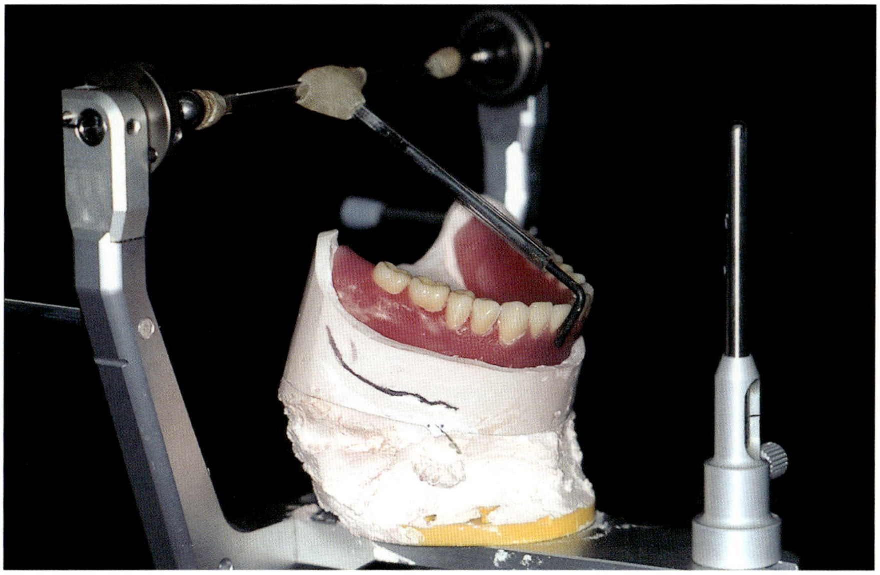

Abb. 17 Winkelkontrolle (90 Grad) der Stellung der unteren Frontzähne zur Schließachse mit selbst gebautem Hilfsteil

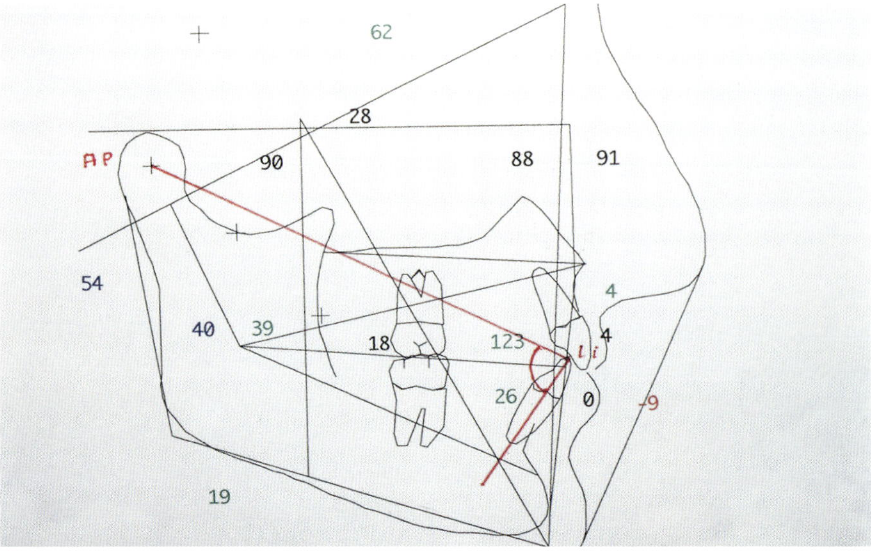

Abb. 18 FRS-Bild mit 90 Grad-Stellung der unteren Frontzähne zur Schließachse Ap-li

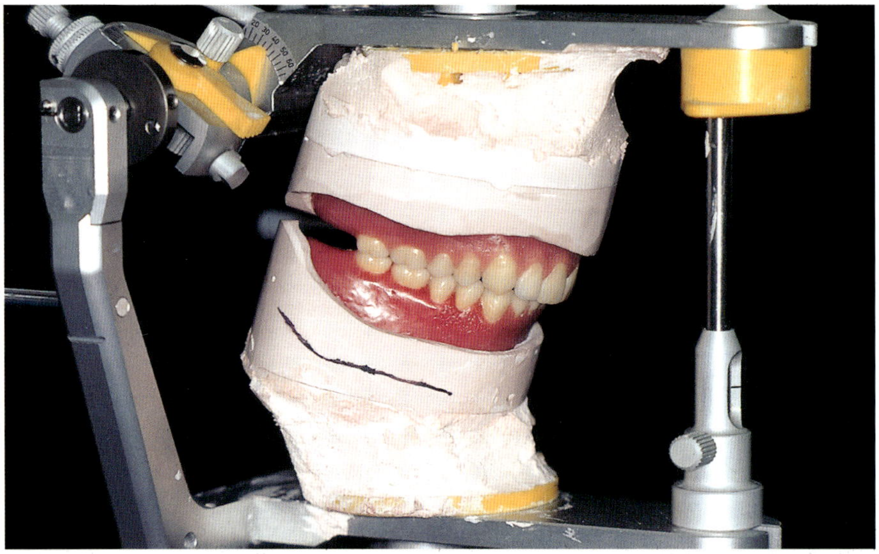

Abb. 19 Ansicht von rechts mit Profilzeichnung

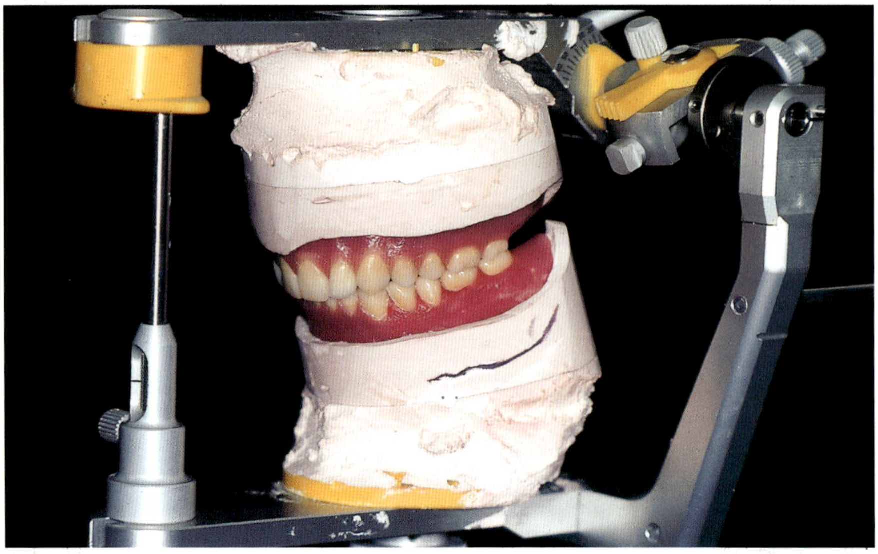

Abb. 20 Ansicht von links mit Profilzeichnung

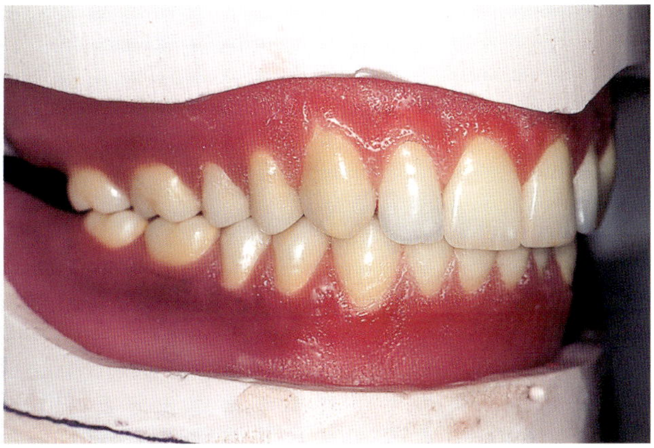

Abb. 21 Detailansicht der Verzahnung rechts

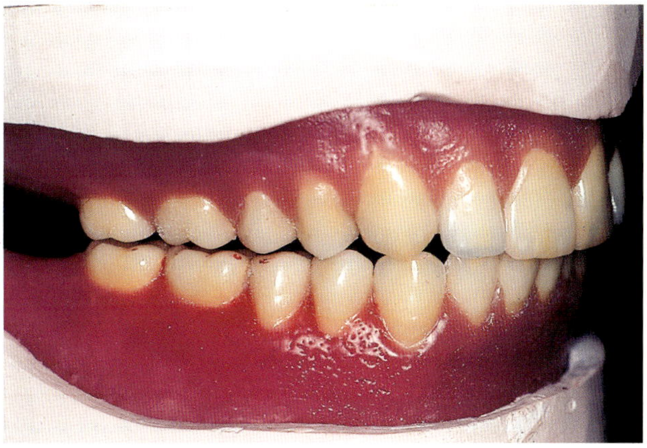

Abb. 22 Rechtslateral-Bewegung mit Front-Eckzahnführung

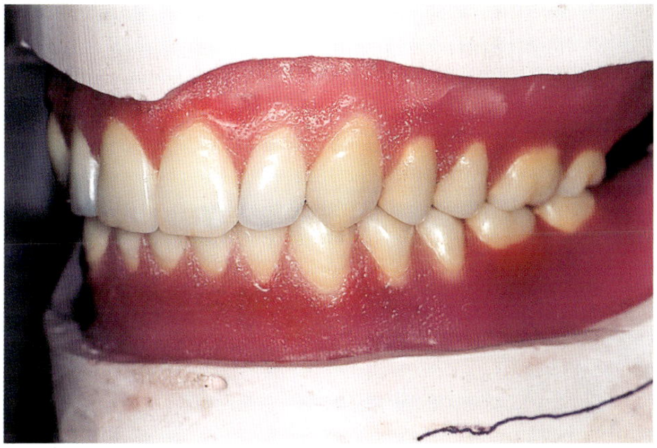

Abb. 23 Detailansicht der Verzahnung links

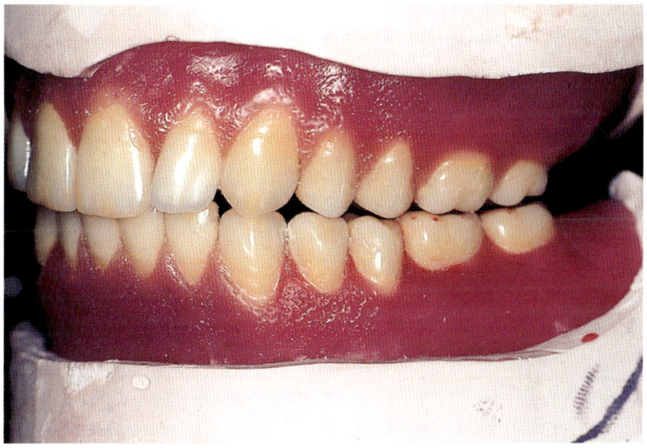

Abb. 24 Linkslateral-Bewegung mit Front-Eckzahnführung

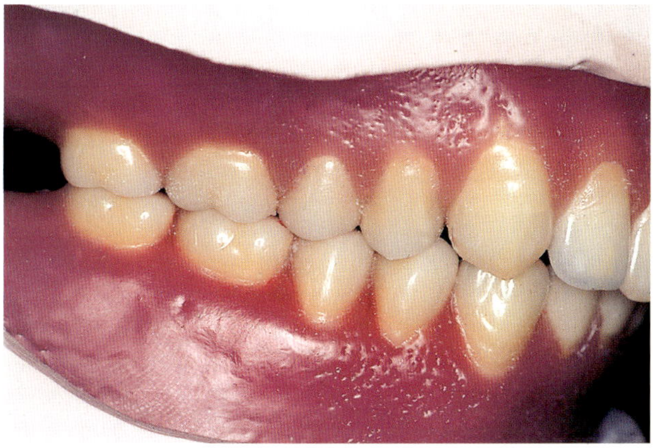

Abb. 25 Zahnfleischgestaltung rechte Seite

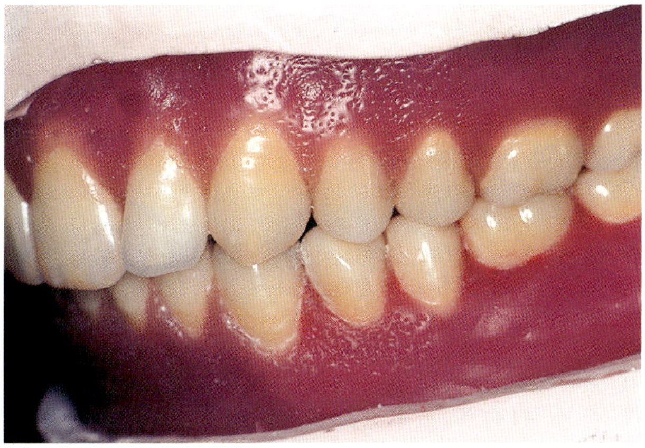

Abb. 26 Zahnfleischgestaltung linke Seite

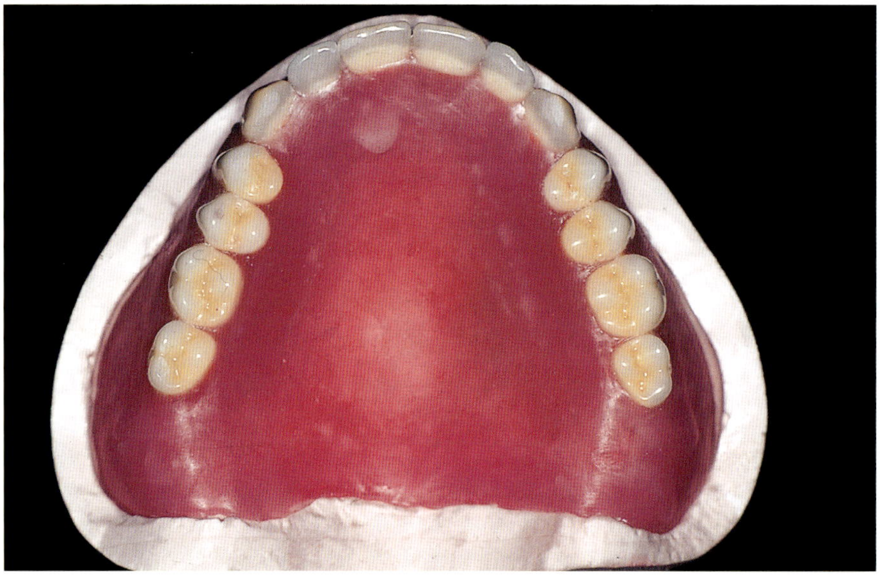

Abb. 27 Oberkiefer für Anprobe vorbereitet

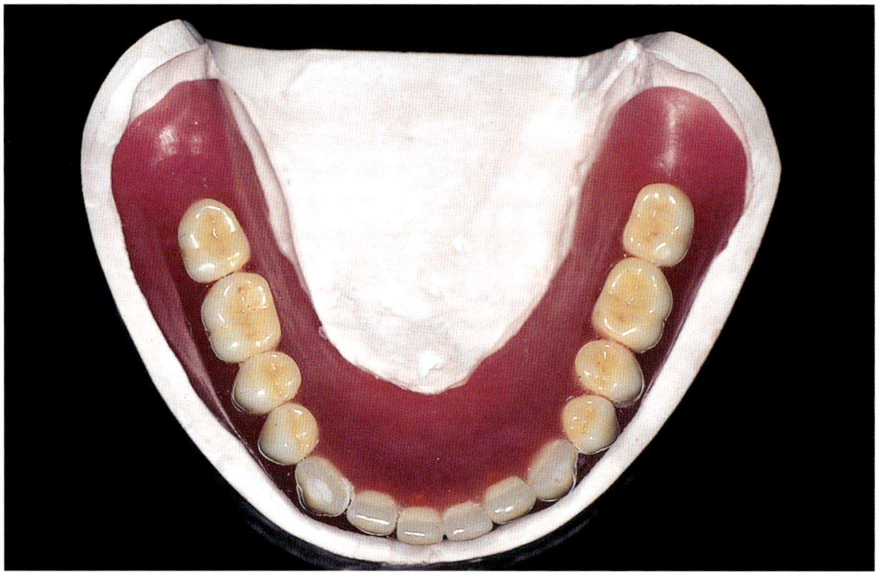

Abb. 28 Unterkiefer für Anprobe vorbereitet

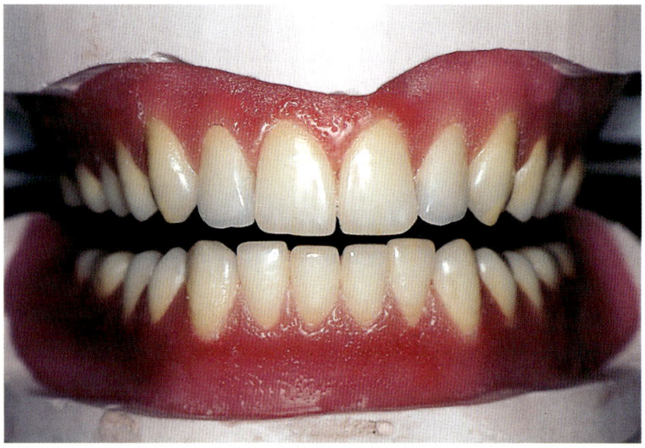

Abb. 29 Ungleichmäßige Aufstellung der oberen und unteren Frontzähne

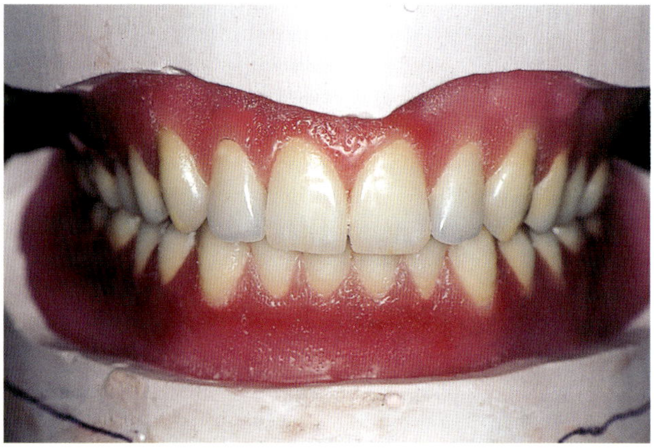

Abb. 30 Zahnfleischgestaltung am Zahnhals mit Stippelung des Wachses

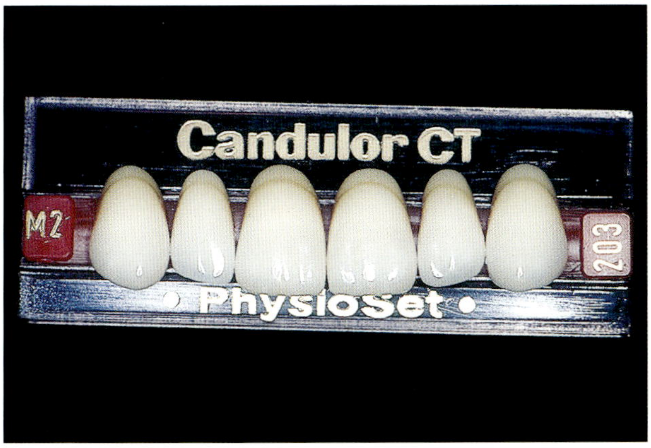

Abb. 31 Oberkiefer-Frontzahngarnitur unbearbeitet

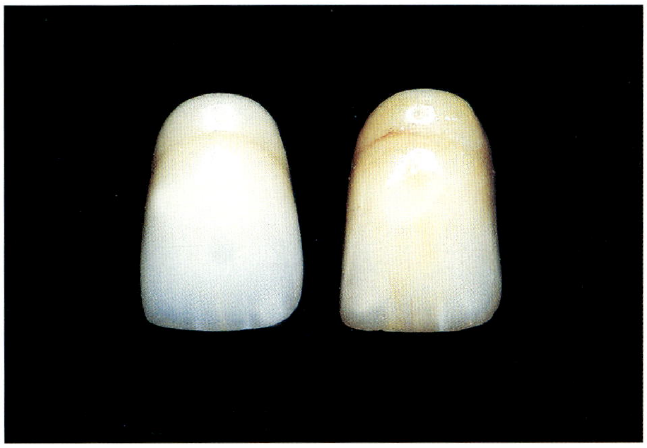

Abb. 32 Umarbeitung des ersten mittleren Schneidezahns durch Beschleifen und Umfärben

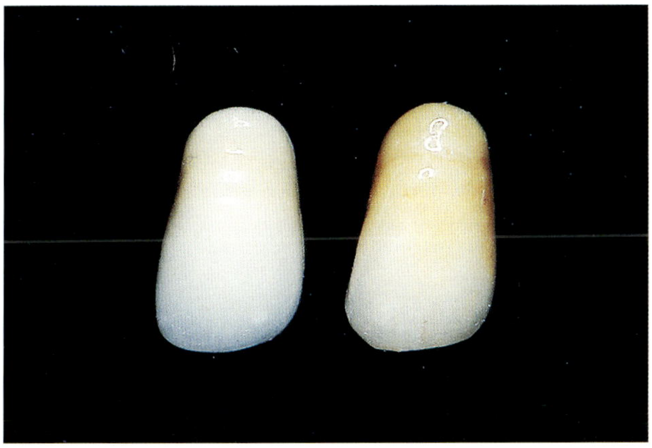

Abb. 33 Umarbeitung des zweiten seitlichen Schneidezahns durch Beschleifen und Umfärben

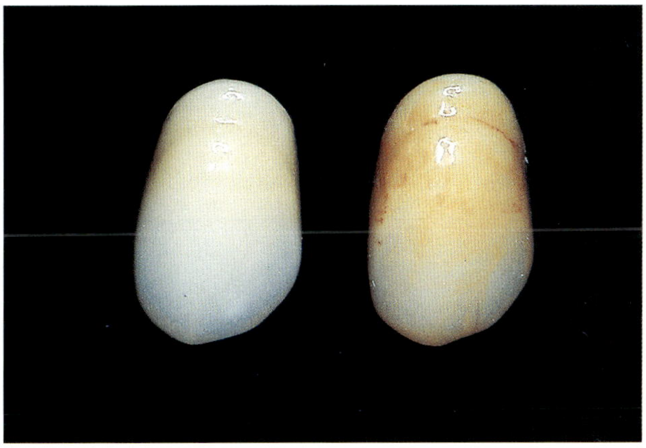

Abb. 34 Umarbeitung des Eckzahns durch Beschleifen und Umfärben

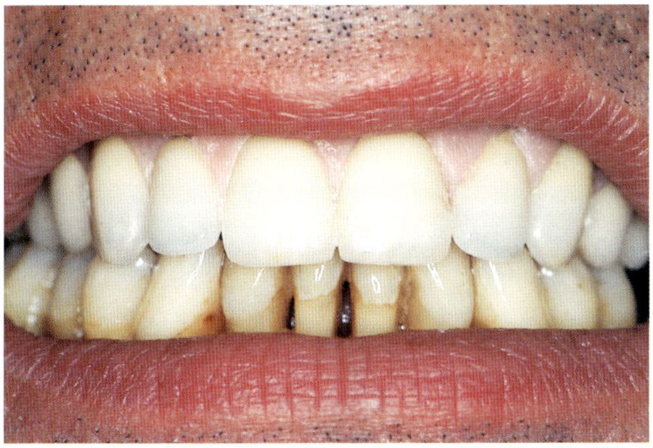

Abb. 35 Anprobe der nicht umgearbeiteten Frontzahngarnitur

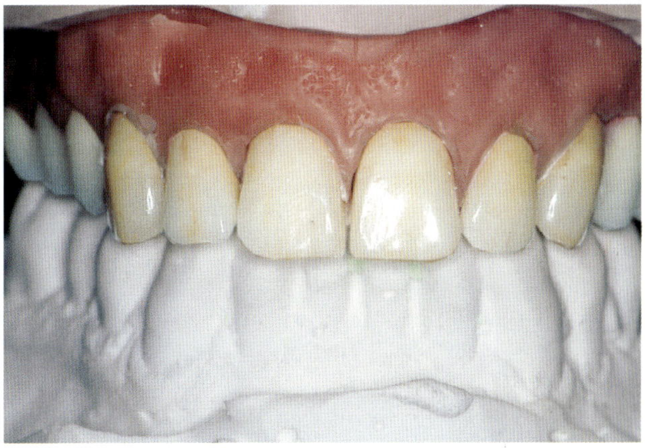

Abb. 36 Austauschen der umgearbeiteten Frontzahngarnitur

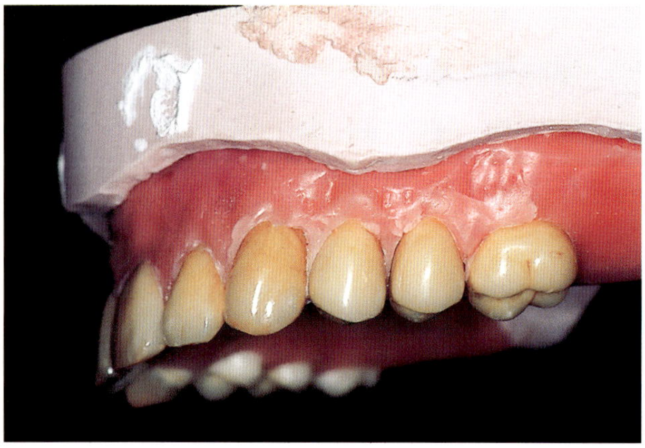

Abb. 37 Umfärben der Seitenzähne

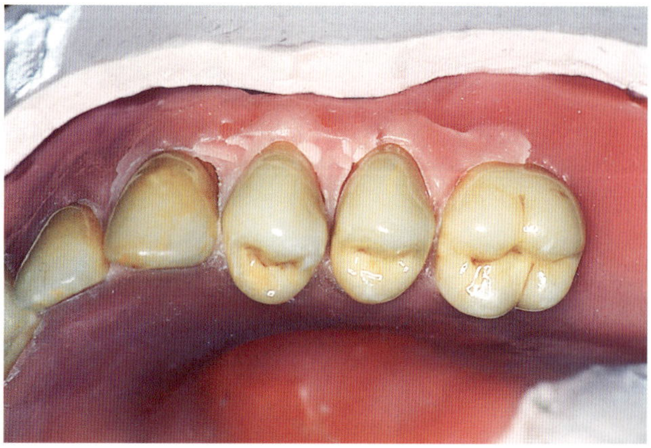

Abb. 38 Mit Malfarbe eingefärbte Kauflächen

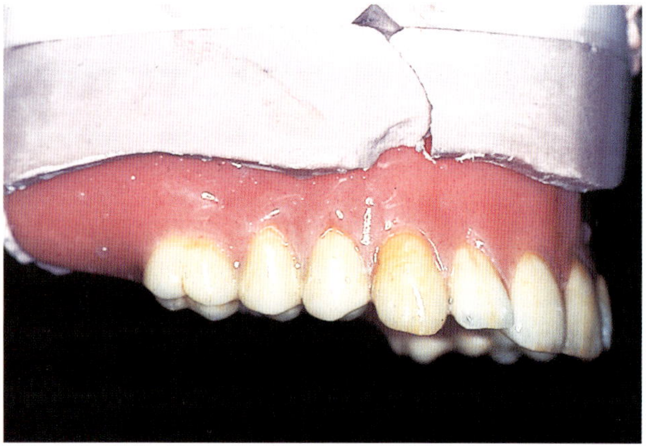

Abb. 39 Ansicht der polymerisierten Prothese von rechts mit umgefärbten Zähnen

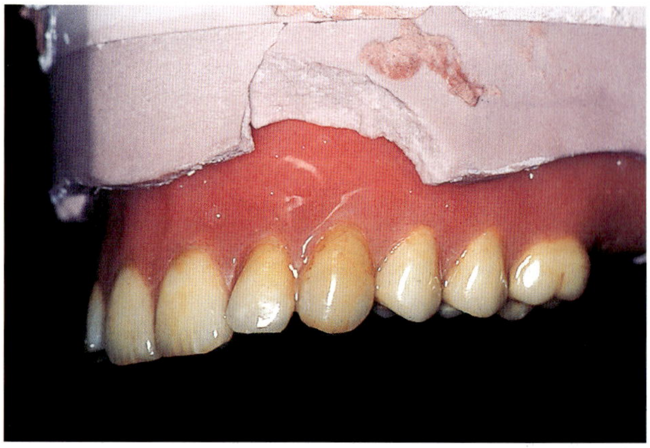

Abb. 40 Ansicht der polymerisierten Prothese von links mit umgefärbten Zähnen

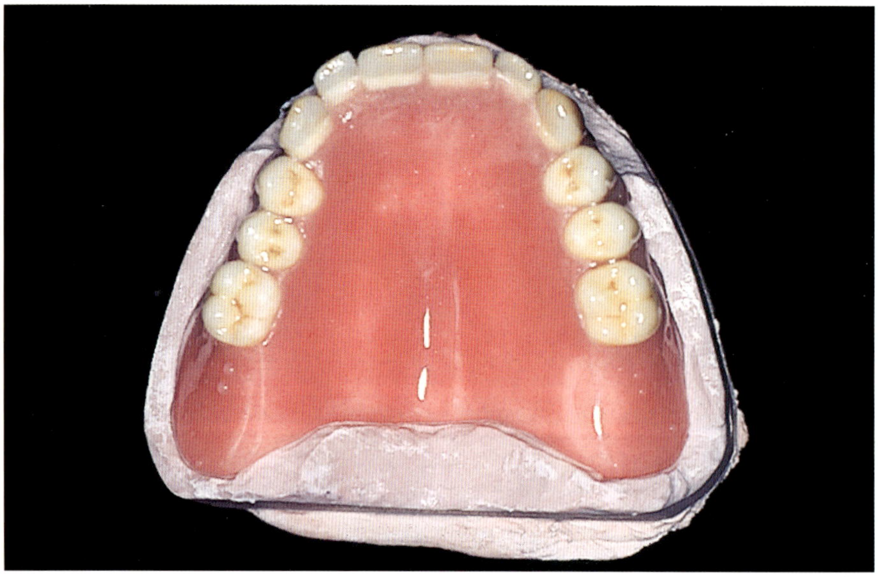

Abb. 41 Ansicht der polymerisierten Prothese mit umgefärbten Zähnen

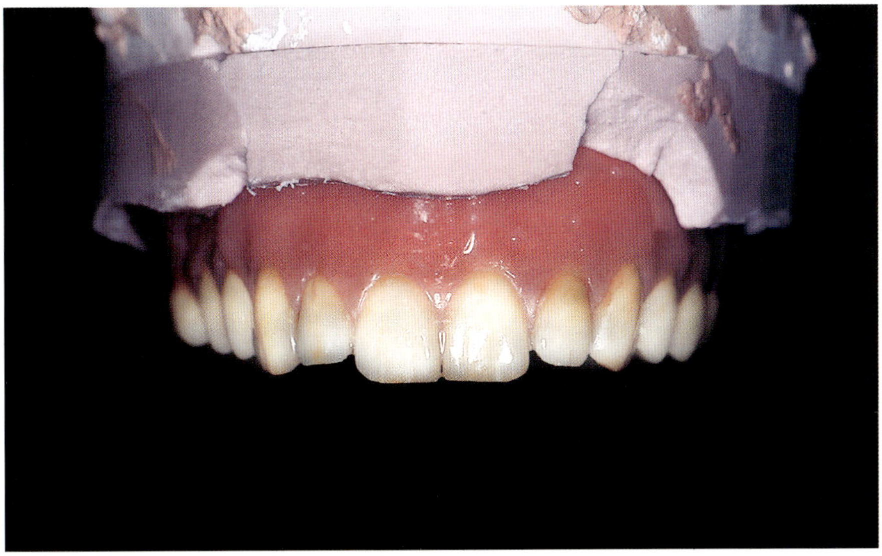

Abb. 42 Ansicht der polymerisierten Prothese von frontal mit umgefärbten Zähnen

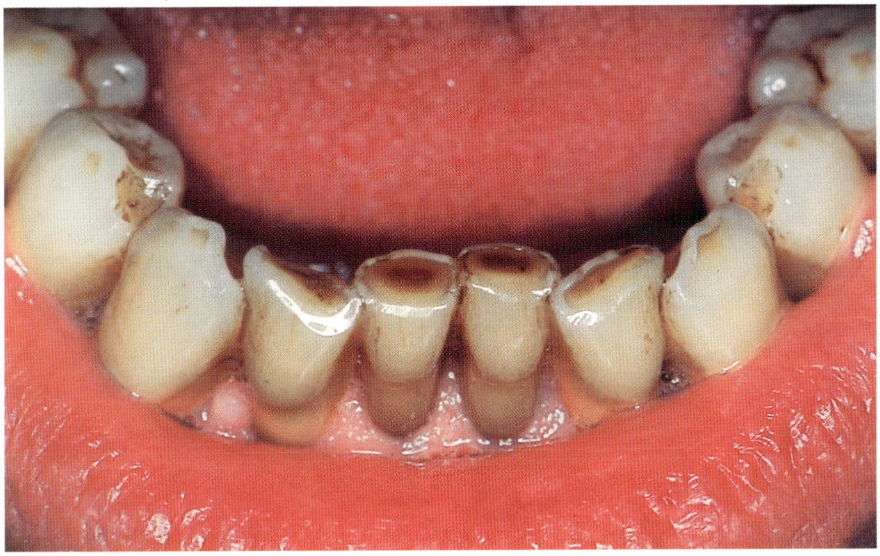

Abb. 43 Die natürlichen Unterkiefer-Zähne des Patienten

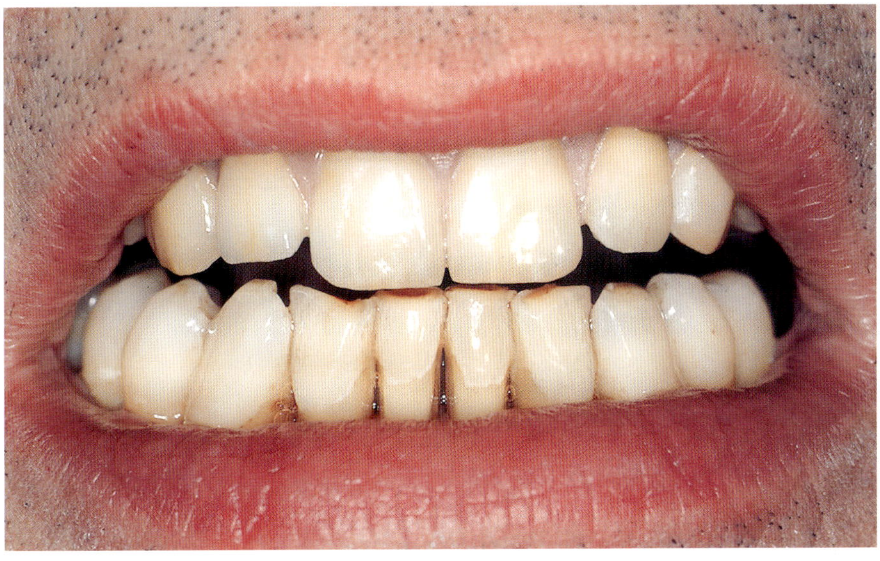

Abb. 44 Die umgefärbten Oberkiefer-Frontzähne zu den natürlichen Unterkiefer-Zähnen

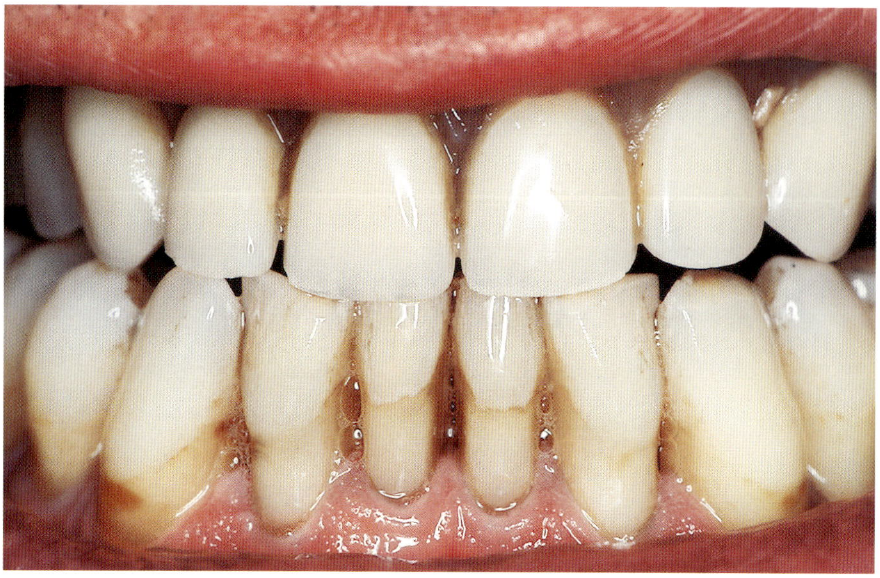

Abb. 45 Die alte Oberkiefer-Prothese zu den natürlichen Unterkiefer-Zähnen

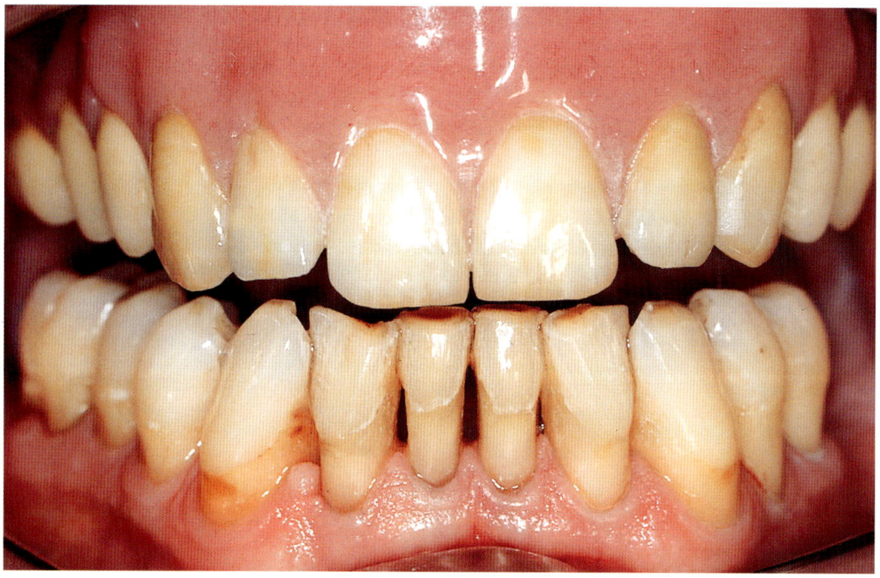

Abb. 46 Die neue Oberkiefer-Prothese zu den natürlichen Unterkiefer-Zähnen

16 Okklusionskonzept: Front-Eckzahngeführte Okklusion

„Okklusion ist nicht alles, aber alles ist nichts ohne Okklusion"

Arne Lauritzen hat uns die vollbalancierte Okklusion gelehrt*, die wir heute nicht mehr verwenden; vielmehr stellen wir die Zähne mit Front- Eckzahnführung auf.
In Europa hat *K. Gausch* die Front-Eckzahnführung in die Totalprothetik eingeführt, er spricht von einer sequentiellen Laterotrusionsführung mit Eckzahndominanz. Nach *A. Gutowski* zeigen Langzeituntersuchungen, dass die Okklusion und besonders die retrale Kontaktposition (RKP) stabiler ist. Das von ihm angewandte Okklusionskonzept geht davon aus, dass bei einer richtigen Vertikaldimension die Schlussbissstellung in einer funktionellen Scharnierachsenstellung erfolgt, die Seitenzähne sich gleichzeitig berühren und die Frontzähne einen Abstand von 50 µm haben. Die Fronzahnführung sollte maximal 10 Grad steiler als die Kondylarbahnneigung sein und die Eckzahnführung nicht steiler als 35 Grad.

Die Front-Eckzahnführung ist wesentlich einfacher zu erreichen und funktioniert beim Patienten sehr gut. Wir versuchen die Laterotrusion bis zum mesiobukkalen Höcker des oberen 1. Molaren zu führen. Dies funktioniert aber nur bei Patienten mit Klasse-I-Verzahnung. Bei Klasse II mit eine horizontale Stufe führen die unteren Prämolaren bei der Protrusion über die distalen Abhänge der oberen Eckzähne, bis die unteren Frontzähne Kontakt mit den oberen Frontzähnen haben.
Um eine gute Front-Eckzahnführung zu erreichen, müssen wir Keramikzähne auswählen, die lingual lange Führungsflächen haben. Diese gibt es bisher nur von Candulor, alle anderen sind zu kurz und führen dann über Kunststoff, der sehr schnell abradiert.

* Die drei Grafiken sind aus dem Buchbeitrag von R. Slavicek in: Schwerpunkte in der Totalprothetik; Drücke, Klemt (Herausgeber), Quintessenz Verlag

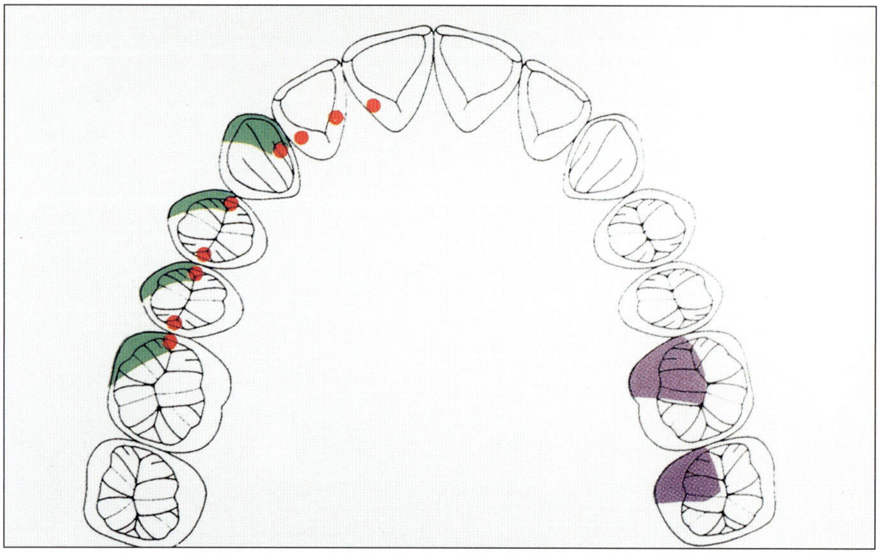

Abb. 1 Vollbalancierte Okklusion

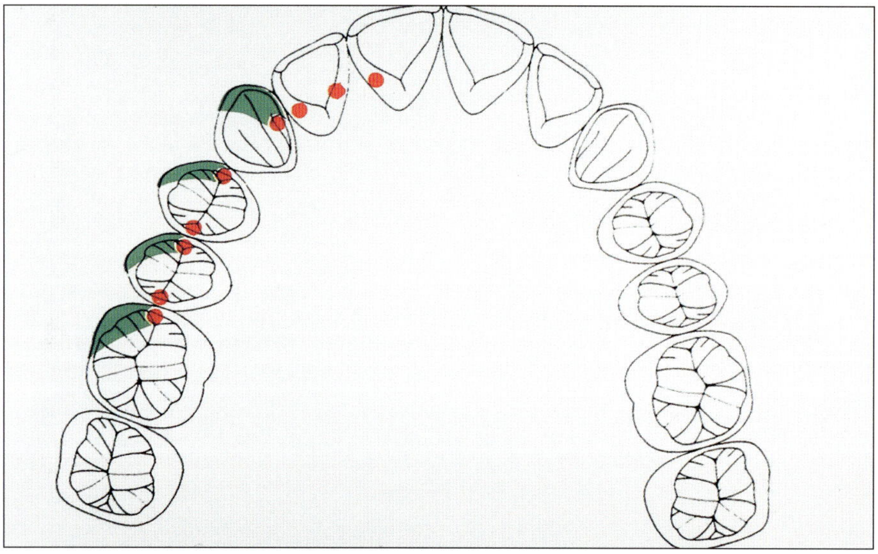

Abb. 2 Sequentielle Laterotrusionsführung mit Eckzahndominanz

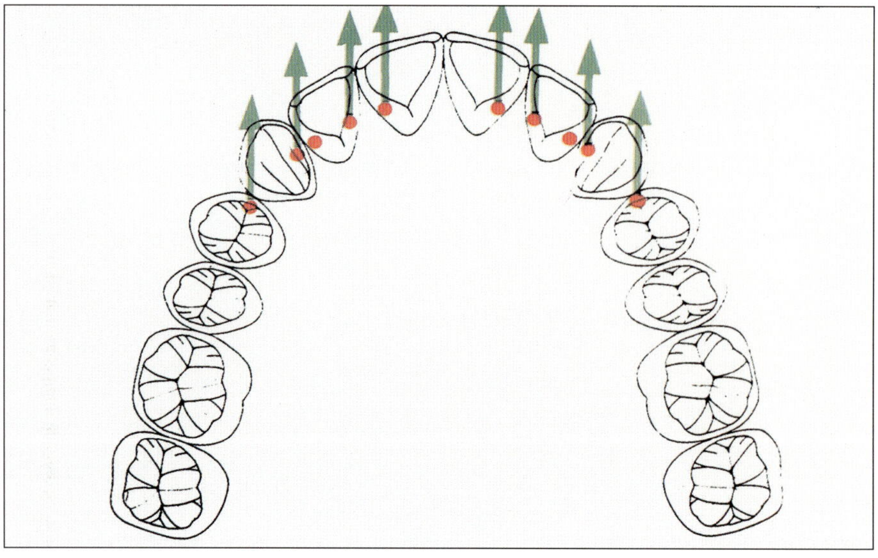

Abb. 3 Protrusion

17 Wachsanprobe der Ober- und Unterkiefer-Prothesen

Die Wachsanprobe führen wir am Patienten durch, um die funktionellen und ästhetischen Gesichtspunkte zu überprüfen. Als erstes überprüfen wir die Stellung der unteren Frontzähne, die eben mit der Lippenspalte sein sollten. Wir lassen den Patienten S-Laute sagen, z.B. „Mississippi", denn dies ist der geringste Sprechabstand und das S sollte klar und deutlich hörbar sein. Falls dies nicht klar zu hören ist, müssen die unteren Frontzähne versetzt werden, sonst kommt es zu dem bekannten „I.M. Syn drom".
Mit F-Lauten kontrollieren wir noch einmal, ob die oberen Frontzähne eben die Grenze zwischen feuchtem und trockenem Lippenrot berühren. Dann prüfen wir, ob der Mundwinkelkorridor vorhanden ist und sich harmonisch den Zähnen anpasst. Bei nicht vorhandenem oder zu kleinem Mundwinkelkorridor besteht der Mund nur aus Zähnen. Stimmt die Zentrik oder rutscht der Unterkiefer in eine habituelle Okklusion? In diesem Fall messen wir an zwei Punkten die Höhe in maximaler Interkuspidation mit einer Schieblehre, entfernen die unteren Seitenzähne und nehmen in Zentrik einen neuen Biss mit Alu Wachs Denture. Den Unterkiefer gipsen wir mit dem Biss wieder neu ein und kontrollieren die Bisshöhe mit der Schieblehre und können sie am Stützstift wieder auf den ermittelten Wert feineinstellen.

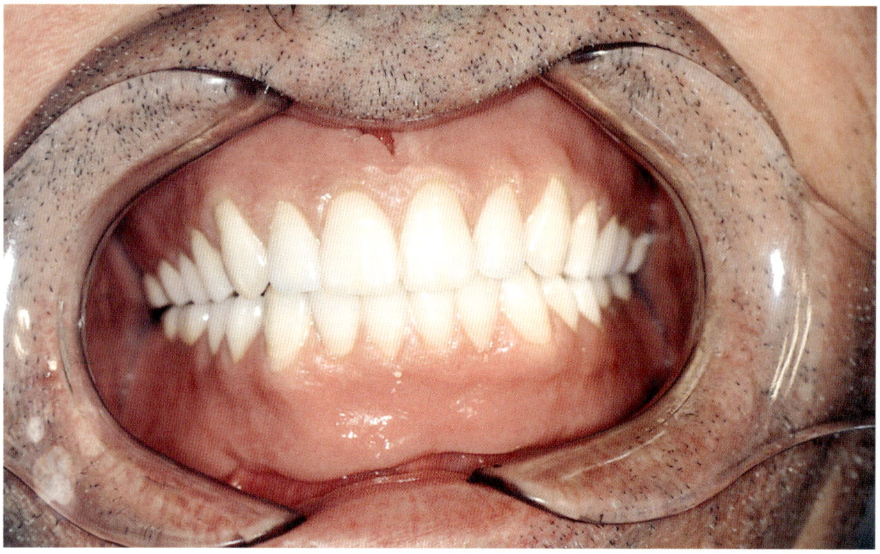

Abb. 1 Wachsanprobe am Patienten

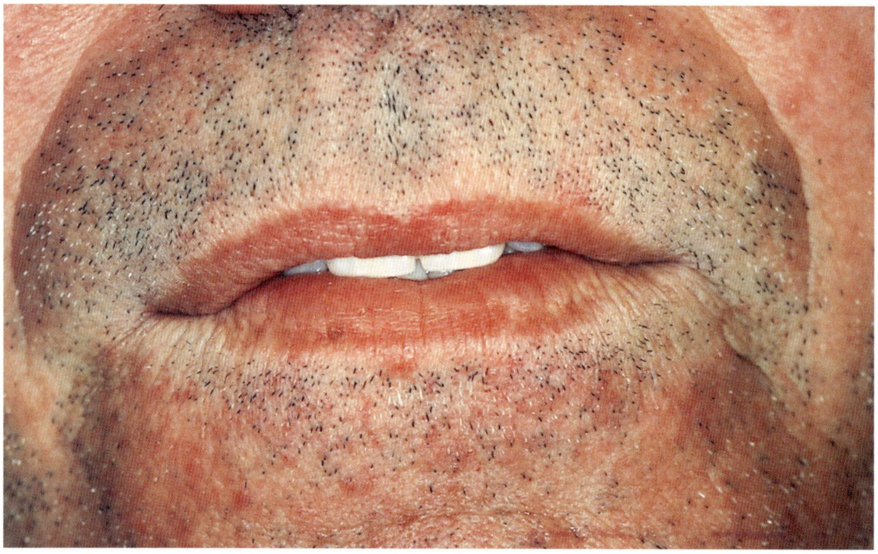

Abb. 2 Überprüfen der F-Laute

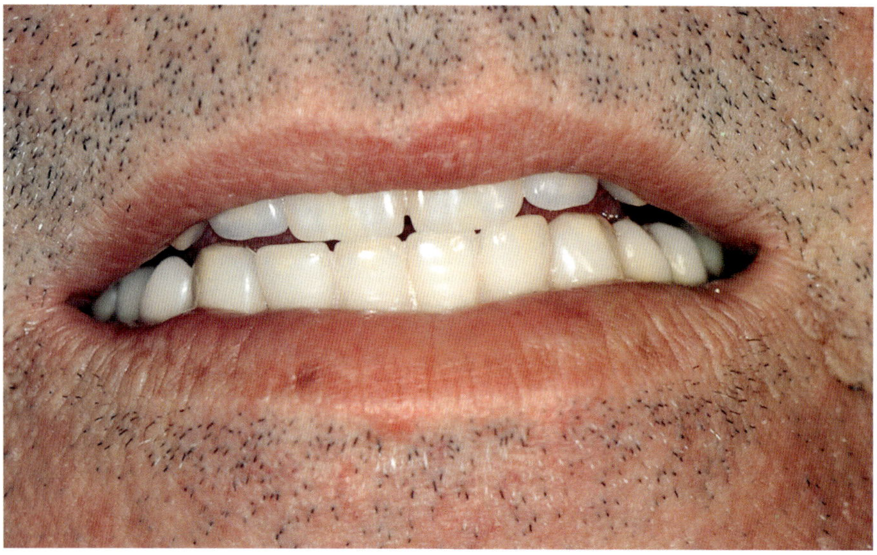

Abb. 3 Überprüfung der Sch-Laute

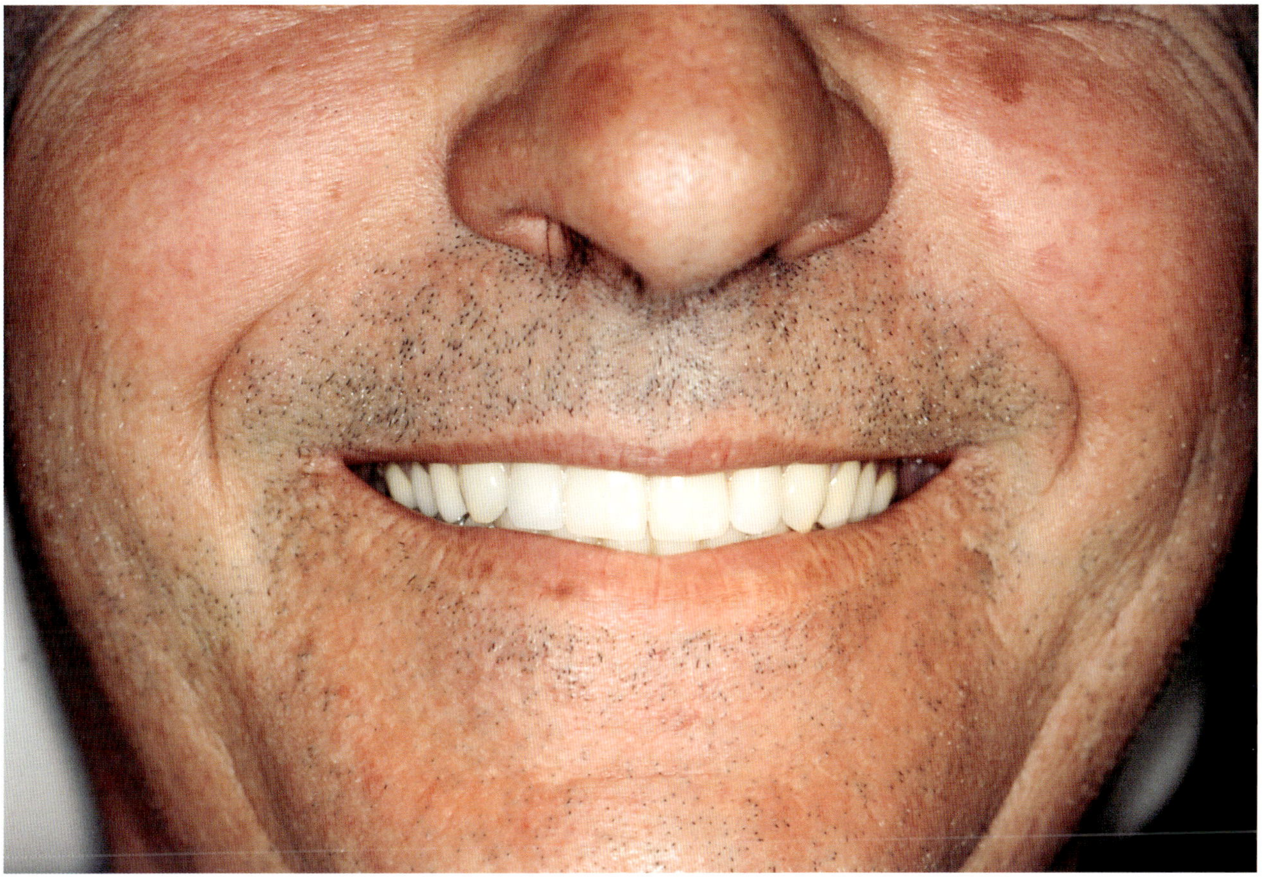

Abb. 4 Der Mundwinkelkorridor ist gut ausgebildet, und die Zähne folgen der Flucht der Unterlippe

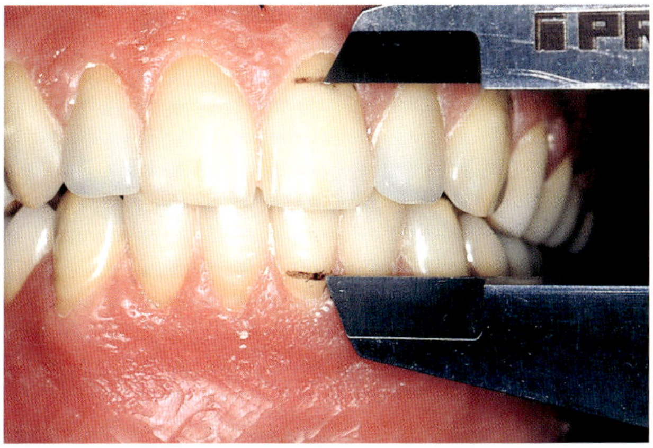

Abb. 5 Vor neuem Biss in rückwärtiger Kontaktposition (RKP) Messung der Bisshöhe mit der Schieblehre

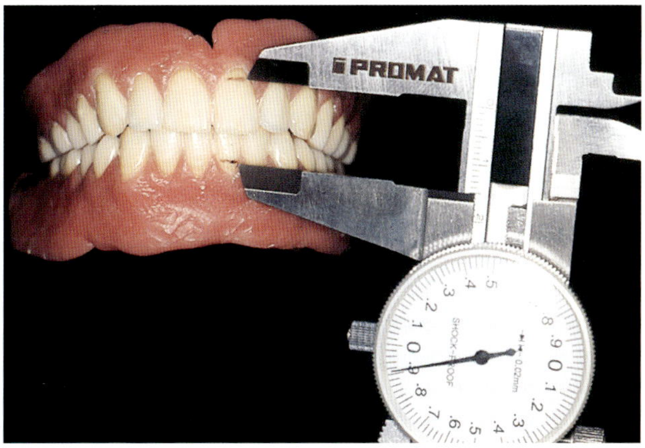

Abb. 6 Nach Umstellen der Zähne Überprüfung der Bisshöhe

18 Die skelettale Diagnose mit der Fernröntgenseitenaufnahme (FRS)

Wenn der Patient und wir mit der Wachsanprobe zufrieden sind, lassen wir uns von einem Kieferorthopäden eine Fernröntgenseitenaufnahme mit den Prothesen im Mund erstellen. Vorher kleben wir mit Tesafilm unterhalb der tätowierten Hautpunkte der Scharnierachse aus 1mm dickem Blei rechts ein kleines Viereck mit der Spitze auf den Punkt und links ein Dreieck mit der Spitze ebenfalls auf den Punkt. Nur bei Kunststoffzähnen markieren wir die Okklusionsebene und die Frontzähne mit 0,03 mm Zinnfolie, damit sie sichtbar werden. Praktisch gehen wir so vor, dass wir die Kauflächen der Unterkiefer Prothese mit Haftspray einsprühen und von 4-6 auf beiden Seiten Zinnfolie aufdrücken. Die distobukkalen Höcker der unteren 1. Molaren markieren wir mit einem senkrechten Streifen und die röntgenbildnahen oberen und unteren mittleren Schneidezähne umwickeln wir ebenfalls mit Folie. Die Ohrstöpsel des Einstellgerätes ziehen wir kurz vor der Aufnahme etwas zurück, damit die Hautpunkte sich nicht verziehen. Den Patienten bitten wir, die Zähne leicht zusammen zu beißen. Dann wertet der Kieferorthopäde* das Röntgenbild auf seinem Computer aus und wir bekommen von ihm in der Regel eine Ricketts Analyse.

* Dank an *Dr. Thomas Röhr*

Die für die Totalprothetik wichtigen Punkte, Verbindungen und Winkel sind im einzelnen:

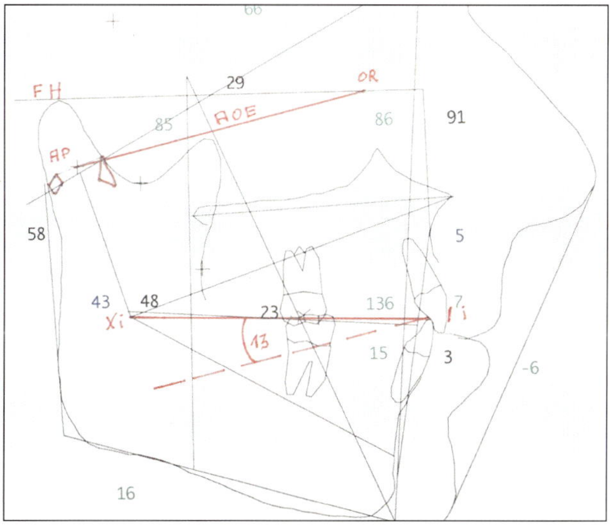

Abb. 1

- Die Achse-Orbitalebene (AOE) bilden wir aus dem Achsenpunkt (AP), der aus den beiden Hautpunkten rechts mit Viereck und links mit Dreieck gemittelt wird und der Orbitale (OR). Sie hat im Durchschnitt einen Winkel von 6,5 Grad zur Frankfurter Horizontalen (Verbindung Porion - Orbitale).
- Die gnathologische Okklusionsebene li-xi geht von der *Schneidekante* des unteren mittleren Schneidezahns zum xi-Punkt; der Oberrand des distobukkalen Höckers des unteren 1. Molaren soll sich auf dieser Linie befinden. Wenn der Höcker sich oberhalb oder unterhalb dieser Linie befindet, müssen die Zähne entsprechend versetzt werden.
- Die Achse-Orbitalebene hat zur gnathologischen Okklusionsebene einen Winkel von 13 Grad; gestrichelte Linie parallel verschoben.

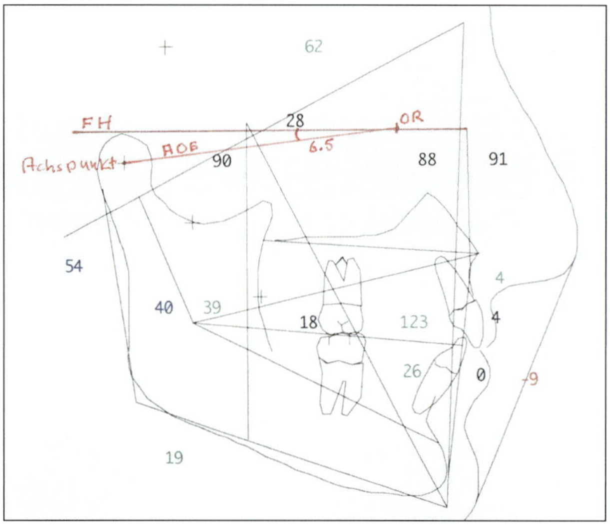

Abb. 2
Falls keine individuellen Achsenpunkte bestimmt wurden, z.B. bei der Vorbehandlung, kann man vom Orbitalpunkt (OR) 6.5 Grad zur Frankfurter Horizontalen eine Linie zum Kondylus ziehen. Vom Mittelpunkt des Kondylenoberrandes gehen wir senkrecht nach unten; der Schnittpunkt ist der arbiträre Achsenpunkt. Der Winkel von 6.5 Grad kann erheblich variieren.

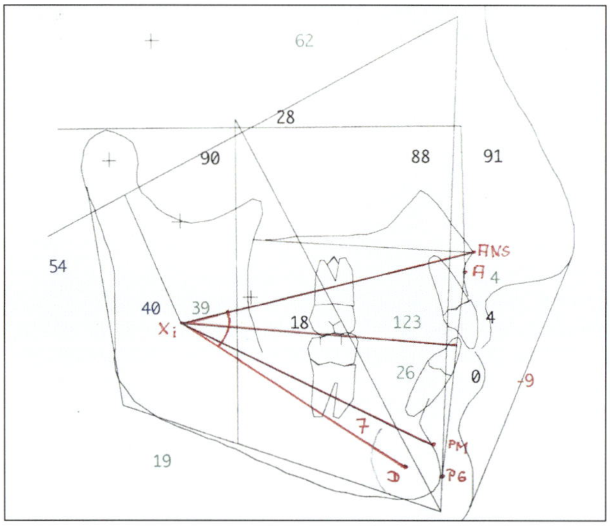

Abb. 3
Die Okklusionsebene nach *Ricketts* verläuft *2 mm unterhalb der Schneidekante* des unteren mittleren Schneidezahnes (bzw. 2 mm unterhalb der Lippenspalte) zum distobukkalen Höcker des unteren 1. Molaren. Die Verlängerung sollte bei idealer Okklusionsebene durch den xi-Punkt, der in der Nähe des Foramen mandibulae liegt, gehen. Die Untergesichtshöhe ist der Winkel xi zur Spina nasalis anterior (ANS) und zum Suprapogonium (PM). Bei stark athrophiertem Unterkiefer können wir das Suprapogonium (PM) nicht mehr bestimmen, deshalb nehmen wir als Ersatzpunkt den D-Punkt - das ist der Mittelpunkt der Kinnsymphyse - und verbinden ihn mit xi. Der Winkel der Untergesichtshöhe erhöht sich dann um 7 Grad .
Bei der Ricketts-Analyse beträgt die Untergesichtshöhe beim mesiofacialem oder neutralem Gesichtsmuster 45 Grad +/- 2,5 Grad. Beim brachiofazialem oder geschlossenem Muster ziehen wir bei leichtem Muster eine Standardabweichung von 2.5 Grad ab, bei starkem Muster zwei Standardabweichungen also 5 Grad ab. Beim dolichofazialem oder offenem Gesichtsmuster geben wir je nach Stärke eine oder zwei Standardabweichungen dazu.

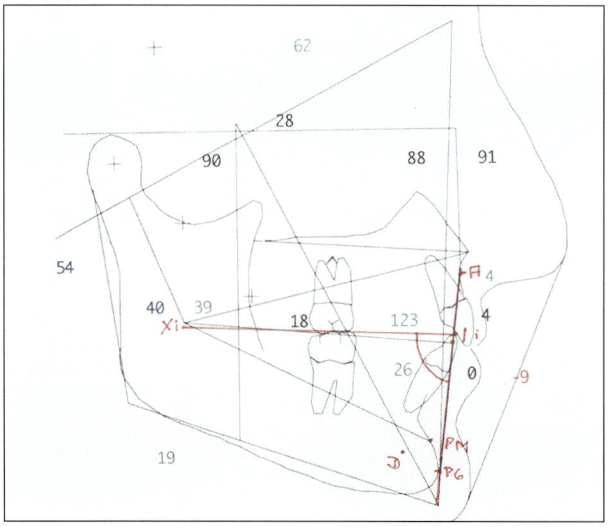

Abb. 4
Die Zahnebene ist die Verbindung von Punkt A zum Pogonium (PG). Die gnathologische Okklusionsebene Ii-xi steht bei Klasse I im Winkel von 89 Grad +/- 5 Grad zur Zahnebene, bei Klasse II wird der Winkel größer und bei Klasse III kleiner.

Abb. 5
Die Achsen der unteren Schneidezähne stehen bei Klasse I im Winkel von 90 Grad, bei Klasse II von 85 Grad und bei Klasse III von 95 Grad zur Schließachse.

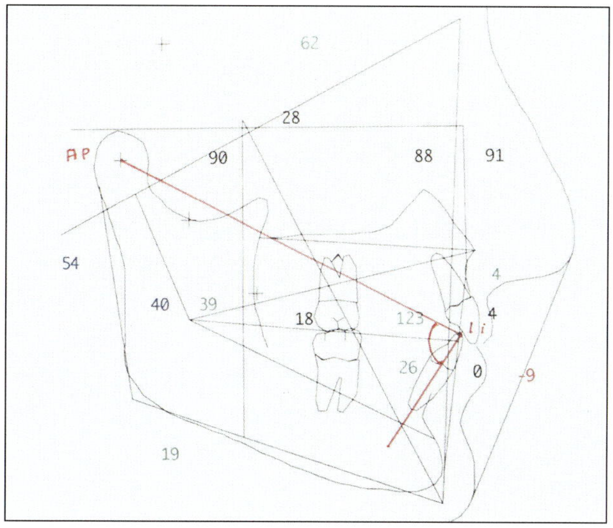

Abb. 6
Die Stellung des unteren Ii-Punktes (Schneidezahnkante des unteren 1ers) liegt 1 mm +/- 2 mm senkrecht vor der Zahnebene A-PG, die Höhe ist eben zur Lippenspalte. Befindet sich der Ii-Punkt dorsal der Ebene A-PG erhält der Ii-Punkt ein negatives Vorzeichen.

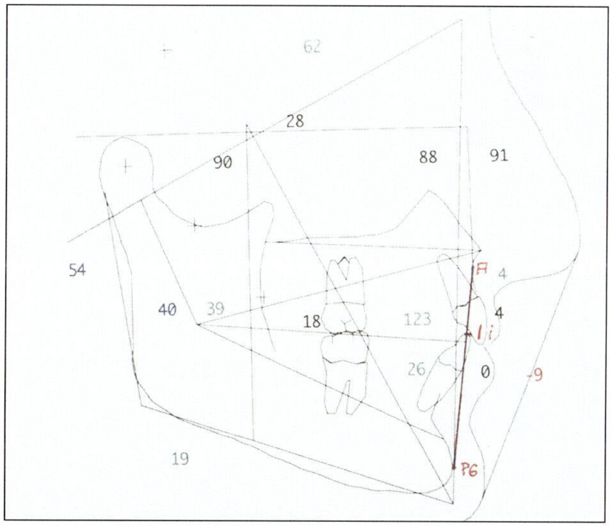

Abb. 7
Die Schneidezahnkante des oberen 1ers liegt 3,5 mm +/- 2mm senkrecht vor der Zahnebene A-PG, die endgültige Stellung ergibt aber die phonetische Registrierung.
Bei den Angaben im FRS handelt es sich um Millimeter, beim Übertragen auf den Patienten oder den Artikulator müssen wir 10% abziehen, denn bei einem Abstand von 1,60 m bei der FRS kommt es zu einer Vergrößerung von 10%.

- OR = Orbitale, der unterste Punkt der Konkavität der knöchernen Orbita
- PO = Porion, der höchste knöcherne Punkt des Porus acusticus externus
- ANS = Spina nasalis anterior, vorderste knöcherne Spitze der Spina nasalis anterior
- A = A-Punkt, Tiefster Punkt der Konkavität des anterioren Teiles der Maxilla unterhalb ANS
- Xi = Xi-Punkt, konstruierter Massenschwerpunkt des Ramus ascendens mandibula, fällt etwa mit dem Foramen mandibulae zusammen
- Ii = Ii-Punkt, Austrittspunkt der Schneidezahnachse des höchsten unteren Incisivus
- PM = Suprapogonium, der Punkt, an dem am anterioren knöchernen Kinn die Konvexität in die Konkavität umschlägt
- D = D-Punkt, Mittelpunkt der Kinnsymphyse (Kinnkörper)
- PG = Pogonion, der am weitesten vorspringende Punkt des knöchernen Kinns, ausgehend von der Tangente vom Nasion
- AP = Achsenpunkt, gemittelt von den beiden markierten Hautpunkten der Scharnierachse

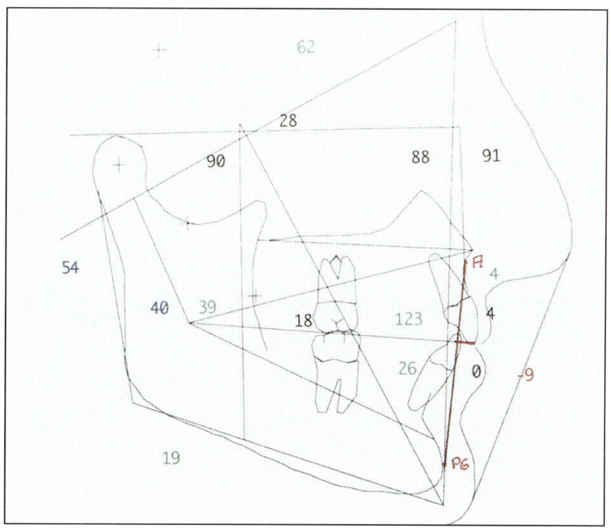

Die Fernröntgenseitenaufnahme gibt uns gute Anhaltspunkte zur Überprüfung der aufgestellten Prothese in Wachs. Die Auswertung bei Frau S. ergab ein stark brachiofaziales Gesichtsmuster. Deshalb müssen wir 5 Grad abziehen, dies ergibt einen Winkel von 40 Grad. Die klinisch aufgestellte Prothese ergab bei der Überprüfung durch das FRS einen Wert von 39.5 Grad, die FRS hat also die klinische Aufstellung bestätigt, die wir mit der Timmerschraube und dem Condylocomp ermittelt und um 5 mm angehoben hatten. Dies waren 5 Grad Differenz, man kann also grob sagen 1 Grad entsprechen 1 mm Bisshöhe in der Front. Die Bisshöhe und die Okklusionsebene sind bei der alten Prothese zu niedrig. Die Bilder der Patientin mit der alten und der neuen Prothese zeigen dies eindrucksvoll. Sie hat sich schnell daran gewöhnt und man sieht, dass die Proportionen des Untergesichtes zum Obergesicht wieder stimmen. Besonders die Lippen, die vorher nur ein Strich waren, sind wieder voll und kräftig zu sehen. Bei der ersten FRS von Herrn S. war zum Beispiel die Okklusionsebene zu hoch, deshalb wurden für die zweite Aufnahme die unteren Zähne tiefer gesetzt, die oberen wurden zur besseren Übersicht für diese Aufnahme in ihrer Stellung belassen. Bei dieser FRS können wir sehen, dass die Okklusionsebene jetzt korrekt ist. Bei Herrn S. lag die klinisch gefundene Untergesichtshöhe bei 47.6 Grad und damit über der Norm.

Die Fernröntgenseitenaufnahme ist eine einfache und gute Unterstützung bei der Kontrolle der aufgestellten Zähne in Wachs, sie kann uns aber nur Anhaltspunkte geben. Die phonetische, klinische und ästhetische Aufstellung, bedingt durch die Lippen und die Muskulatur, hat in der Aufstellung aber absoluten Vorrang, allerdings ist die Okklusionsebene klinisch nicht überprüfbar, sondern nur durch die FRS.

Die häufigsten Fehler in der Totalprothetik sind eine meist zu niedrige Vertikaldimension und eine falsche Okklusionsebene. Ebenfalls stimmt die wichtige Stellung der unteren Frontzähne oft nicht, sie werden häufig zu weit dorsal und senkrecht zur Mandibula aufgestellt. Daraus wird z. B. bei abgesunkener Vertikalen und Okklusionsebene statt einer Klasse I eine Klasse III mit starkem Knochenabbau und Schlotterkamm in der Oberkiefer Front resultieren. Die Vertikale wird auch niedriger bei der Verwendung von Kunststoffzähnen, die bei über 90% der Totalprothesen eingesetzt werden. Die Kunststoffzähne abradieren sehr schnell, besonders wenn die Kauflächen eingeschliffen und damit die etwas härtere obere Schicht entfernt wurde. Nach einem halben Jahr ist die Vertikale schon bis zu 0.5 mm abgesunken und nach 2 Jahren entsprechend mehr und schon an den Lippen sichtbar. Das Ganze geht noch schneller, wenn die untere Prothese nachts getragen wird, denn dann atrophieren gleichzeitig noch die Alveolarfortsätze.

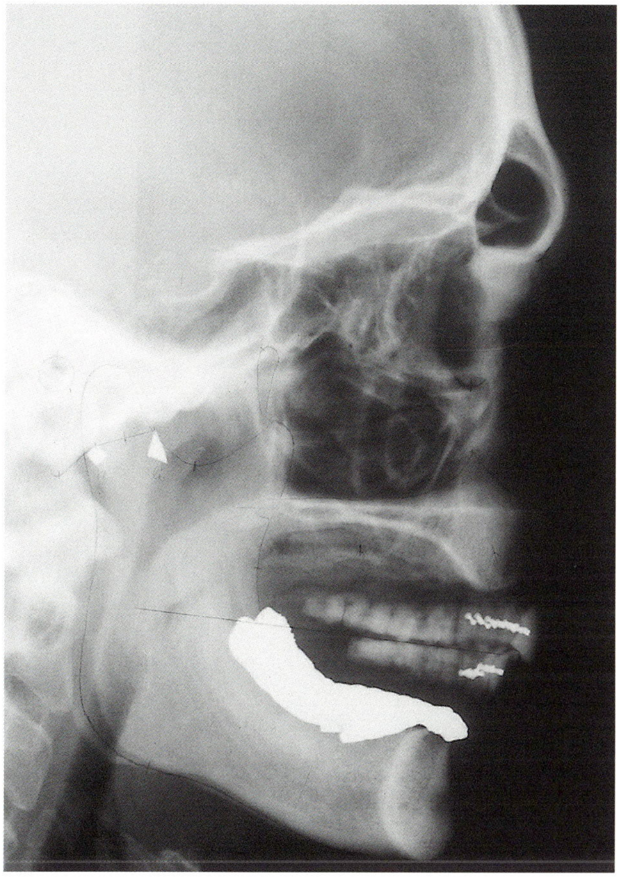

Abb. 8 Zweite FRS von Herrn S., untere Seitenzähne tiefer gesetzt

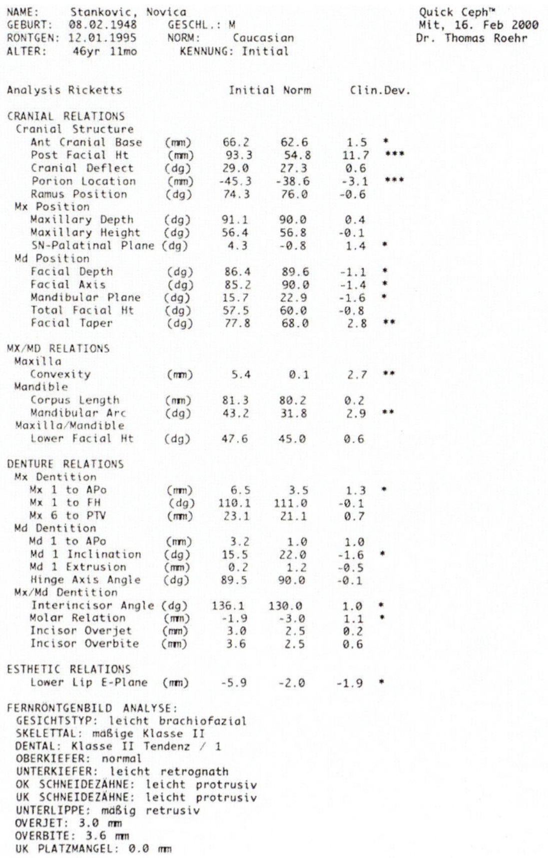

NAME: Stankovic, Novica — Quick Ceph™
GEBURT: 08.02.1948 GESCHL.: M — Mit, 16. Feb 2000
RONTGEN: 12.01.1995 NORM: Caucasian — Dr. Thomas Roehr
ALTER: 46yr 11mo KENNUNG: Initial

Analysis Ricketts		Initial	Norm	Clin.Dev.	
CRANIAL RELATIONS					
Cranial Structure					
Ant Cranial Base	(mm)	66.2	62.6	1.5	*
Post Facial Ht	(mm)	93.3	54.8	11.7	***
Cranial Deflect	(dg)	29.0	27.3	0.6	
Porion Location	(mm)	-45.3	-38.6	-3.1	***
Ramus Position	(dg)	74.3	76.0	-0.6	
Mx Position					
Maxillary Depth	(dg)	91.1	90.0	0.4	
Maxillary Height	(dg)	56.4	56.8	-0.1	
SN-Palatinal Plane	(dg)	4.3	-0.8	1.4	*
Md Position					
Facial Depth	(dg)	86.4	89.6	-1.1	*
Facial Axis	(dg)	85.2	90.0	-1.4	*
Mandibular Plane	(dg)	15.7	22.9	-1.6	*
Total Facial Ht	(dg)	57.5	60.0	-0.8	
Facial Taper	(dg)	77.8	68.0	2.8	**
MX/MD RELATIONS					
Maxilla					
Convexity	(mm)	5.4	0.1	2.7	**
Mandible					
Corpus Length	(mm)	81.3	80.2	0.2	
Mandibular Arc	(dg)	43.2	31.8	2.9	**
Maxilla/Mandible					
Lower Facial Ht	(dg)	47.6	45.0	0.6	
DENTURE RELATIONS					
Mx Dentition					
Mx 1 to APo	(mm)	6.5	3.5	1.3	*
Mx 1 to FH	(dg)	110.1	111.0	-0.1	
Mx 6 to PTV	(mm)	23.1	21.1	0.7	
Md Dentition					
Md 1 to APo	(mm)	3.2	1.0	1.0	
Md 1 Inclination	(dg)	15.5	22.0	-1.6	*
Md 1 Extrusion	(mm)	0.2	1.2	-0.5	
Hinge Axis Angle	(dg)	89.5	90.0	-0.1	
Mx/Md Dentition					
Interincisor Angle	(dg)	136.1	130.0	1.0	*
Molar Relation	(mm)	-1.9	-3.0	1.1	*
Incisor Overjet	(mm)	3.0	2.5	0.2	
Incisor Overbite	(mm)	3.6	2.5	0.6	
ESTHETIC RELATIONS					
Lower Lip E-Plane	(mm)	-5.9	-2.0	-1.9	*

FERNRÖNTGENBILD ANALYSE:
GESICHTSTYP: leicht brachiofazial
SKELETTAL: mäßige Klasse II
DENTAL: Klasse II Tendenz / 1
OBERKIEFER: normal
UNTERKIEFER: leicht retrognath
OK SCHNEIDEZÄHNE: leicht protrusiv
UK SCHNEIDEZÄHNE: leicht protrusiv
UNTERLIPPE: mäßig retrusiv
OVERJET: 3.0 mm
OVERBITE: 3.6 mm
UK PLATZMANGEL: 0.0 mm

Abb. 9 *Ricketts*-Analyse

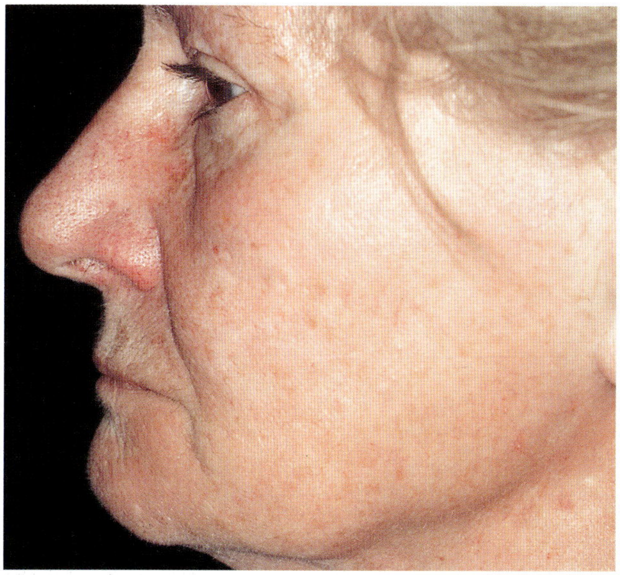

Abb. 10 Frau S. mit alten Prothesen

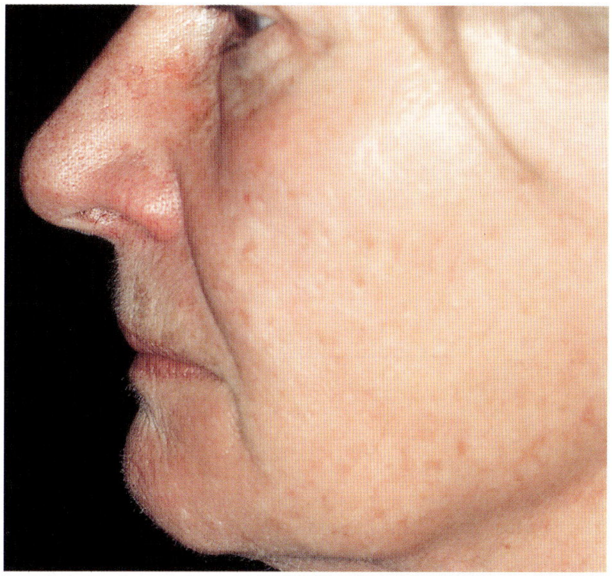

Abb. 11 mit neuen Prothesen

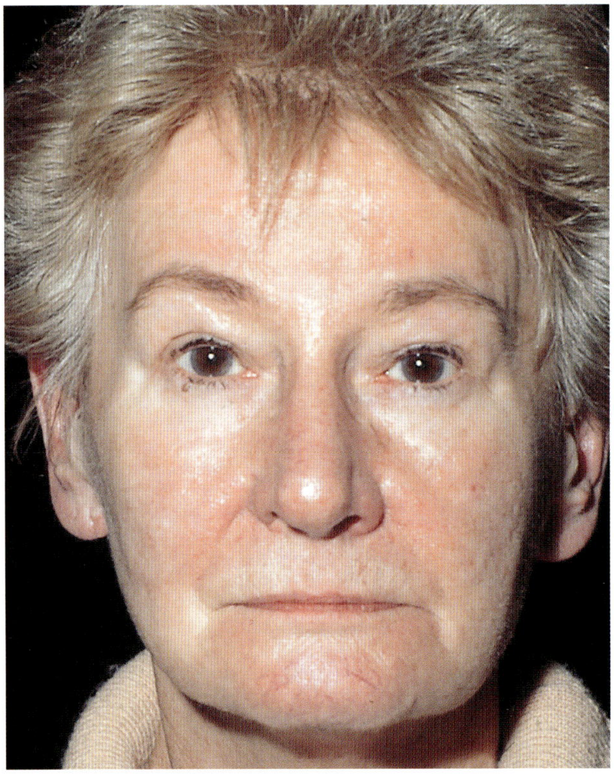

Abb. 12 Frau S. mit alten Prothesen

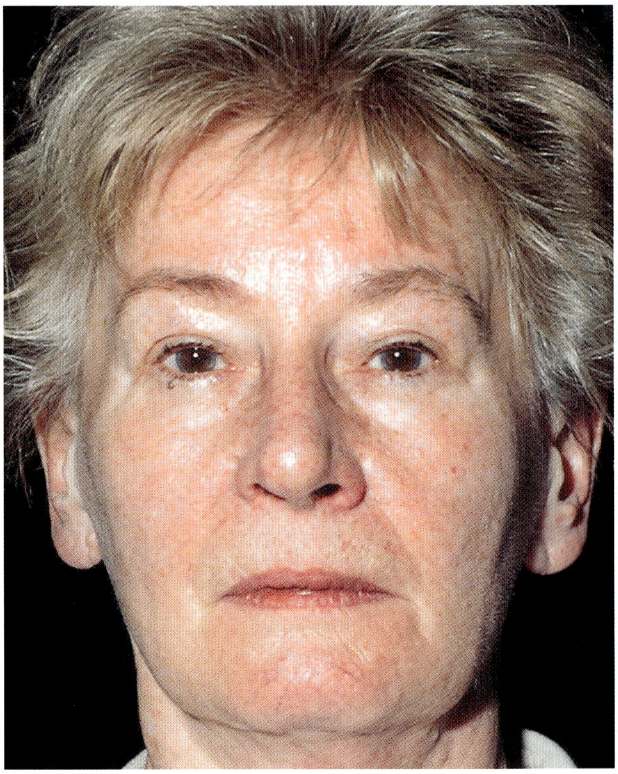

Abb. 13 mit neuen Prothesen

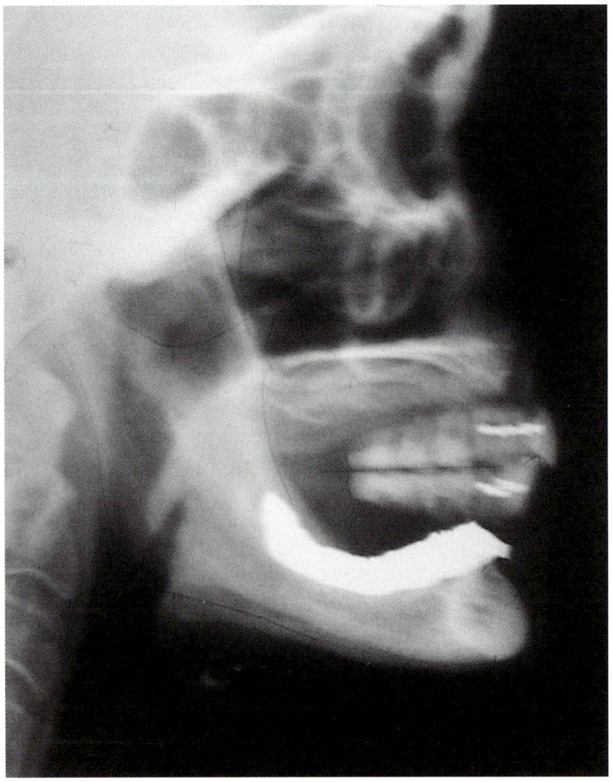

Abb. 14 Frau S. FRS-Aufnahme der Prothese in Wachs

NAME: Sommer, Anneliese
GEBURT: 09.04.1933 GESCHL.: F
RÖNTGEN: 02.06.1999 NORM: Caucasian
ALTER: 66yr 2mo KENNUNG: KM

Quick Ceph™
Mit, 16. Feb 2000
Dr. Thomas Roehr

Analysis Ricketts		KM	Norm	Clin.Dev.	
CRANIAL RELATIONS					
Cranial Structure					
Ant Cranial Base	(mm)	62.0	59.4	1.0	*
Post Facial Ht	(mm)	75.6	54.8	6.3	***
Cranial Deflect	(dg)	27.7	27.3	0.1	
Porion Location	(mm)	-45.1	-38.6	-2.9	**
Ramus Position	(dg)	74.0	76.0	-0.7	
Mx Position					
Maxillary Depth	(dg)	91.3	90.0	0.4	
Maxillary Height	(dg)	58.2	55.2	1.0	*
SN-Palatinal Plane	(dg)	7.9	1.2	1.9	*
Md Position					
Facial Depth	(dg)	87.7	88.3	-0.2	
Facial Axis	(dg)	89.7	90.0	-0.1	
Mandibular Plane	(dg)	18.9	24.2	-1.2	*
Total Facial Ht	(dg)	53.7	60.0	-2.1	**
Facial Taper	(dg)	73.4	68.0	1.5	*
MX/MD RELATIONS					
Maxilla					
Convexity	(mm)	4.0	0.9	1.5	*
Mandible					
Corpus Length	(mm)	77.0	73.8	0.7	
Mandibular Arc	(dg)	40.5	29.8	2.7	**
Maxilla/Mandible					
Lower Facial Ht	(dg)	39.5	45.0	-1.4	*
DENTURE RELATIONS					
Mx Dentition					
Mx 1 to APo	(mm)	4.2	3.5	0.3	
Mx 1 to FH	(dg)	113.9	111.0	0.5	
Mx 6 to PTV	(mm)	18.3	17.1	0.4	
Md Dentition					
Md 1 to APo	(mm)	0.2	1.0	-0.4	
Md 1 Inclination	(dg)	26.4	22.0	1.1	*
Md 1 Extrusion	(mm)	-0.1	1.2	-0.7	
Hinge Axis Angle	(dg)	95.8	90.0	1.5	*
Mx/Md Dentition					
Interincisor Angle	(dg)	123.2	130.0	-1.1	*
Molar Relation	(mm)	-0.3	-3.0	2.7	**
Incisor Overjet	(mm)	3.9	2.5	0.6	
Incisor Overbite	(mm)	2.7	2.5	0.1	
ESTHETIC RELATIONS					
Lower Lip E-Plane	(mm)	-8.9	-2.0	-3.4	***

FERNRÖNTGENBILD ANALYSE:
GESICHTSTYP: stark brachiofazial
SKELETTAL: leichte Klasse II
DENTAL: maßige Klasse II / 1
OBERKIEFER: normal
UNTERKIEFER: normal
OK SCHNEIDEZÄHNE: normal
UK SCHNEIDEZÄHNE: normal
UNTERLIPPE: stark retrusiv
OVERJET: 3.9 mm
OVERBITE: 2.7 mm
UK PLATZMANGEL: 0.0 mm

Abb. 15 *Ricketts*-Analyse

19 Fertigstellen der Prothesen im Labor

Nach der Anprobe am Patienten und eventuellen Korrekturen werden die Prothesen für die Polymerisation vorbereitet.
Als erstes werden die Prothesen zu den Funktionsrändern hin abgedichtet. Das geschieht durch Auffüllen von Wachs. An der Oberkieferprothese wird im Bereich der Ah-Linie ein dachförmiger Steg modelliert, dieser geht über den Bereich der Ah-Linie auf die dorsale Begrenzung des Modells hinaus, in das mit einem Bohrer Retentionen eingebohrt werden. Dieser Steg mit den Retentionen soll der Kontraktion des Kunststoffes entgegenwirken, da sich die Moleküle immer gerade ausrichten wollen. Die Modelle werden aus dem Artikulator entnommen und die Küvetten für die Einbettung vorbereitet. Sie werden mit Vaseline an den Metallflächen isoliert und es ist darauf zu achten, dass sich von vorherigen Polymerisationen weder Gips noch Kunststoff an den Küvettenteilen befindet. Wenn die Prothesen in das Gipsbett gesetzt werden, achten wir besonders darauf, dass Frontzähne axial belastet werden. Dies müssen wir besonders bei Keramikzähnen beachten, damit es nicht zu Frakturen kommt. Ein weiterer wesentlicher Schritt ist das Einbetten mit Gips der Klasse 4, der unter Vakuum angemischt wird. Herkömmliche Silikon Isoliermittel für Zähne und Granulat sind tabu. Das Oberteil der Küvetten wird in zwei Phasen eingebettet. Auch hierfür verwenden wir im Vakuum angemischten Gips der Klasse 4. Wir füllen das Oberteil der Küvette bis zu den Inzisalkanten und Okklusionsflächen auf. Erst nachdem dieser abgebunden ist, wird der restliche Anteil der Küvette aufgefüllt und geschlossen. Dieses Vorgehen erleichtert uns nach der Polymerisation das Ausbetten der Prothesen. Es trennt sich zuerst der zuletzt erstellte Gipsdeckel und es ist ein leichtes, die seitlichen Bereiche mit einer Gipszange zu entfernen. Hier zeigt sich der Vorteil der Verwendung von Gips der Klasse 4, der sich aufgrund seiner Härte hervorragend separieren lässt. Nachdem der Gips in den Küvetten ausgehärtet ist, legen wir diese in ein ca. 60 °C warmes Wasserbad. Nach ca. 5 min. können wir die Küvettenteile voneinander trennen und das erwärmte weiche Wachs entfernen. Es ist darauf zu achten, dass die Temperatur nicht zu hoch gewählt wird und das Wachs flüssig ist. Dieses hätte negative Auswirkungen auf das Isolierverhalten der Isolierung, Gips gegen den Kunststoff. Nach dem Ausbrühen der restlichen Wachsbestände mit kochendem Wasser wird die Einbettung begutachtet. Nach den erforderlichen Maßnahmen an den Krampons (Goldstiften) - Verbiegen der Stifte zur Basalfläche, Radierung der Ah-Linie und Hohllegen von Kieferteilen - werden die Gipsflächen isoliert. Die Radierung der Ah-Linie erfolgt von der Mitte des Tubers ausgehend die ersten 2 mm langsam tiefergehend, bis die Tiefe von 2 mm

erreicht ist. Dazu nehmen wir einen Rosenbohrer mit einem Durchmesser von 2 mm, der bis zum Ansatz des Bohrkopfes versenkt wird und so eine Tiefe und Breite von 2 mm ergibt. Ein wesentlicher Teil der Gipsbearbeitung ist eine Rinne, die in das Gipsbett unmittelbar vor der Modellgrenze ca. 3-4 mm tief und breit eingefräst wird. Diese Rinne dient zur Aufnahme des überschüssigen Kunststoffes während des Pressvorganges. Sie reduziert eine übergroße Erhöhung nach der Polymerisation, da sie zur Aufnahme des Überschusses dient. Die Pressfahne braucht nicht die Strecke von der Prothese bis zum Küvettenäußeren zurückzulegen. Die Rinne nimmt den Überschuss des Kunststoffes auf. Es kommt dadurch zur Erhöhung des Pressdruckes pro mm^2 und automatisch zur Reduktion einer evtl. Bisserhöhung.
Der Torus palatinus darf auf gar keinen Fall willkürlich unterlegt werden, denn dies provoziert Brüche. Erst nach Eingliederung der Prothesen durch den Zahnarzt schleift dieser individuell den Bezirk der verminderter Resilienz ein.
Zum Isolieren verwenden wir die Isolierung der Firma Candulor. Dies geschieht nach der Bearbeitung der Zähne und des Gipses. Die Küvetten werden erneut mit heißem Wasser abgespült. Die Isolierung wird dann in die Küvette gegossen, *nicht mit einem Pinsel* aufgetragen und verteilt, da der Pinsel die Isolierung beim Abbinden wieder entfernt. Isolierpfützen, die durch große Vertiefungen entstehen, können mit einem weichen Pinsel vom Überschuss befreit werden. Nach einer Einwirkzeit von ca. 1 min. werden die Küvettenteile unter fließend kaltem Wasser abgespült, dabei hat es keine Auswirkungen, dass die Isolierung über die Zähne geflossen ist. Der Goldmodellguss wird jetzt auf die noch weiche Isolierung im Unterkiefer gesetzt und fest angedrückt. Es muss genau kontrolliert werden, ob dieser an seiner vorgesehenen Stelle sitzt. Durch das Anhärten der Isolierung wird der Goldmodellguss auch während des Pressvorganges sicher an seiner Stelle gehalten. Eine weitere Möglichkeit besteht darin, dass nach dem Vorpressen vor dem endgültigen Schließen der Küvetten der Goldmodellguss eingesetzt wird. Wird er vor dem Vorpressen eingelegt, ist darauf zu achten, dass Kunststoff in die obere und untere Küvettenhälfte eingebracht wird und dieser durch eine Polyuretanfolie bis zum endgültigen Pressen getrennt wird.

Nachdem diese vorbereitenden Maßnahmen abgeschlossen sind, wird der Prothesenkunststoff angeteigt. Hierbei ist auf ein korrektes Mischungsverhältnis (Herstellerangabe) von Monomer und Polymer 1:3 und auf eine ausreichende Anquellzeit für den Kunststoff zu achten. Wenn Polymer und Monomer in einem Kühlschrank aufbewahrt werden, kommt man zu kontrollierten Anquellzeiten, die durch die Umgebungstemperatur nicht mehr wesentlich beeinflusst werden. Wenn diese Zeit abgelaufen ist, machen wir die Reißprobe an dem Kunststoff. Dieser muss ein deutliches Klackgeräusch hinterlassen, damit er für die Pressung optimal vorbereitet ist. Wir füllen nun den Anteil der Küvette mit Prothesenkunststoff, in dem die Zähne enthalten sind. Zwischen obere und untere Küvettenhälfte legen wir eine Polyuretanfolie und stellen die geschlossene Küvette in die Presse. Den Pressvorgang müssen wir sehr sorgfältig ausführen und dem Kunststoff ca. 15-20 Minuten Zeit geben, sich in der Küvette zu verteilen. Ein zu schnelles Pressen würde die Molekularstrukturen zerstören. Der Polymerisationsvorgang des Kunststoffes beginnt bereits beim Anmischen. Wir erhöhen den Pressdruck langsam bis auf 1000 kg. Wenn das Anzeigeinstrument konstant auf diesem Wert bleibt, öffnen wir die Presse und öffnen die Küvetten. Jetzt sehen wir, ob Kunststoff nachgelegt werden muss. Der Kunststoff sollte bei der Betrachtung homogen aussehen und keine weißen Stellen mehr aufweisen, sonst muss Kunststoff nachgelegt werden. Überschüsse, die sich über den Prothesenrand zur Küvette nach außen gepresst haben, werden vorsichtig an der Prothese entlang geschnitten und entfernt, so dass auch die Abflussrinne wieder frei ist. Den Pressvorgang wiederholen wir solange, bis der Kunststoff die gewünschten Eigenschaften hat. Beim letzten Schließen der Küvette entfernen wir die Folie und achten darauf, dass nur so viel Kunststoff in der Küvette ist, dass beim letzten Pressvorgang kein Kunststoff mehr nach außen dringen kann. Dieser würde später beim Polymerisieren mit heißem Wasser in Berührung kommen und durch die Kettenreaktion im Kunststoff eine partielle Polymerisation einleiten und damit zu unterschiedlicher Polymerisationsgüte führen. Bei der Polymerisation gehen wir nach den Herstellerangaben vor und halten ganz exakt die angegebenen Zeiten und Temperaturen ein. Wir arbeiten nach den bekannten Polymerisationsverfahren im Wasserbad. Die Küvetten werden mit einem Spannbügel in das noch kalte Wasser gestellt und auf 70 °C aufgeheizt, diese Temperatur wird kontrolliert für 45 Minuten eingehalten. Nach Ablauf dieser Zeit wird das Wasser zum Kochen aufgeheizt und für weitere 45 Minuten am Kochen gehalten. Während der gesamten Zeit ist immer darauf zu achten, dass die Küvetten ständig mit Wasser benetzt sind. Nach Ablauf der Polymerisation wird der Topf von der Wärmequelle genommen und ohne Beeinflussung auf Raumtemperatur abgekühlt. Wir benutzen für die Einbettung Präzisionsküvetten der Firma Cadulor. Diese zeichnen sich dadurch aus, dass sie präzisionsgefräst sind und eindeutig, ohne Spiel ineinander passen. Wenn Küvetten verwendet werden, die Spiel aufweisen, kommt es zu Ungenauigkeiten. Prothesenbasis und die darauf befindlichen Zahnreihen stimmen dann nicht wie auf der Aufstellschablone überein. Leider findet man in vielen Laboratorien Küvetten, die sehr lieblos behandelt wurden, die zum Beispiel zum Ausbetten mit einem Hammer bearbeitet werden. Man darf dafür aber nur sehr vorsichtig einen Gummihammer verwenden. Bei richtigem Vorgehen lassen sich die Küvettenteile und der darin enthaltene Gips problemlos voneinander trennen. Nach der Polymerisation und der Abkühlphase können wir die Prothesen ausbetten. Die Küvette wird von außen vorsichtig mit dem Gummihammer beschlagen, so dass sich der Gips von den Küvettenwänden löst. Wir entfernen die Küvettendeckel und klopfen mit einem kleinen Fliesenhammer am Rand des Gipses entlang, nicht auf den Küvettenrand. Sehr schnell trennt sich der Gips von unserer Messingküvette und wir können den Gipskern der Küvette von der Prothese lösen. Als erstes entfernen wir den zuletzt aufgetragenen Gipsanteil, den sogenannten Deckel auf den Zähnen, dann den Gips an den Zahnreihen mit einer Gipszange, die wir im Bereich des Tubers oder des Trigonum retromolare ansetzen. Normalerweise löst sich der Gips bis zur Mitte der Prothese absolut sauber. Der linguale Anteil in den Prothesen kann mit einem Gipsmesser ausgehoben werden.

Wenn wir den unteren Gipsanteil entfernen, achten wir darauf, dass die Prothese auf dem Modell bleibt und dieses nicht beschädigt wird, so dass wir es in den Artikulator zurücksetzen können. Das Zurück-

setzen in den Artikulator hat nicht das Ziel, die Prothesen zu reokkludieren, sondern wir kontrollieren lediglich, ob der Pressvorgang fehlerfrei abgelaufen ist.
Ein Reokkludieren ist nicht sinnvoll, denn nach der Remontage würde man sehen, dass an falschen Stellen eingeschliffen wurde und dann wichtige Kontakte fehlen. Die Prothesen werden jetzt von dem Modell genommen, ausgearbeitet und poliert. Sollte die Stippelung des Zahnfleisches nicht unseren Vorstellungen entsprechen, kann sie mit einem leicht abgebogenen Rosenbohrer intensiviert werden. Bei der Bearbeitung der Funktionsränder vermeiden wir es, diese zu beschleifen; sie dürfen nur bei der Politur geglättet werden. Die Zahnzwischenräume sind durch die spezielle Anschwemmtechnik mit Wachs und durch gute Isolierung so sauber, dass eine massive Bearbeitung entfällt. Sollte es dennoch einmal notwendig sein, die Zwischenräume zu bearbeiten, so gehen wir sehr behutsam vor und arbeiten mit einem Bohrer keine tiefen Gräben ein. Die Zwischenräume sollten wie normales Zahnfleisch aussehen, aus denen die Zähne herausgewachsen sind. Es empfiehlt sich, Gipsreste außen auf der Prothese mit einem Feinstrahler oder Gipsentferner zu lösen. Hervorragend eignen sich harte Bürsten oder Upofixbürsten zur Gipsentfernung. Die Politur der Kunststoffoberfläche wird mit Leinenschwabbeln und Ziegenhaarbürsten ausgeführt. Die Hochglanzpolitur ist für den ästhetischen Eindruck und für die Hygienefähigkeit sehr wichtig. Diese führen wir mit einem weichen Woll- oder Lederschwabbel aus. Wenn die Prothesen gereinigt und desinfiziert sind, werden sie feucht eingepackt, in einen Hygieneversandbeutel geschweißt und zum Zahnarzt geschickt.

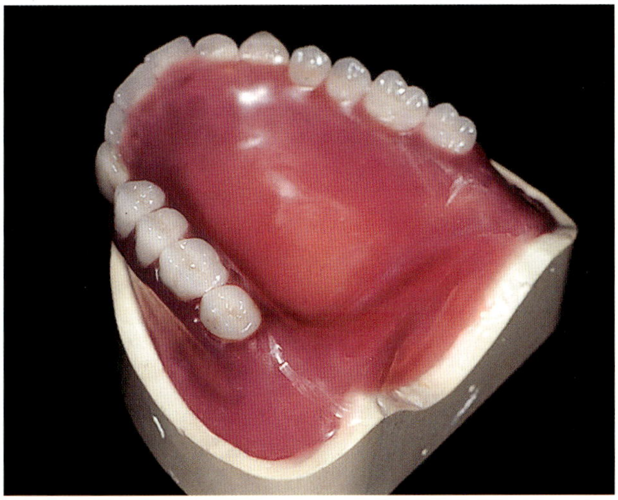

Abb. 1 Für das Einbetten vorbereitete Oberkiefer-Modell

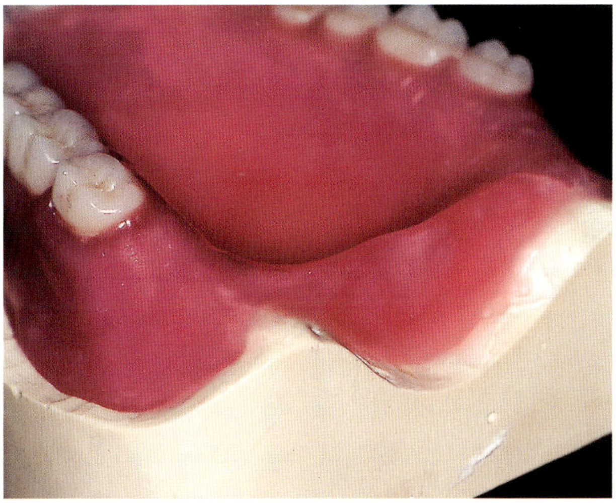

Abb. 2 Dachgestaltung mit Ausdehnung auf den dorsalen Modellanteil

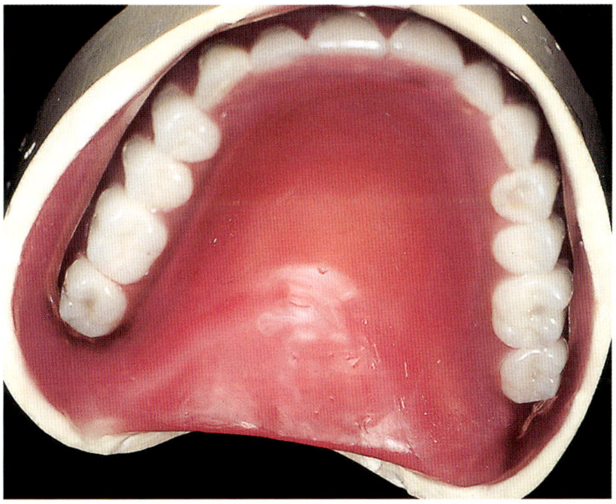

Abb. 3 Horizontale Dachverbindung von rechts nach links

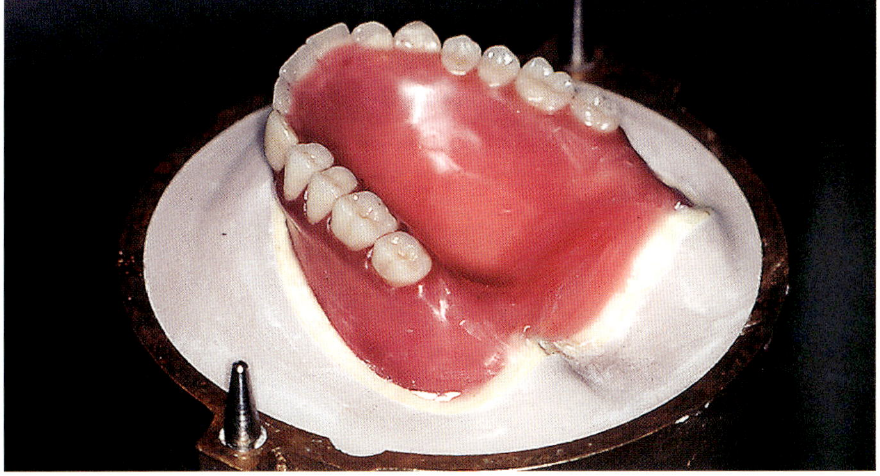

Abb. 4 Einbettung unter Beachtung der Achsenrichtung der Frontzähne

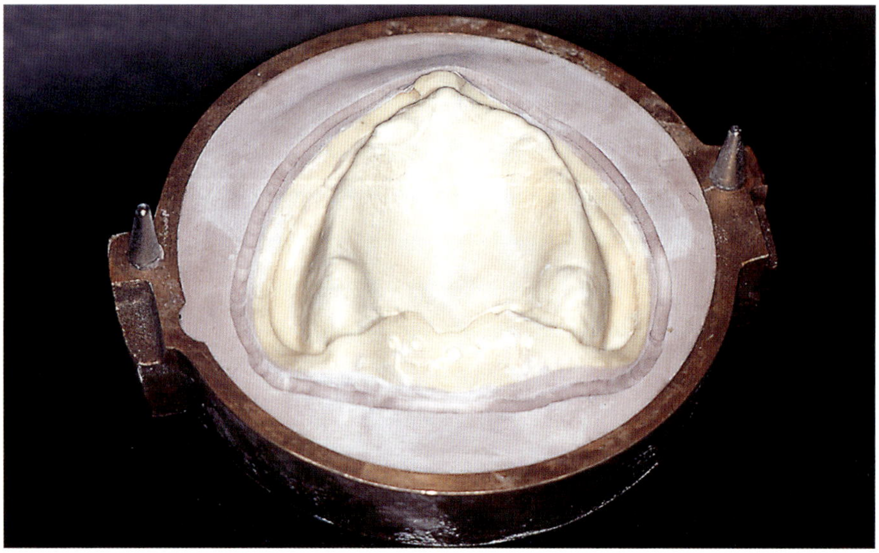

Abb. 5 Abflussrinne für Kunststoff vor der Modellgrenze

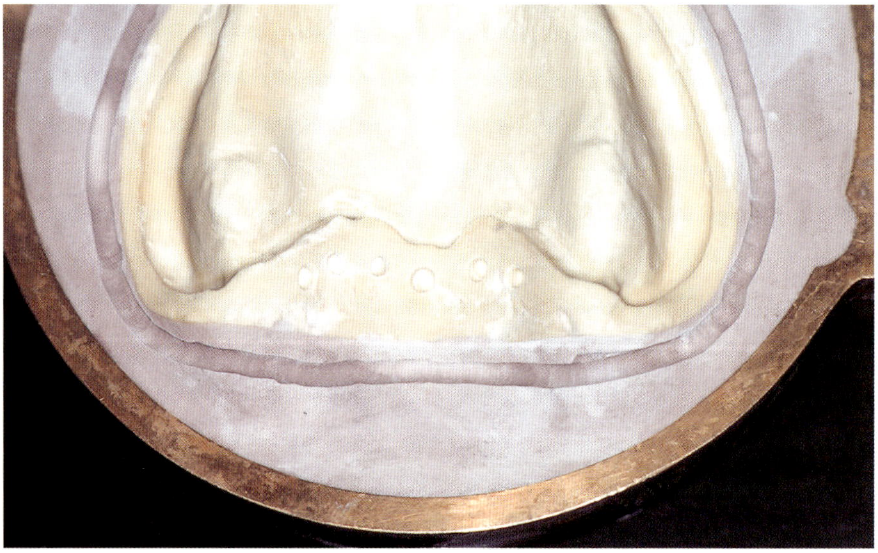

Abb. 6 Retentionen für Kunststoffverankerung des Dachprofils

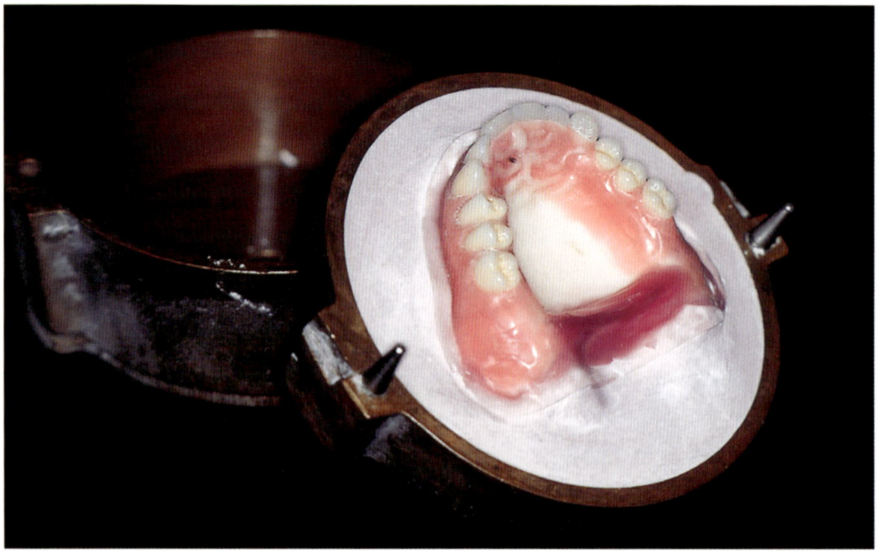

Abb. 7 Andere Prothese mit gleicher Vorbereitung

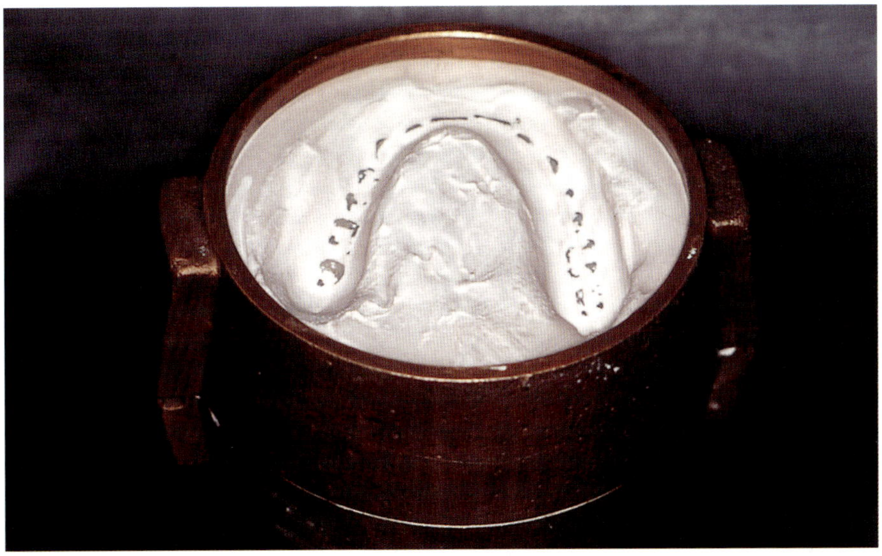

Abb. 8 Erste Phase des Konters, Gips bis zu den Kauflächen und Schneidekanten

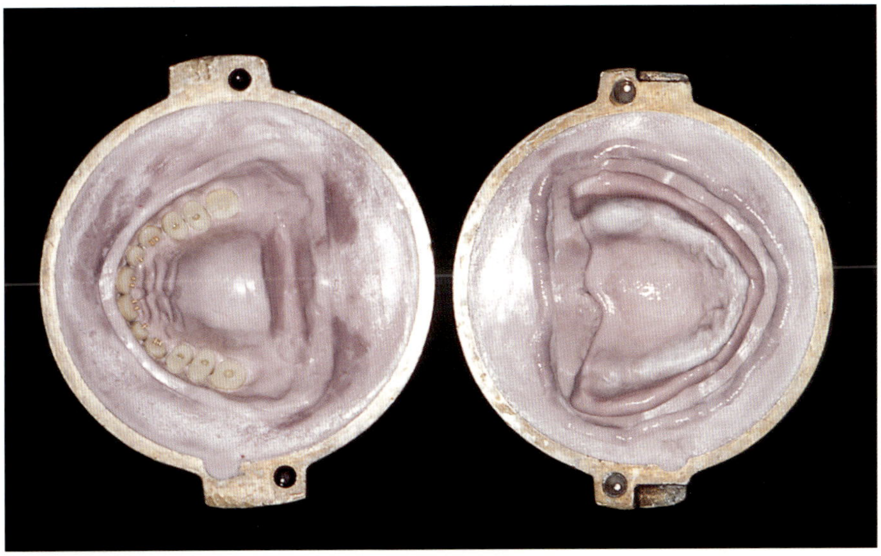

Abb. 9 Ober- und Unterteil einer zusammengehörenden Candulor Küvette

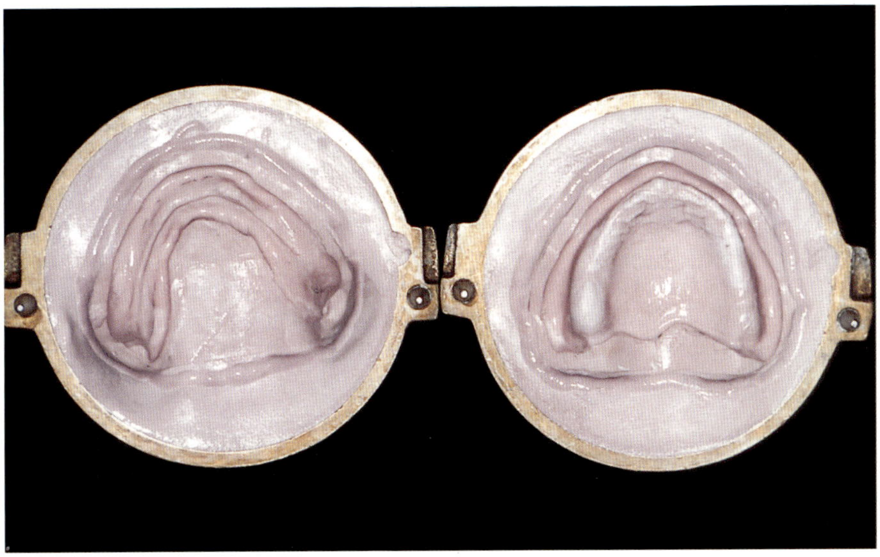

Abb. 10 Isolierte Kiefer durch Übergießen mit ISO – K von Candulor

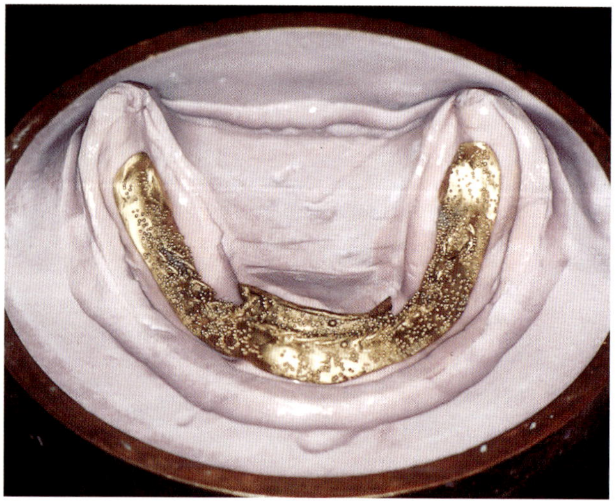

Abb. 11 Eingebrachte Goldbasis auf frische, nicht trockene Isolierung

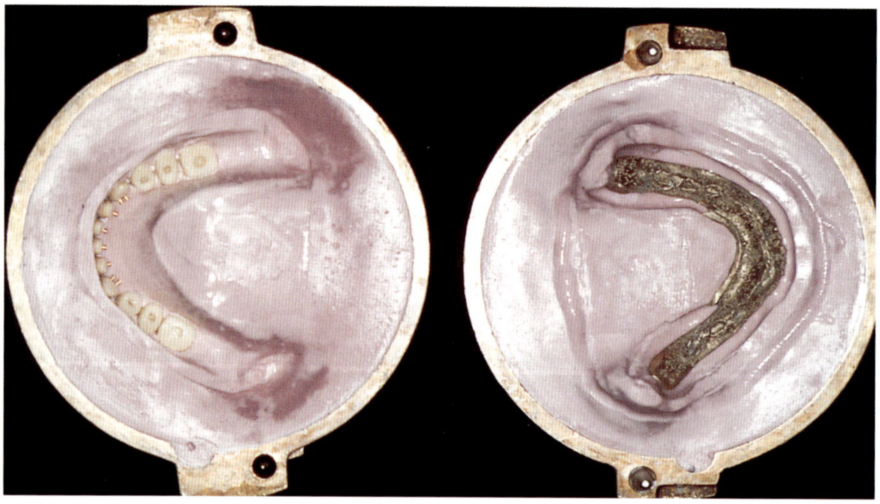

Abb. 12 Vorbereitet zum Stopfen der Unterkiefer-Prothese

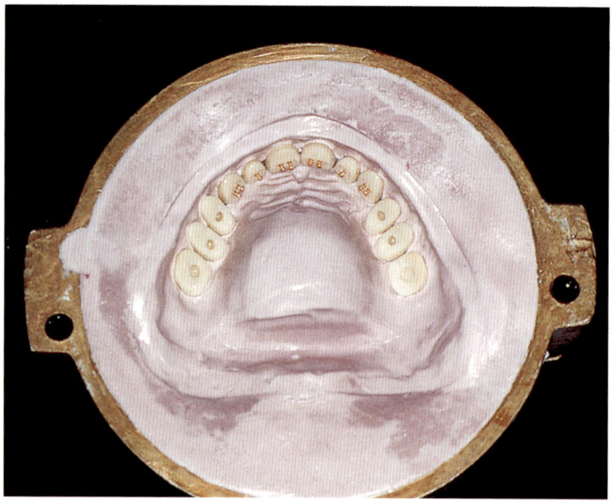

Abb. 13 Begutachtung der Krampons der Oberkiefer-Frontzähne

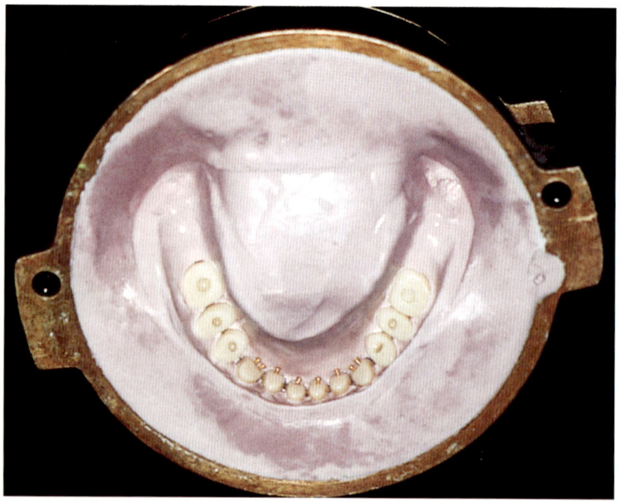

Abb. 14 Begutachtung der Krampons der Unterkiefer-Frontzähne

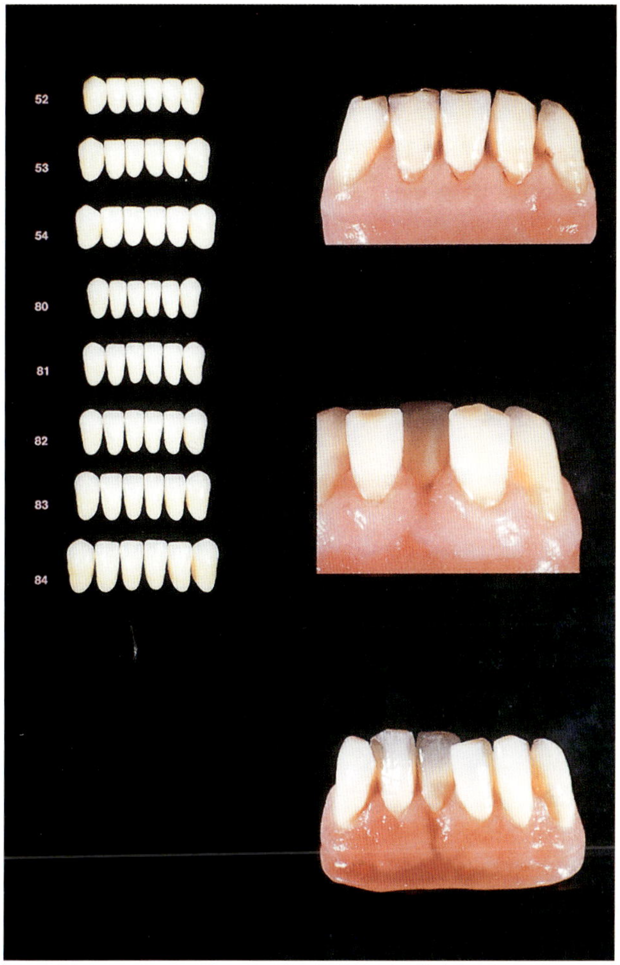

Abb. 15 Beispiele zur Farbgestaltung von künstlichen Zahnfleisch und Zähnen

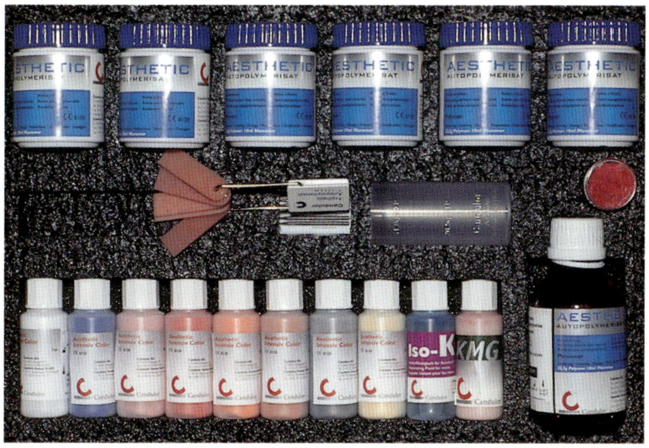

Abb. 16 Prothesenbasis-Farbenset von Candulor

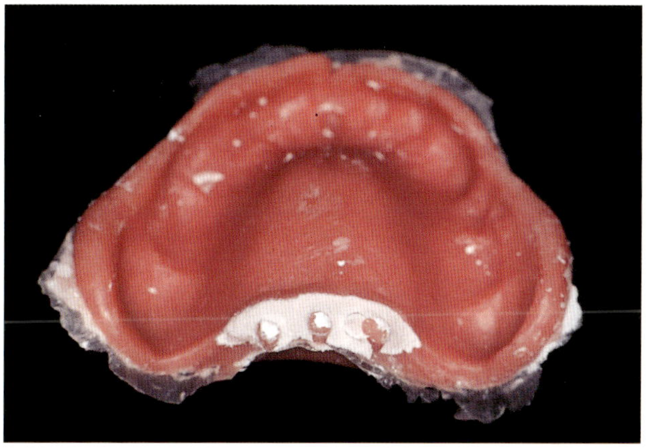

Abb. 17 Retentionshaftung hinter der Ah-Linie nach dem Ausbetten

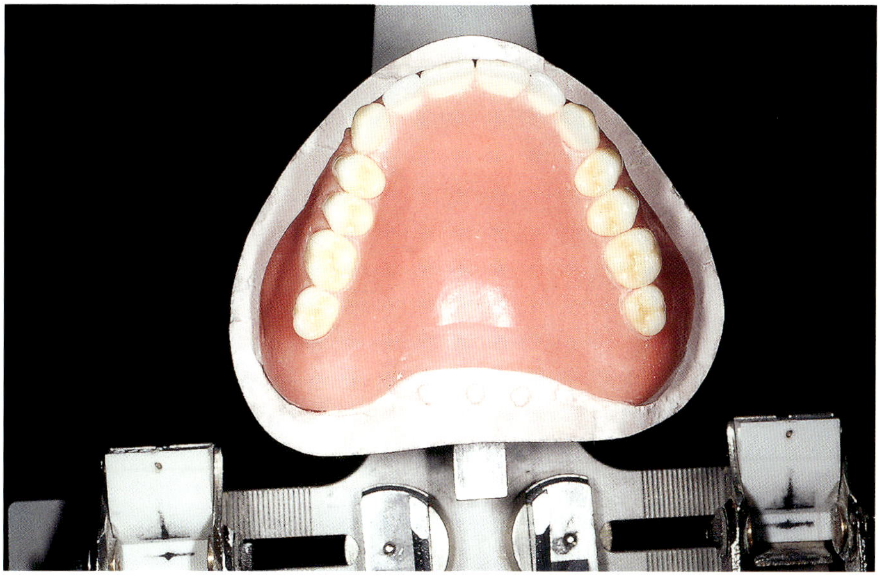

Abb. 18 Entfernte Dachformstabilisierung bis zur Ah-Linie

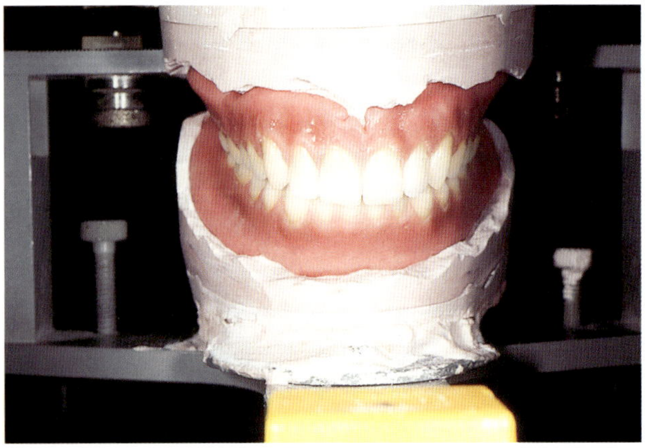

Abb. 19 Überprüfung der Polymerisation auf okklusale Veränderung

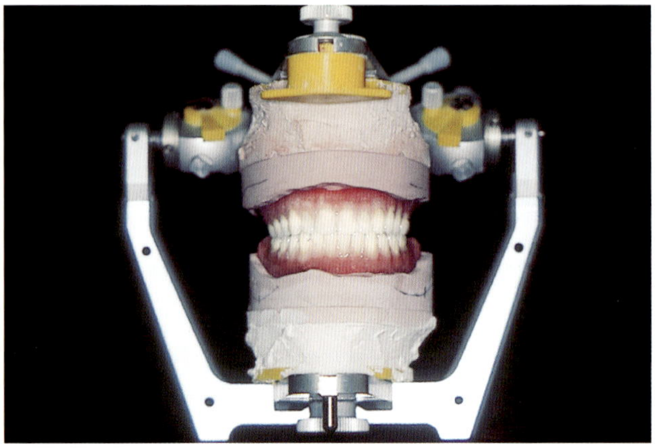

Abb. 20 Ausgearbeitete Prothesen auf dem Modell vor der Anprobe

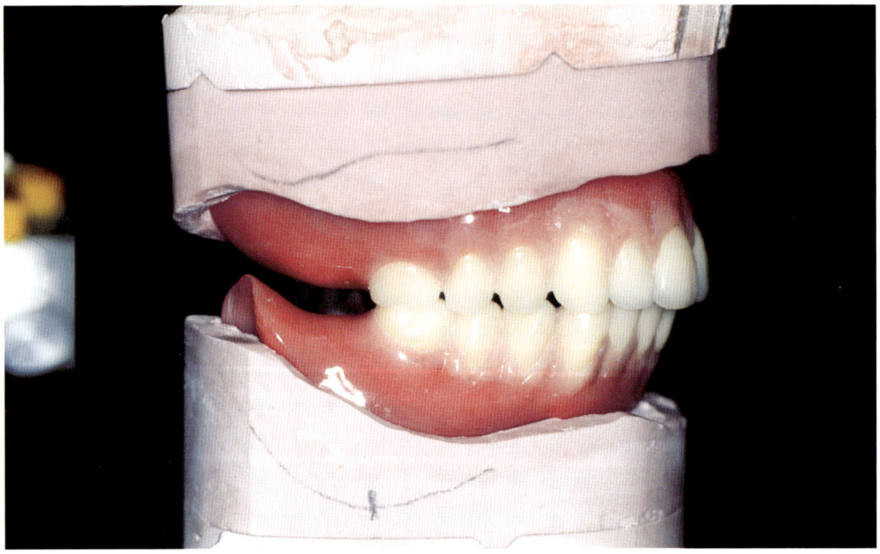

Abb. 21 Ausgearbeitete Prothesen auf dem Modell, Seitenansicht

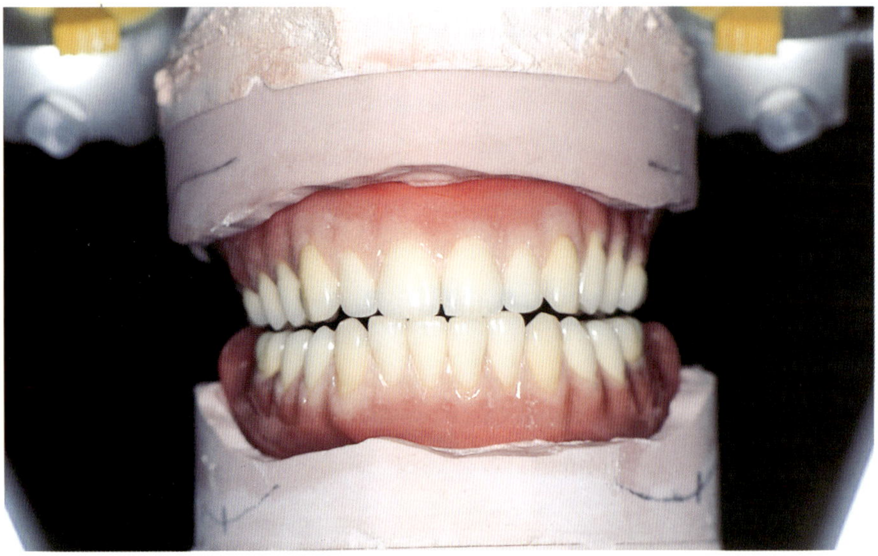

Abb. 22 Ausgearbeitete Prothesen auf dem Modell in Kopfbissstellung

20 Einprobieren der Prothesen

Nach Fertigstellen der Prothesen im Labor probieren wir die Prothesen am Patienten an. Die Basis der Prothesen untersuchen wir auf scharfe Kanten, die entfernt werden. Am Gaumen umranden wir mit einem giftfreien Kopierstift den Bereich in der Mitte, wo keine Schleimhautresilienz vorhanden ist. Dies zeichnet sich an der Prothesenbasis ab, und mit einer Fräse nehmen wir in diesem Bereich ca. 0,5 mm von der Kunststoffbasis weg, ebenso wird das Zäpfchen um 0,5 mm vertieft. Dadurch wird die fehlende Resilienz ausgeglichen, und die Prothese sitzt überall gleichmäßig und schaukelt nicht. Auf gar keinen Fall darf der Zahntechniker willkürlich die Gaumenmitte mit Folie unterlegen, wie man es sehr häufig sieht.

Die Ränder der Unterkiefer-Prothese sind von der Funktion ausgeformt und die Goldbasis stellt lingual auch die Sublingualrolle bis 5 mm über den Zungenboden dar, denn Kunststoff würde beim Polieren abradieren und der Saugeffekt damit verloren gehen. Bei der Unterkieferprothese fahren wir mit dem Zeigefinger den hinteren Rand bei Regio 48/38 ab, um zu prüfen, ob der Rand etwas zu lang ist; dies können wir jetzt - falls erforderlich - korrigieren. Ebenfalls entlasten wir das Foramen mentale, das wir mit einem Kugelstopfer aufsuchen und markieren.

Falls die Oberkieferprothese noch nicht richtig saugt und an der Ah-Linie beim Andrücken noch Luft entweicht, muss die Ah-Linie unterfüttert werden. Wir schmelzen braunes Kerr ca. 3mm breit auf den dorsalen Prothesenrand, erhitzen es mit der Hanau Flamme, halten es für 15 sec ins 56 °C warme Wasserbad und drücken die Prothese gegen den Gaumen. Dies wiederholen wir bis die Prothese saugt und an der Ah-Linie keine Luft mehr entweicht, sichtbar beim Andrücken der Prothese an den austretenden Bläschen. Den Überschuss an der Ah-Linie entfernen wir mit dem X-acto Messer.

Für die Unterfütterung der Ah-Linie fertigen wir ein Silikonmodell an und stellen es in ein Unterfütterungsgerät, reduzieren den Kunststoffanteil und setzen die Prothese auf das Modell zurück. Die Prothese wird mit der Pattex- Pistole und Universalkleber heiß fixiert, dann tragen wir Autopolymerisat auf und schließen das Unterfütterungsgerät, so dass kein Kunststoff unter die Basis gelangen kann. Nach der Bearbeitung und Politur der hinteren Kante, die nicht zu dick sein sollte, geben wir die Prothese zum Zahnarzt zurück.

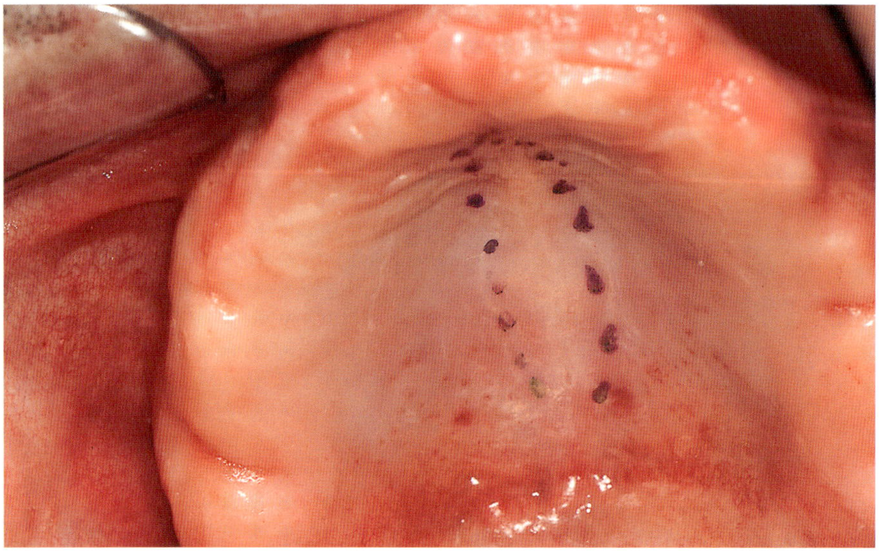

Abb. 1 Markieren der resilienzarmen Schleimhaut

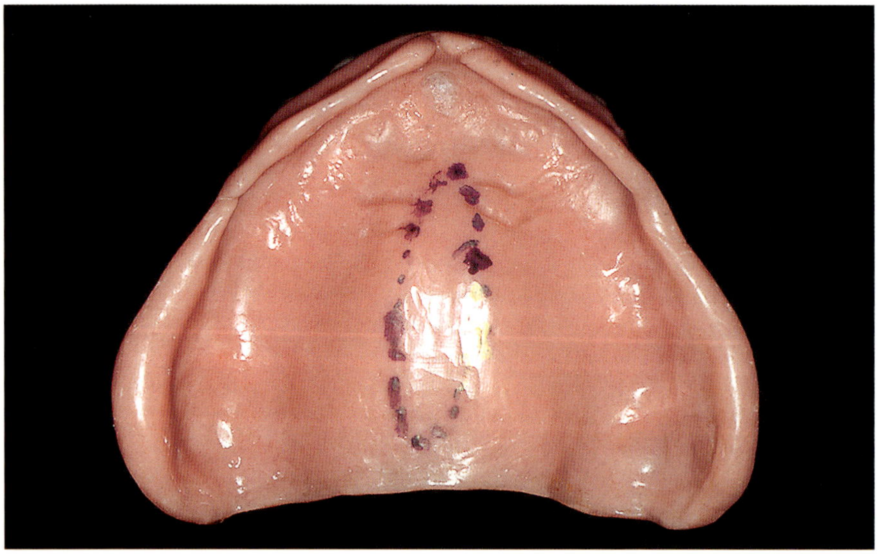

Abb. 2 Abgedrückte Markierung auf der Prothese

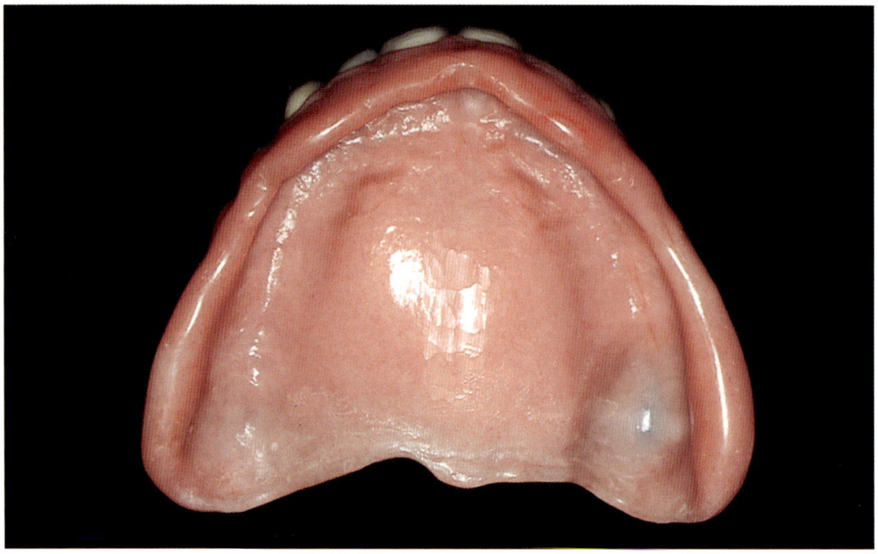

Abb. 3 Abtragen von 0,5 mm Kunststoff

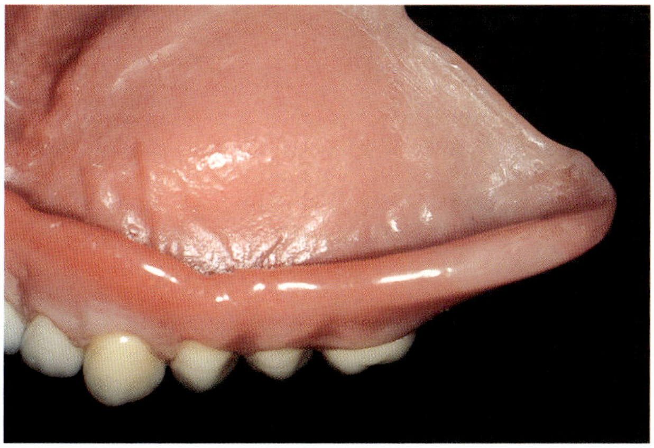

Abb. 4 Ausgestaltung der Ventilränder links

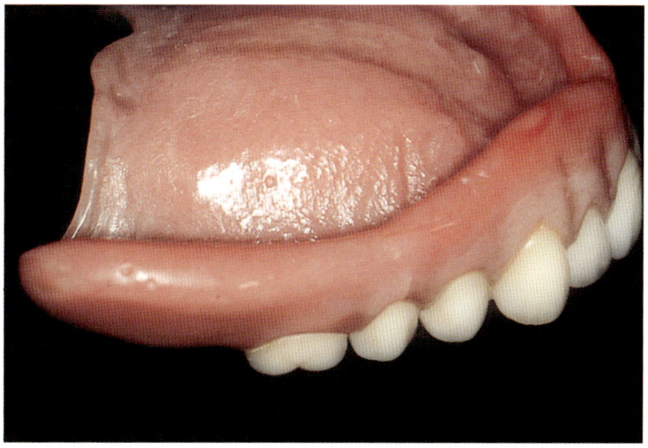

Abb. 5 Ausgestaltung der Ventilränder rechts

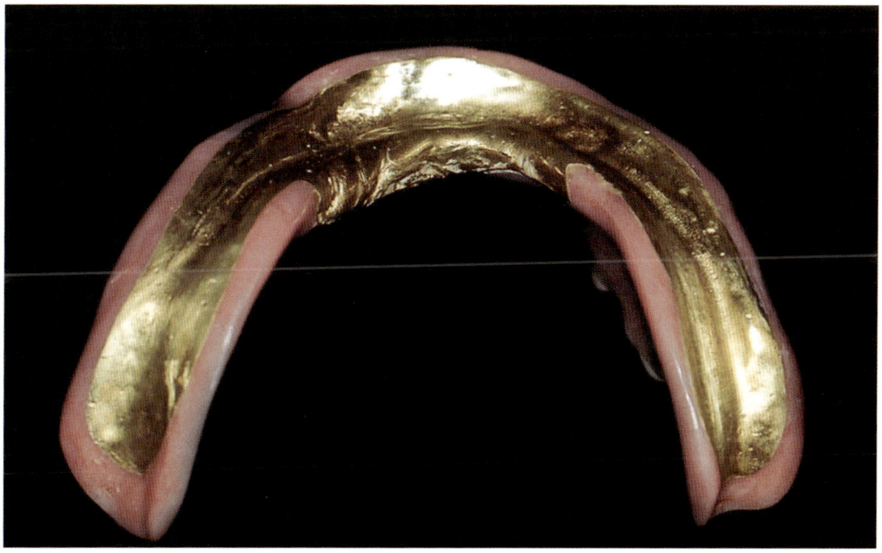

Abb. 6 Die Basis der Unterkiefer-Prothese

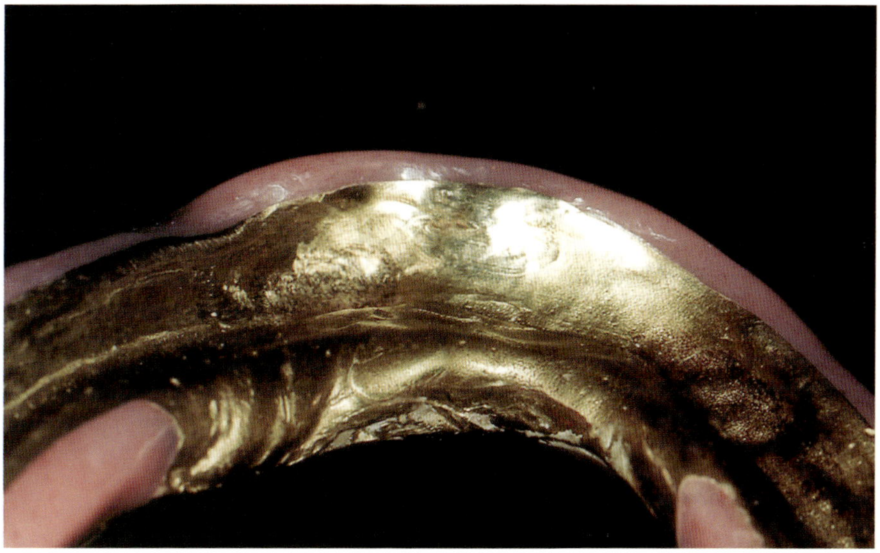

Abb. 7 Die Sublingualrolle ist aus Gold ausgeformt

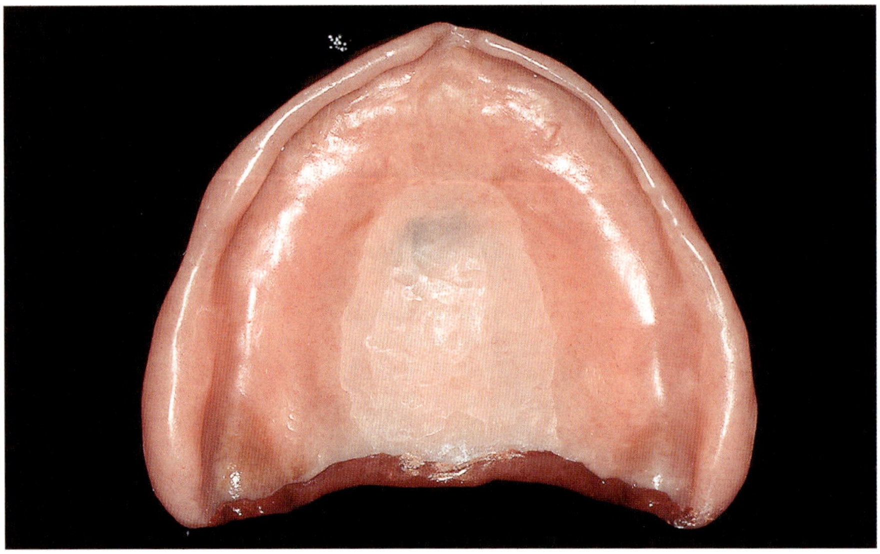

Abb. 8 Unterfüttern der Ah-Linie mit braunem Kerr

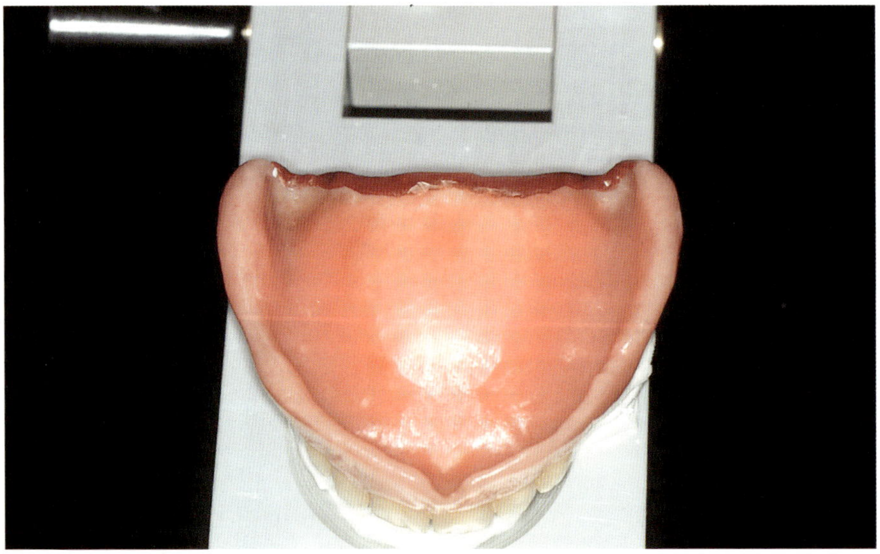

Abb. 9 Fixierung der Prothese im Unterfütterungsgerät

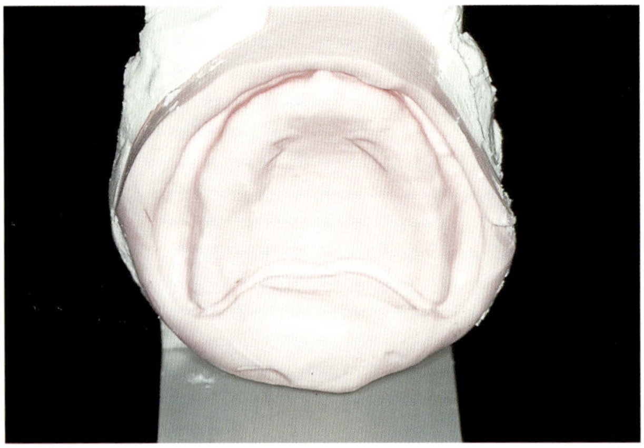

Abb. 10 Silikonmodell mit abgeformter AH-Linie

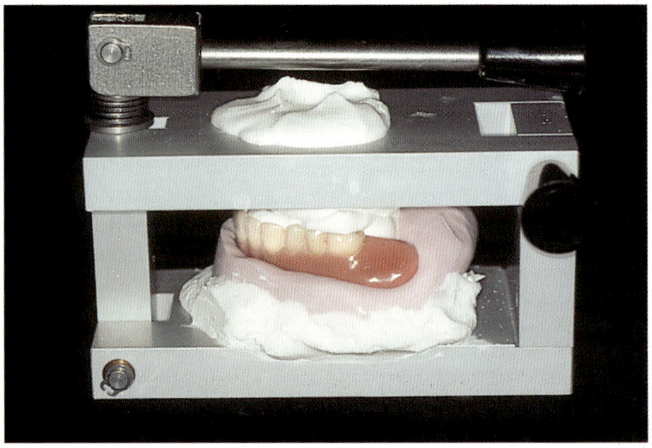

Abb. 11 Pressvorgang mit geschlossenem Unterfütterungsgerät

21 Remontage

Nach Anlegen eines individuellen Gesichtsbogens stellen wir die Nadeln auf die tätowierten Hautpunkte und den Inzisalstift auf den 3. Punkt, dessen Wert wir uns notiert hatten (Messung Augenlied innen senkrecht nach unten). In diesem Fall beträgt er 15 mm. Wir nehmen bei der Remontage jetzt einen individuellen Gesichtsbogen, weil wir Wachs zwischen die Zähne legen und das Registrat daher höher ist. Dies ist genauer als ein arbiträrer Gesichtsbogen. Die obere Prothese blocken wir an den untersichgehenden Stellen mit Knetsilikon aus und stellen sie in das Scharnierachs-Montagegerät ein. Die Bissgabel wird mit einem Acrylblock und Gips unterstützt und die Oberkiefer-Prothese zweizeitig eingegipst. Nach Aushärten des Gipses setzen wir die obere Prothese wieder in den Mund zurück.

Falls keine elektronische Registrierung oder Axiografie durchgeführt werden kann, nehmen wir wie *Lauritzen* früher einen Protrusionsbiss und zwei Lateralbisse aus zwei Lagen Beauty Pink x-hard. Dazu wachsen wir zwei doppellagige „Lauritzenbisse" auf den Protrusionsbiss, je einen rechts und links auf die Lateralbisse. Beim Protrusionsbiss schiebt der Patient den Unterkiefer ca. 5 mm weit nach vorne, und in dieser Position lassen wir den Patienten leicht auf den Wachsbiss beißen. Bei den Lateralbissen führen wir den Unterkiefer des Patienten ca. 5 mm nach links und nehmen einen Biss, anschließend nehmen wir den rechten Biss. Die Impressionen müssen etwas kräftiger sein als beim Zentrikbiss, damit wir die Werte besser einstellen können.
An die Seiten der Unterkieferprothese bei Regio 45-47 und 35-37 schmelzen wir Flügel aus braunem Kerr an, damit wir Fingerrasten zum Fixieren der Prothese auf den Unterkiefer erhalten. Auf die getrockneten unteren Zähne tropfen wir Alu Wachs Denture und schmelzen zwei Lagen Alu Wachs auf. Diese erhitzen wir kurz mit der Flamme der Hanau Lampe, halten die Prothese 15 sec in 52 ° C warmes Wasser, gehen zurück in den Mund und drücken die untere Prothese mit Daumen und Zeigefinger der linken Hand auf den Fingerrasten fest auf den Unterkiefer. Den Patienten bitten wir die Zunge nach hinten an den Gaumen zu legen. Mit der rechten Hand, abgewinkelten Daumen (die UK-Prothese nicht verschieben) an das Kinn, Zeigefinger und Mittelfinger unter dem Unterkiefer führen wir ohne Druck nach dorsal den Unterkiefer in Zentrik, bis wir leichten Kontakt mit dem Alu Wachs auf den Zähnen der oberen Prothese haben. Wir entnehmen die untere Prothese und legen sie in kaltes Wasser (kein Eiswasser, da sich das Wachs verzieht). Mit einem Skalpell beschneiden wir das Alu Wachs, so dass überall nur leichte Impressionen zu sehen sind.

Diese Prozedur wiederholen wir solange, bis sich die Oberkieferprothese beim leichten Berühren mit der Unterkieferprothese nicht mehr bewegt und ruhig liegen bleibt, sonst müssen wir noch etwas Wachs auftragen. Wir kühlen das Wachs in kaltem Wasser und lassen dann den Patienten selbst die Zähne leicht berühren und kontrollieren, ob er genau in die Impressionen trifft. Wir fragen den Patienten, ob der Druck beim leichten Berühren der Zähne gleichmäßig ist. Ungleichmäßiger Druck bedeutet falscher Biss, der wiederholt werden muss. Die Patienten merken meistens sehr genau, ob der Druck gleichmäßig ist. Ist er gleich, nehmen wir die untere Prothese aus dem Mund und trocknen das Wachs und die Kauflächen der oberen Prothese mit dem Luftbläser. Den Patienten informieren wir, dass wir eine weiche Paste auf das Wachs auftragen werden und dass er diese nur ganz leicht berühren darf. Wir lassen Dycal anmischen und tragen es dünn auf das Wachs auf, bringen die untere Prothese in den Mund, bitten den Patienten die Zungenspitze hinten an den Gaumen zu legen und lassen den Patienten die oberen Zähne ganz leicht berühren und halten den Unterkiefer fest, bis das Dycal abgebunden ist. Dies muss relativ flott geschehen, denn das Dycal bindet sehr schnell ab. Wenn das Dycal hart ist, greifen wir unter die Flügel aus Kerr an der Unterkiefer-Prothese und bitten den Patienten, den Mund etwas zu öffnen. Die untere Prothese hängt jetzt an der oberen, und um die obere vom Gaumen zu lösen, nehmen wir den Luftbläser und pusten leicht bei Regio 13 in die Prothesenbasis. Sie lässt sich nun ganz einfach mit der unteren Prothese verbunden entnehmen. Wir öffnen die Prothesen noch nicht, falls sich aber die untere Prothese doch gelöst hat, müssen wir die Impressionen der Fissuren mit dem Skalpell wegschneiden, denn sonst passt die obere Prothese nicht mehr exakt in das Dycal. Bevor wir die obere Prothese in den SAM 3 einstellen, vergewissern wir uns, dass die Retrusionsschrauben am SAM 3 vollständig hereingedreht sind. Die einartikulierte obere Prothesenbasis schrauben wir in den SAM 3 und setzen die zusammenhängenden Prothesen auf die obere Prothesenbasis. Den Stützstift stellen wir auf + 3 mm. Anschließend gipsen wir die untere Prothese *zweizeitig* ein, wenn der Abstand zur Montageplatte mehr als 10 mm beträgt oder schräg verläuft.

Kolleginnen und Kollegen, die noch keine langjährige Erfahrung mit dieser Bissnahme haben, empfehle ich, einen Split (Axio-Split) in das Oberteil des SAM 3 einzuschrauben und einen zweiten Biss zur Überprüfung zu nehmen. Zuerst versichern wir uns mit Hilfe der Kontrollsockelmethode, ob wir den ersten Biss korrekt eingegipst haben. Wir nehmen den Magneten aus dem Split, entfernen den Inzisalstift, drücken mit dem rechten, *gipsfreien* Zeigefinger auf die Mitte der oberen Prothesenbasis, halten mit dem linken Daumen und Zeigefinger die obere Prothesenbasis fest und schließen mit der rechten Hand das Oberteil des Artikulators. Jetzt können wir die linke Seite daraufhin begutachten, ob ein Spalt zu sehen ist. Wir drehen den Artikulator auf die andere Seite und drücken mit dem linken Zeigefinger wieder auf die Prothesenbasis und halten das Modell mit dem rechten Daumen und Zeigefinger fest. Wir schließen nun mit der linken Hand das Oberteil des Artikulators und können jetzt die rechte Seite betrachten. Falls kein Spalt zu sehen ist, haben wir die Unterkiefer Prothese richtig eingegipst. Die Kontrollsockelmethode nehmen wir anschließend auch für die Überprüfung des zweiten Bisses. Wir entfernen mit dem Skalpell das

Dycal und die oberste Wachsschicht auf der Unterkieferprothese und wiederholen den Biss am Patienten. Dabei verfahren wir wie beim ersten Biss, allerdings ohne zum Schluss Dycal aufzutragen. Wir setzen die Prothesen zurück auf die Modelle und da der obere Magnet noch entfernt ist, halten wir die obere Prothese mit der linken Hand fest, weil sie der Magnet nicht mehr hält und schließen den Artikulator. Wir öffnen das Artikulatoroberteil und drücken mit dem linken Zeigefinger auf den Split der Oberkieferbasis, halten mit dem Daumen und Zeigefinger der rechten Hand die obere Basis fest und schließen den Split. Danach prüfen wir die andere Seite. Wenn der zweite Biss im Split ebenfalls keinen Spalt aufweist, sind sie identisch und wir können davon ausgehen, dass er korrekt genommen wurde. Falls nicht, wiederholen wir den Biss solange, bis zwei identisch sind. Zuletzt gipsen wir die Prothesen auf dem Modell ein oder kleben sie mit einer Pattex-Pistole heiß fest, damit sie sich beim Einschleifen nicht lösen oder kippen können. Wenn Wachsbisse für die Einstellung des Artikulators genommen wurden, können wir jetzt die Werte ermitteln und den Artikulator damit programmieren. Wir setzten die Kondylarbahneinsätze Nr. 2 ein, öffnen die Zentrikverriegelung an beiden Seiten und stellen am Artikulator beide Protrusionswerte auf 10 Grad und die metallenen, geraden Bennetteinsätze auf 3 Grad. Dann legen wir den Protrusionsbiss zwischen die Zähne der Prothesen, drücken auf die obere Feststellschraube des Artikulators, drehen die Kondylargehäuse soweit, bis sie die Kugeln berühren, und stellen sie fest. Beim Lateralbiss nach links öffnen wir erst den Mediotrusionseinsatz rechts so weit wie möglich, legen den Biss zwischen die Zähne, drücken wieder auf die obere Feststellschraube und drehen den Einsatz so weit zurück, bis die Kugel ihn berührt. Das Gleiche wiederholen wir auf der anderen Seite, stellen die Werte ein und notieren sie. Bei 5 mm Lateralbewegung nehmen wir bis 8 Grad den grünen Bennetteinsatz, von 9 bis 14 Grad den blauen und von 15 bis 22 Grad den roten, dabei bleibt die Einstellung auf 0 Grad (Bei 4 mm Lateralbewegung sind die Werte 10/17/27 Grad und bei 3 mm 12/22/34 Grad). Dazu gibt es eine Untersuchung von mir.* Die Frontzahnführung sollte höchstens 10 Grad steiler sein als die Kondylarbahn. Falls rechts und links unterschiedliche Werte vorhanden sind, mitteln wir sie, addieren 10 Grad und stellen den Wert auf dem einstellbaren Inzisaltisch ein. Wir müssen aber berücksichtigen, dass die Mediotrusionskurve die ersten Millimeter ganz anders verlaufen kann, deshalb können wir auch als Mittelwert zwei grüne Bennetteinsätze mit 5 Grad einsetzen. Besser wäre es aber, eine einfache Axiografie mit dem Axiograph III durchzuführen.

* DZZ 47, 677-678 (1992) 10

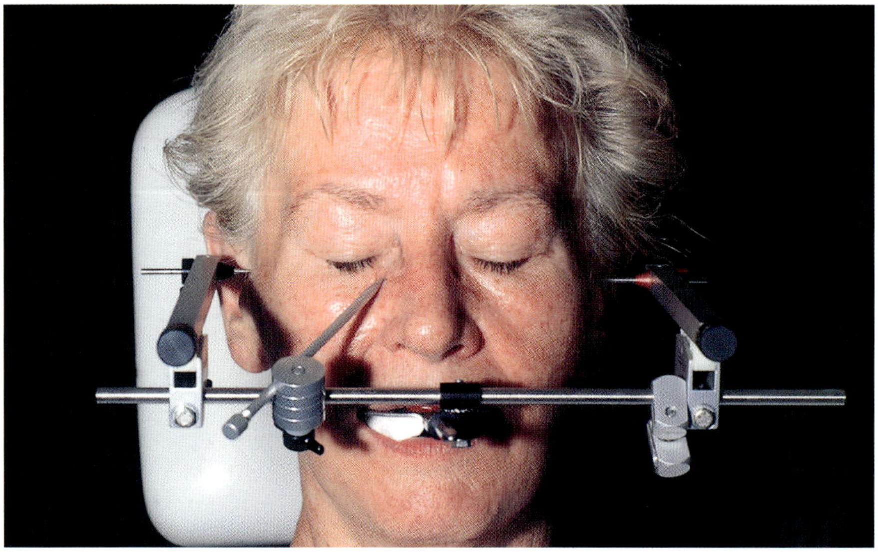

Abb. 1 Anlegen des individuellen Gesichtsbogens

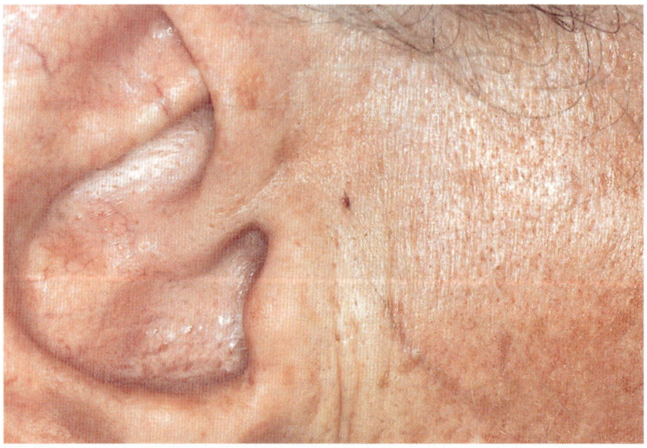

Abb. 2 Tätowierter Hautpunkt

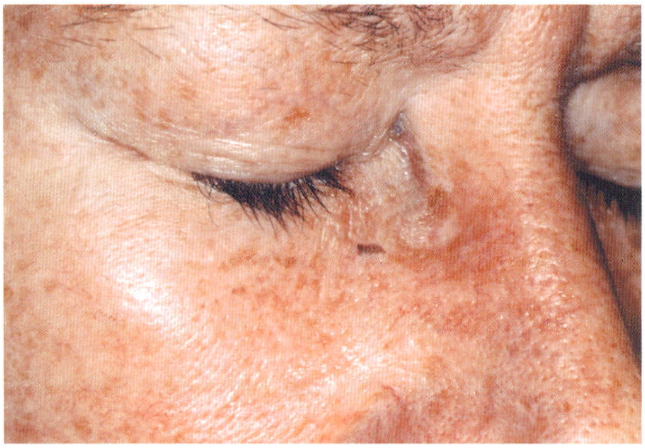

Abb. 3 Markierter 3. Punkt, Messung senkrecht vom inneren Augenlied abwärts

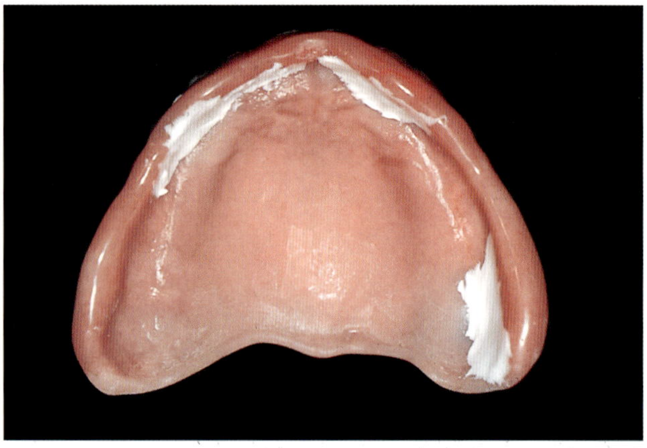

Abb. 4 Ausblocken der untersichgehenden Stellen der Oberkiefer-Prothese

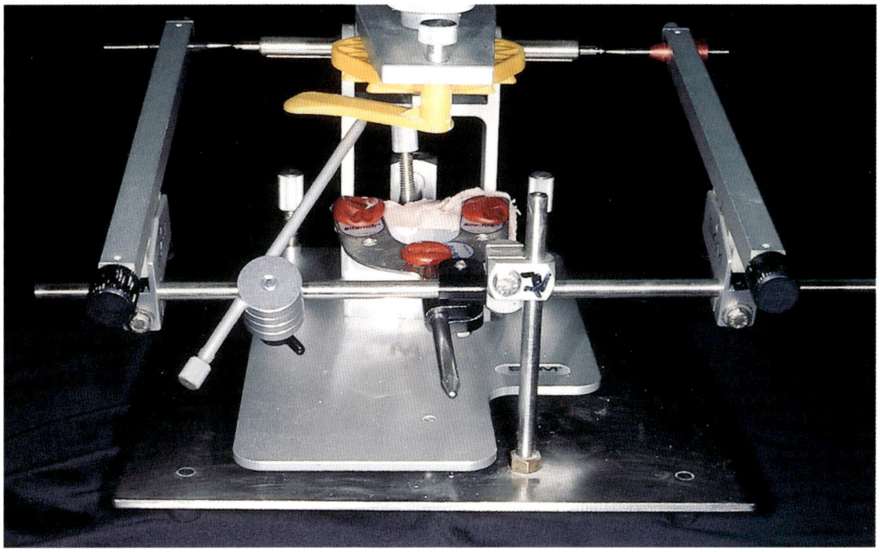

Abb. 5 Einstellen des Gesichtsbogens im Scharnierachs-Montagegerät

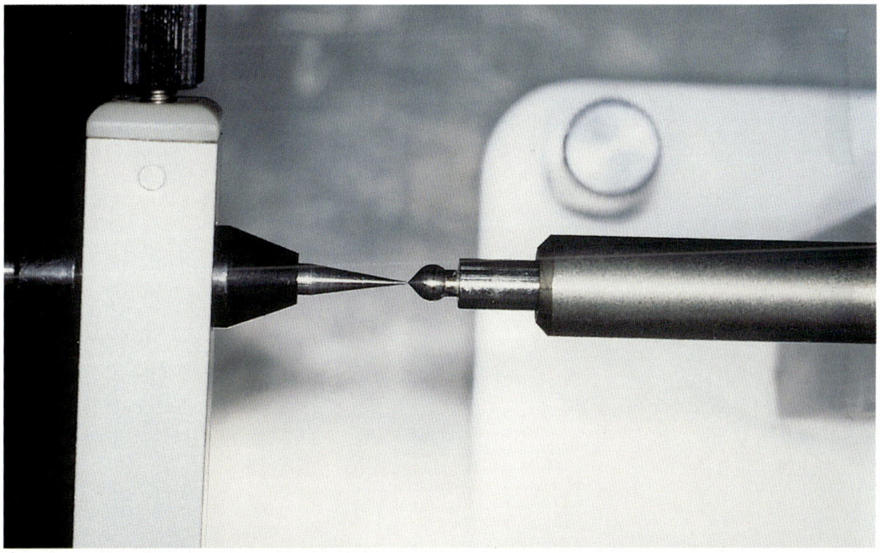

Abb. 6 Die Spitzen zeigen exakt aufeinander

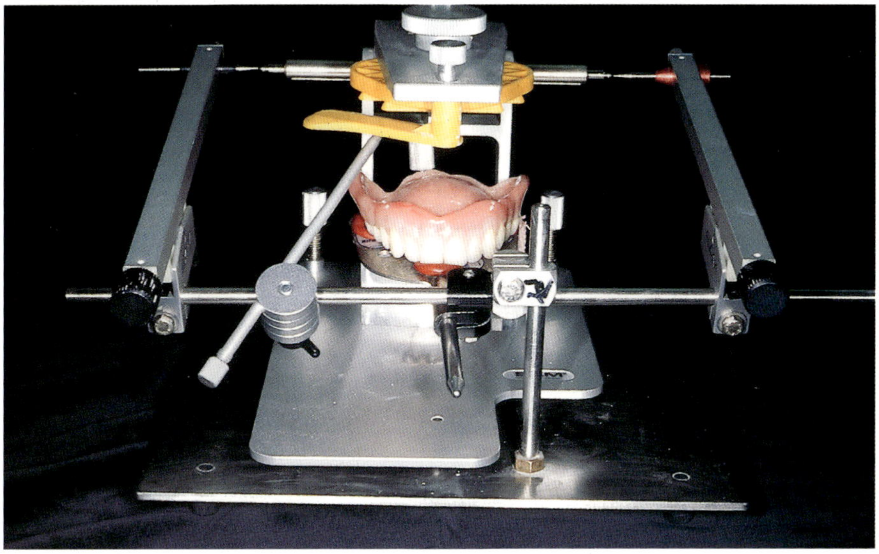

Abb. 7 Oberkiefer-Prothese ist auf die Bissgabel gelegt

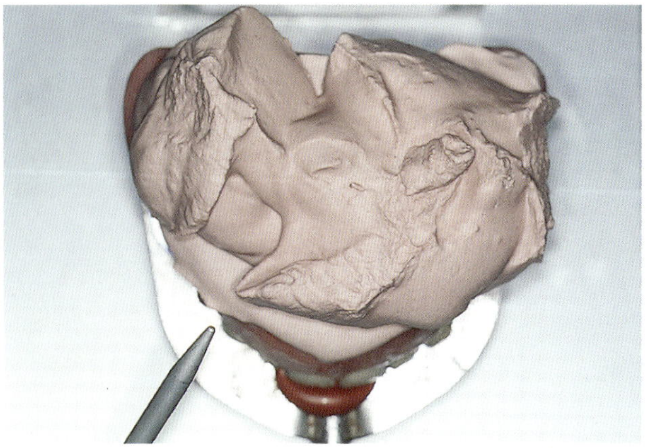

Abb. 8 Zweizeitiges Eingipsen

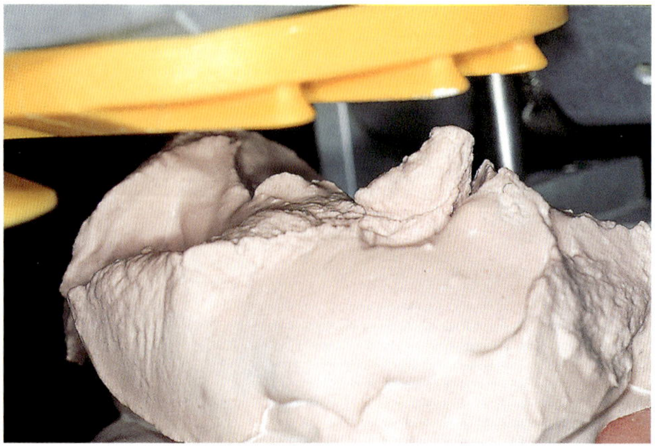

Abb. 9 10 mm Platz zum zweiten Eingipsen nach Aushärtung des Gipses

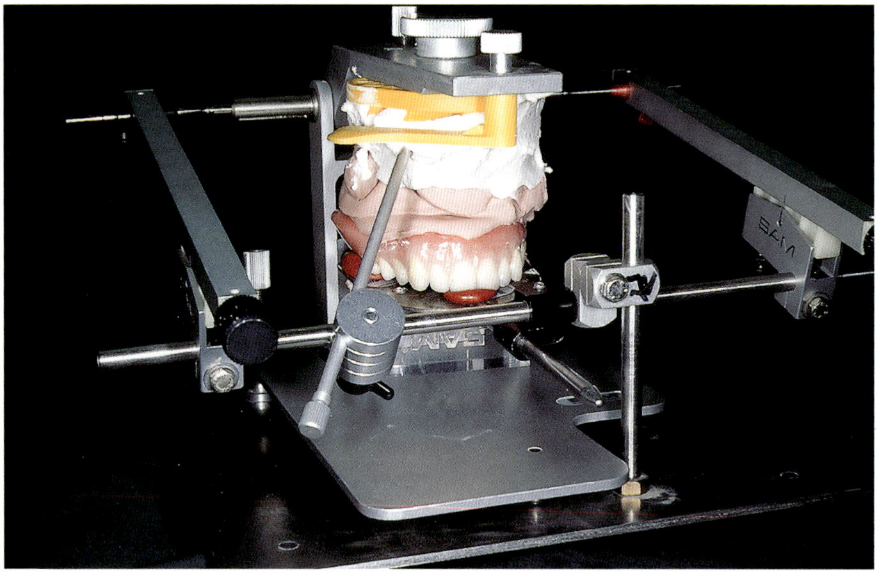

Abb. 10 Oberkiefer-Prothese im Artikulator eingegipst

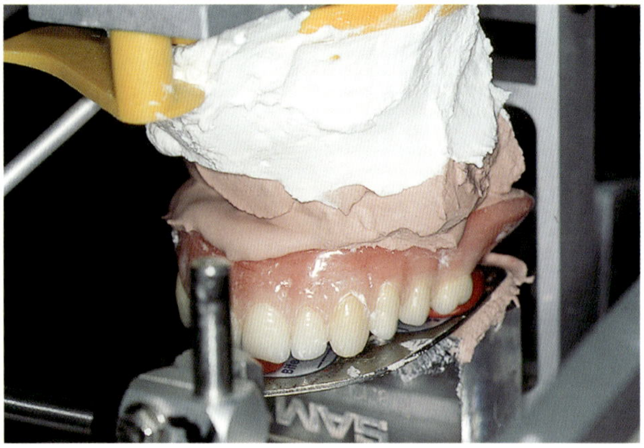

Abb. 11 Nahaufnahme

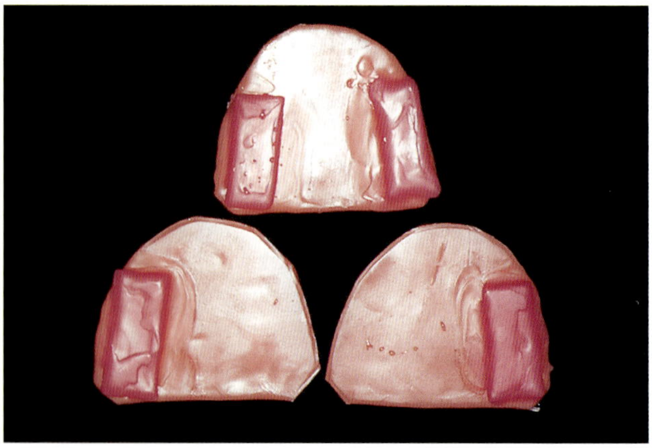

Abb. 12 Vorbereitete Bisse für die Protrusion und Laterotrusionen

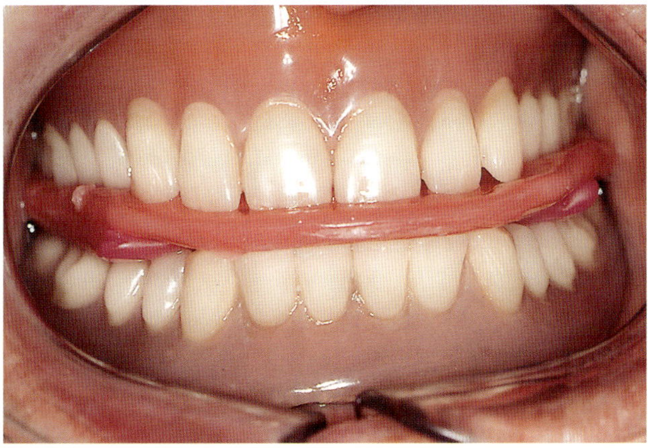

Abb. 13 Protrusionsbiss im Mund

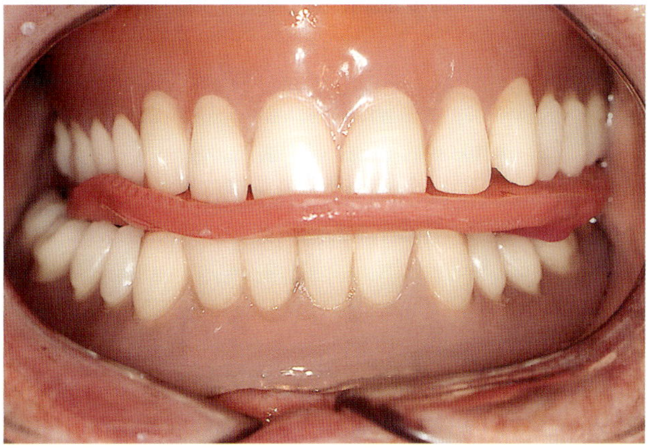

Abb. 14 Laterotrusion rechts

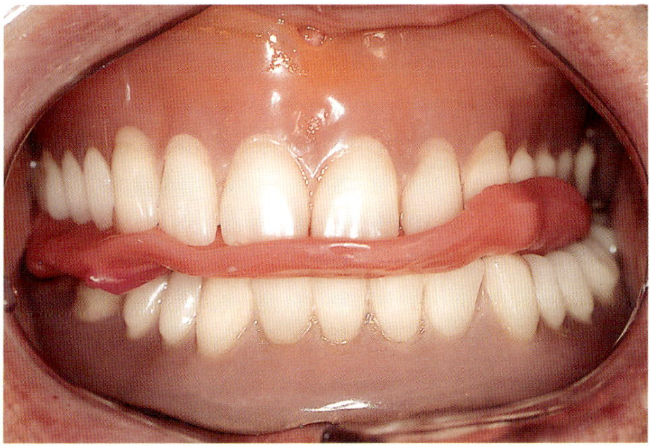

Abb. 15 Laterotrusion links

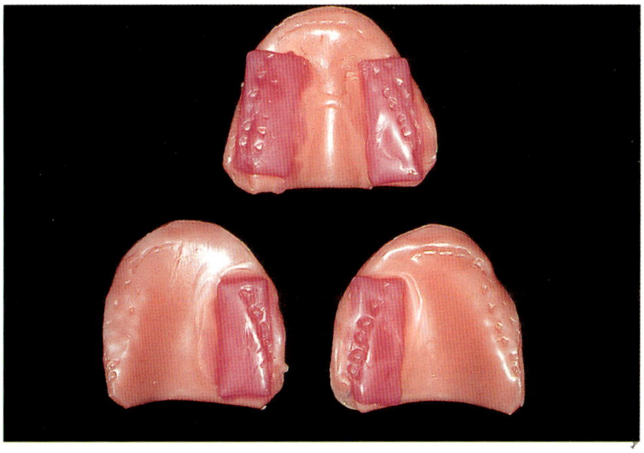

Abb. 16 Die Bisse danach

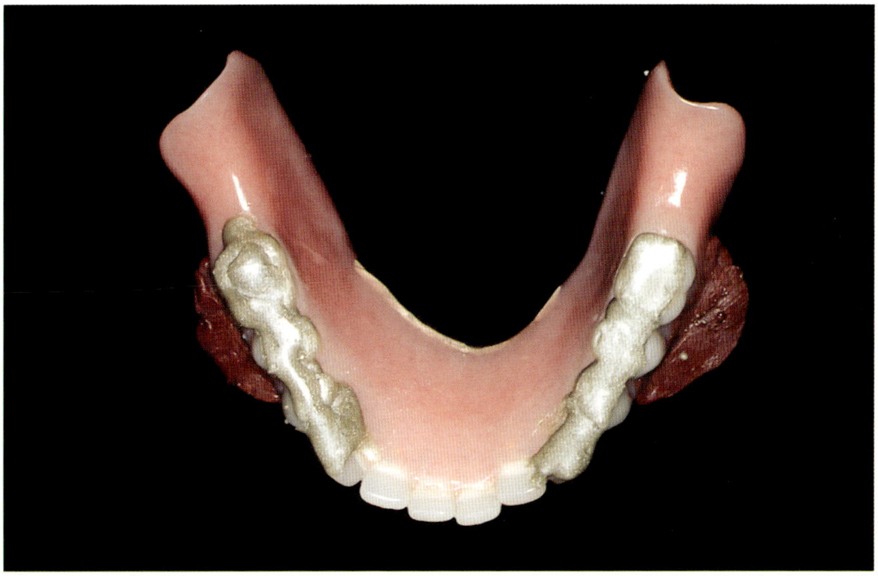

Abb. 17 Unterkiefer-Prothese mit aufgetragenem Alu-Wachs

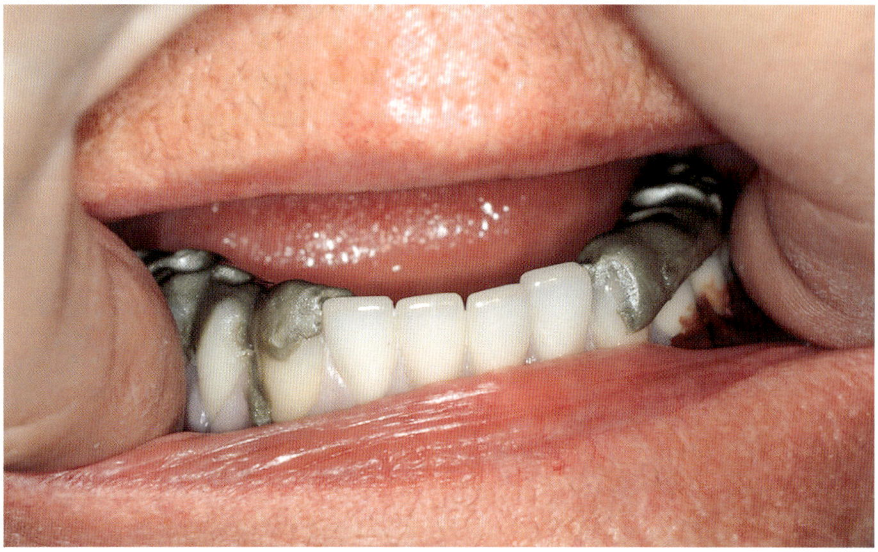

Abb. 18 Biss in retraler Kontaktposition (RKP)

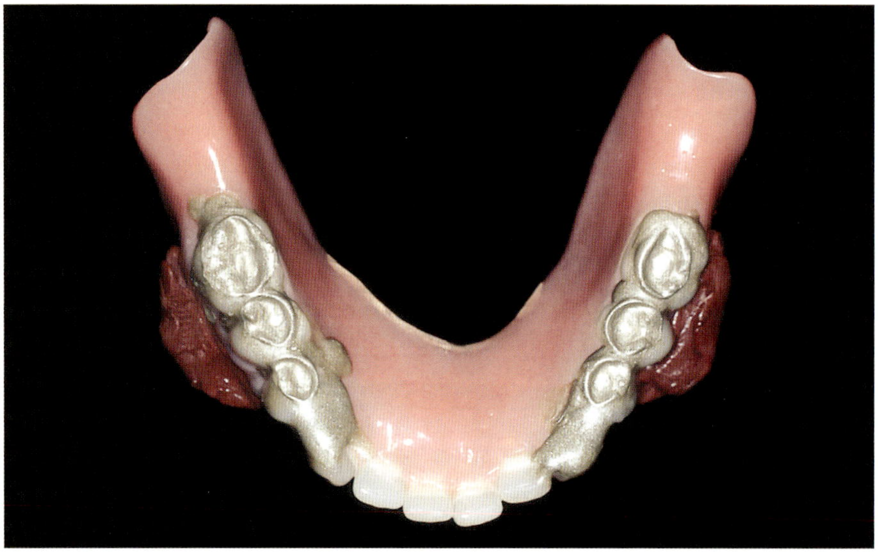

Abb. 19 Impressionen im Alu-Wachs

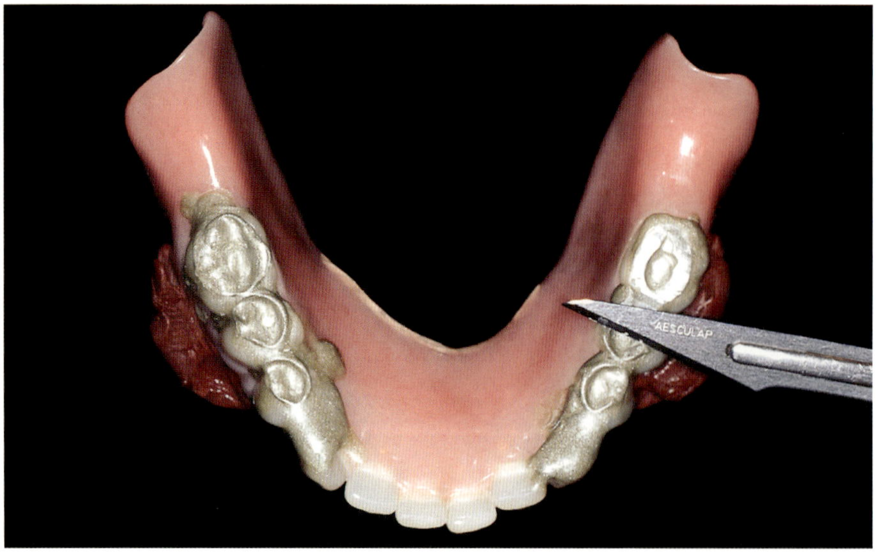

Abb. 20 Kürzen der Impressionen

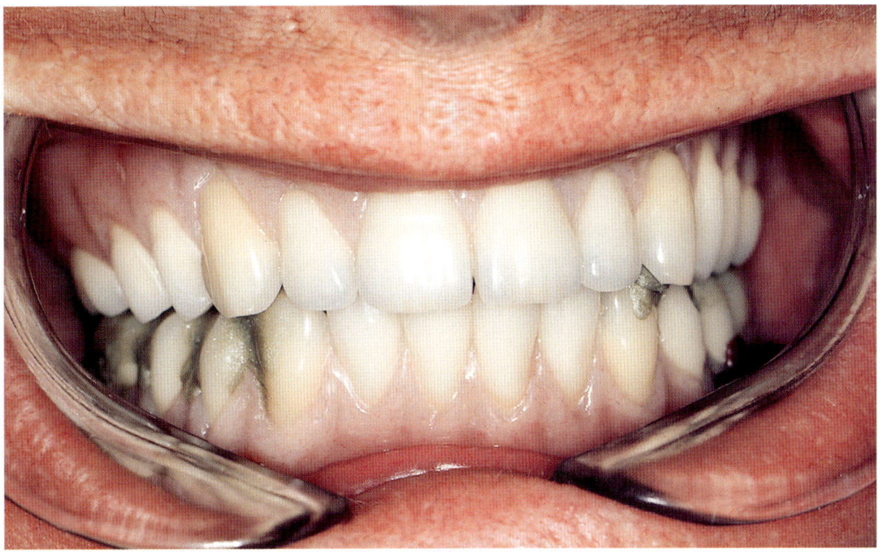

Abb. 21 Überprüfen des Bisses

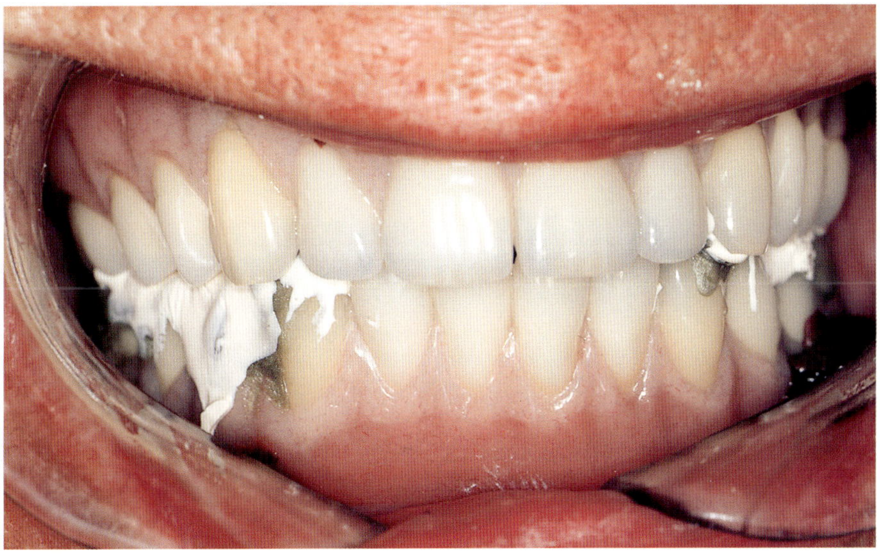

Abb. 22 Verfeinern des Bisses mit Dycal

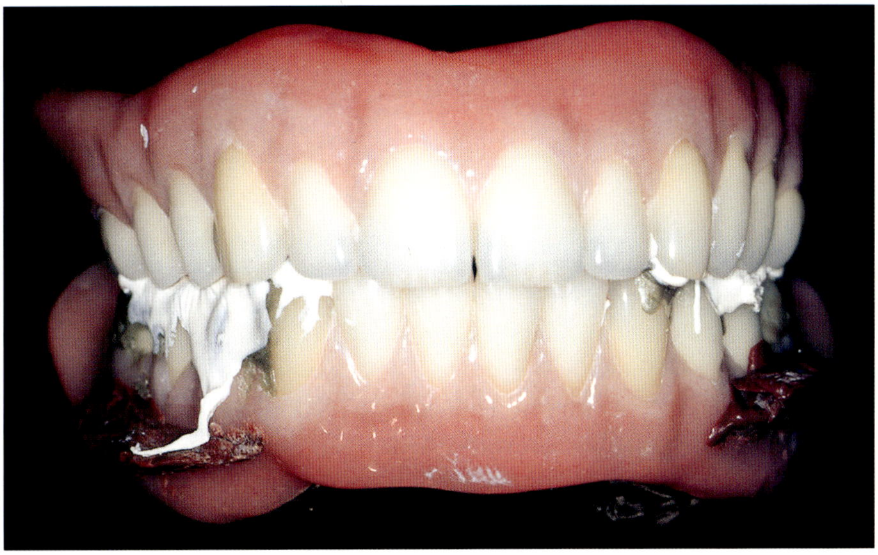

Abb. 23 Fixierte Prothesen

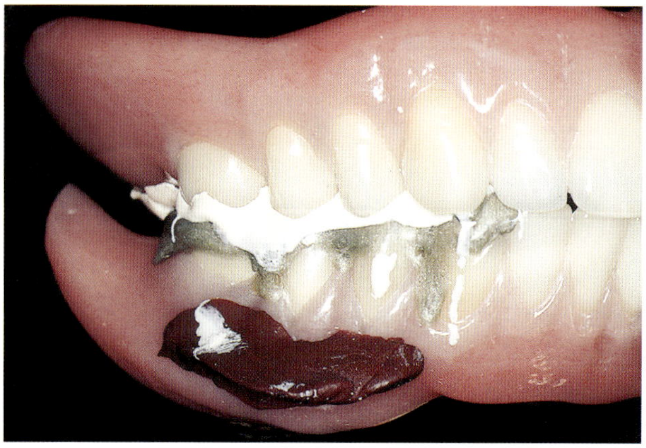

Abb. 24 Prothesen von rechts

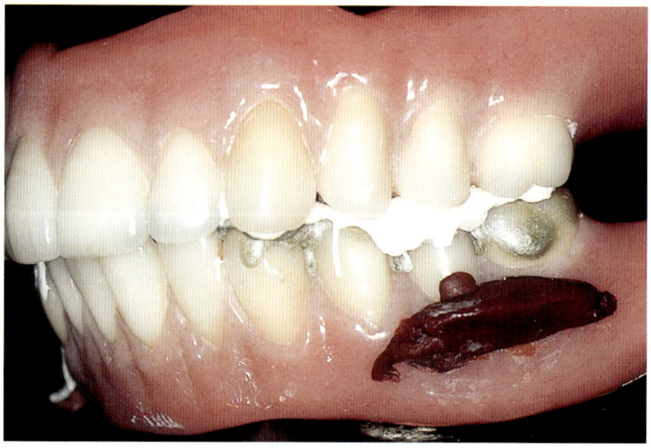

Abb. 25 Prothesen von links

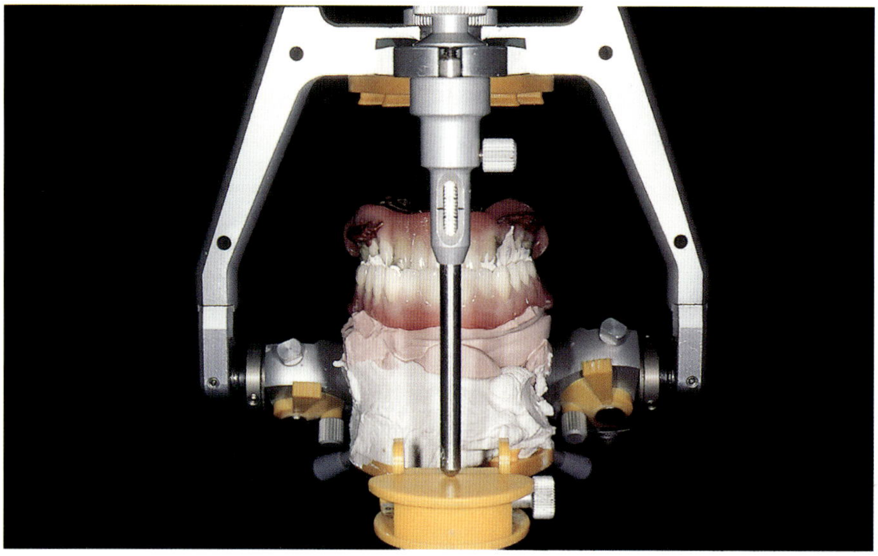

Abb. 26 Eingesetzte Prothesen im SAM 3, Stützstift auf + 3 mm

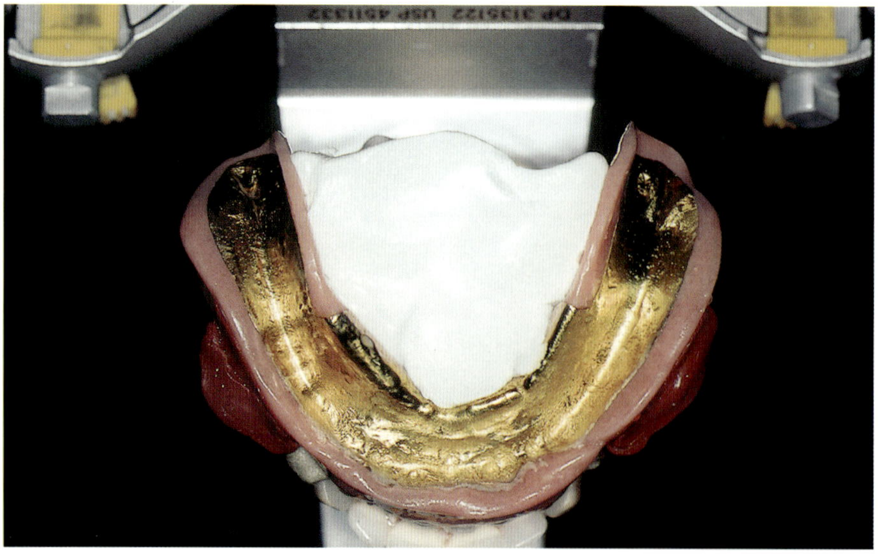

Abb. 27 Ausgeblockte Unterkiefer-Prothese

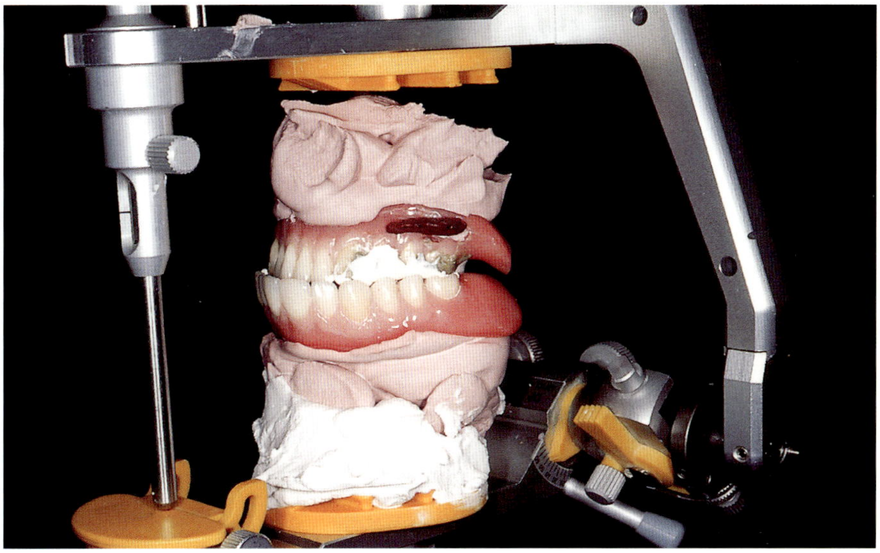

Abb. 28 Zweizeitiges Eingipsen

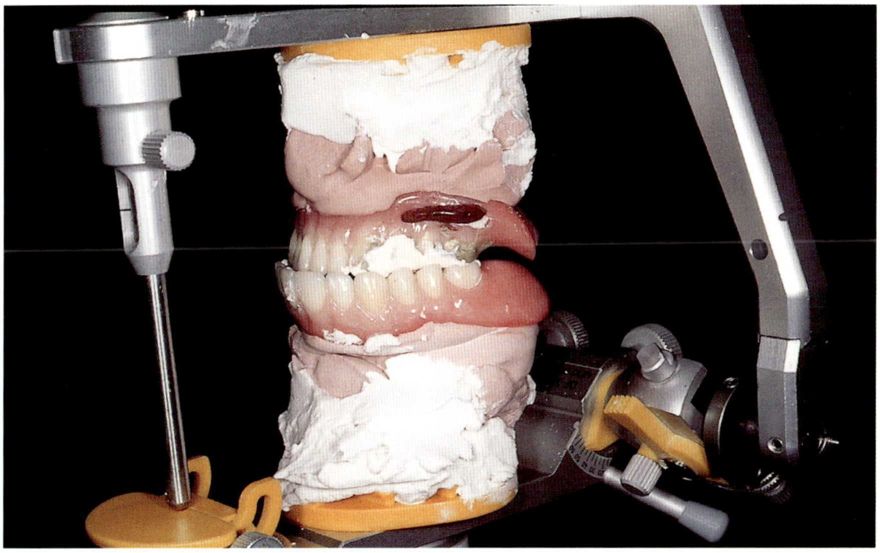

Abb. 29 Eingegipste Prothesen

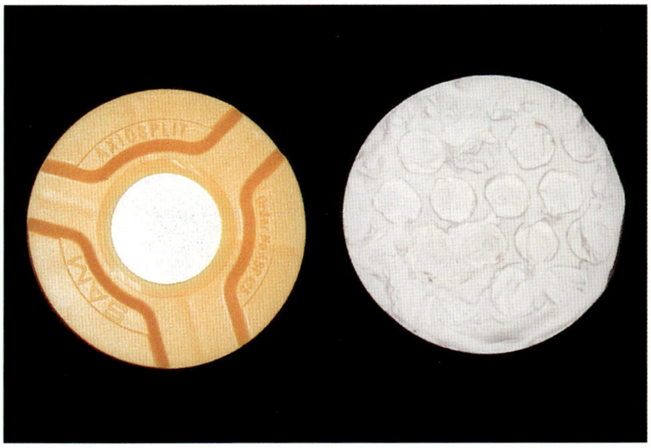

Abb. 30 Axiosplit-System

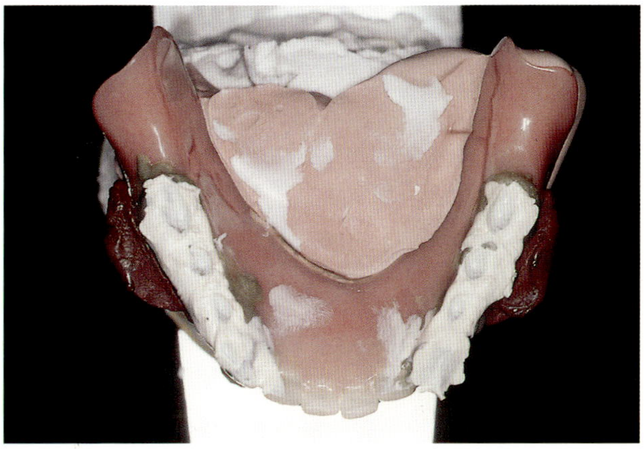

Abb. 31 Geöffnete Prothesen

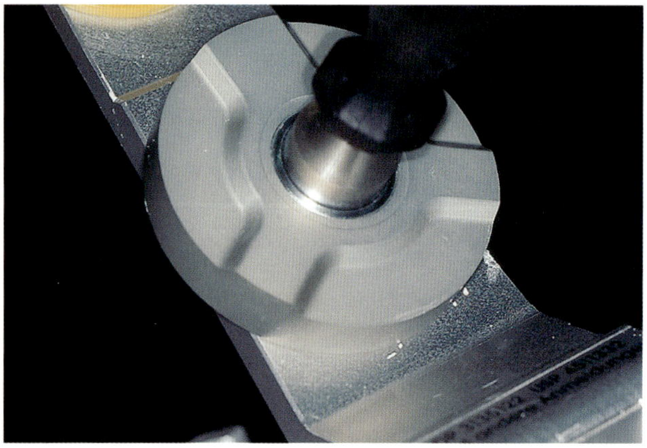

Abb. 32 Entnehmen des Magneten und Entfernen des Stützstiftes

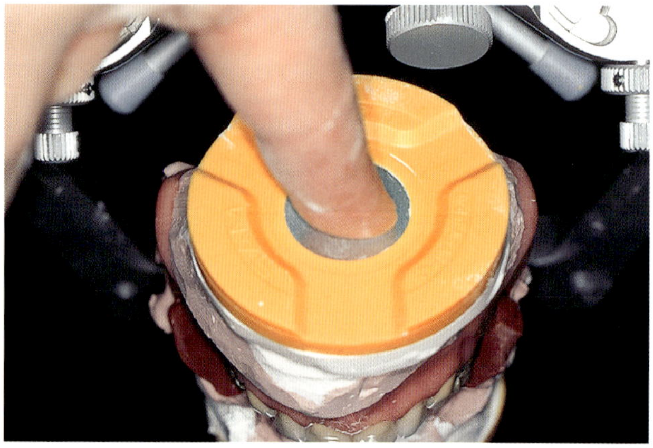

Abb. 33 Kontrollsockelmethode zur Überprüfung, ob der 1. Biss richtig eingegipst wurde

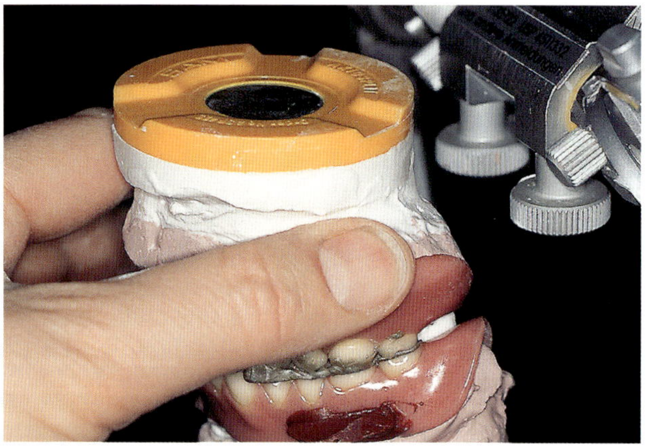

Abb. 34 Fixieren des Oberkiefer-Modelles

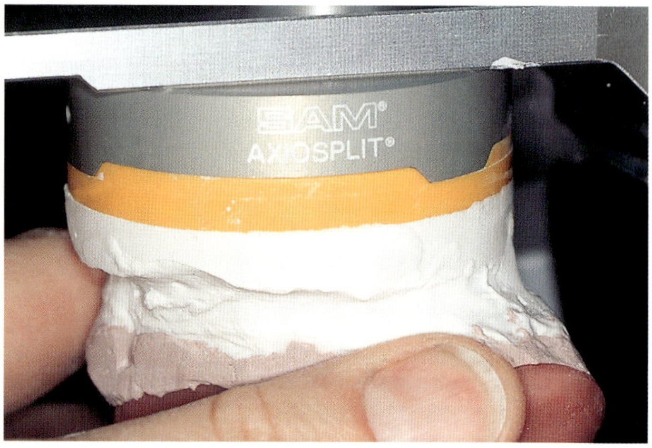

Abb. 35 Schließen des Split, kein Spalt, deshalb richtig eingegipst

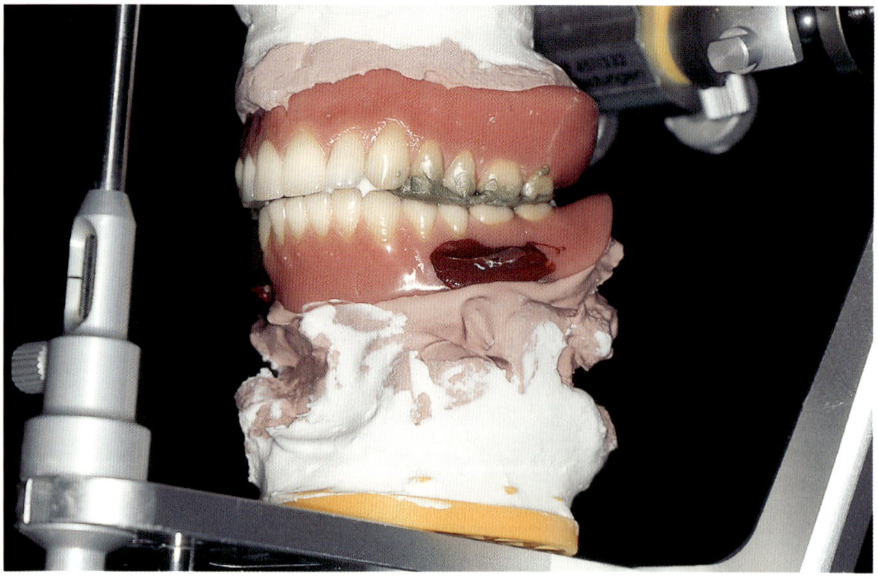

Abb. 36 Prothesen mit 2. Biss zurück in den Artikulator gesetzt

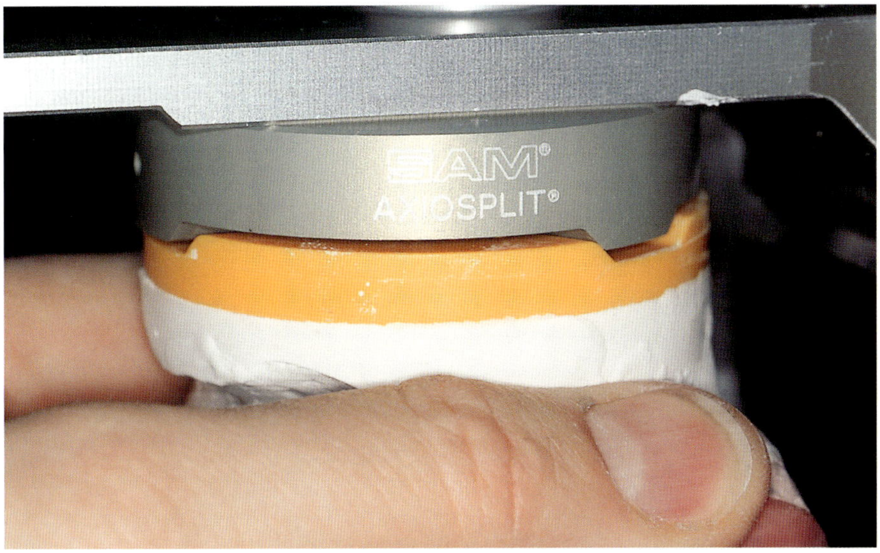

Abb. 37 Axiosplit mit Spalt, Biss ist nicht identisch mit 1. Biss: neuer Versuch

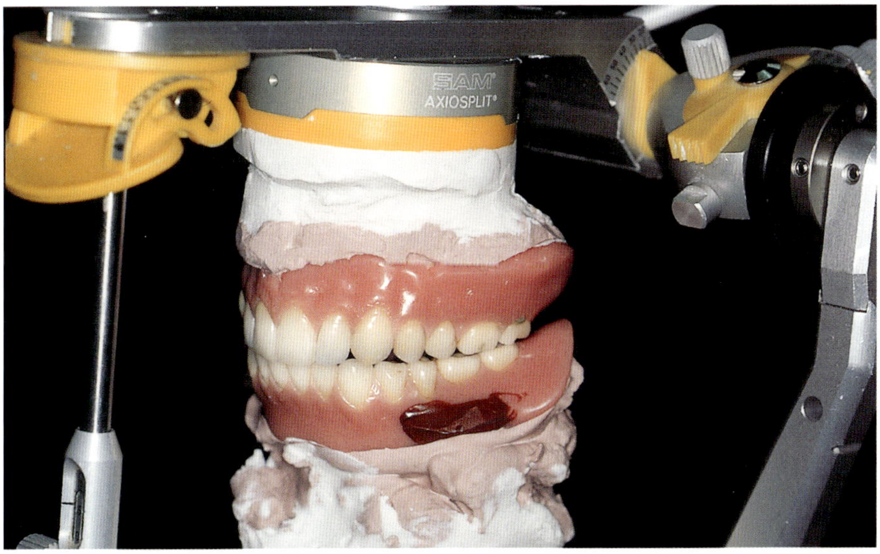

Abb. 38 Überprüfen der Frontführung, sie sollte höchstens 10 Grad steiler als die Kondylarbahnneigung sein

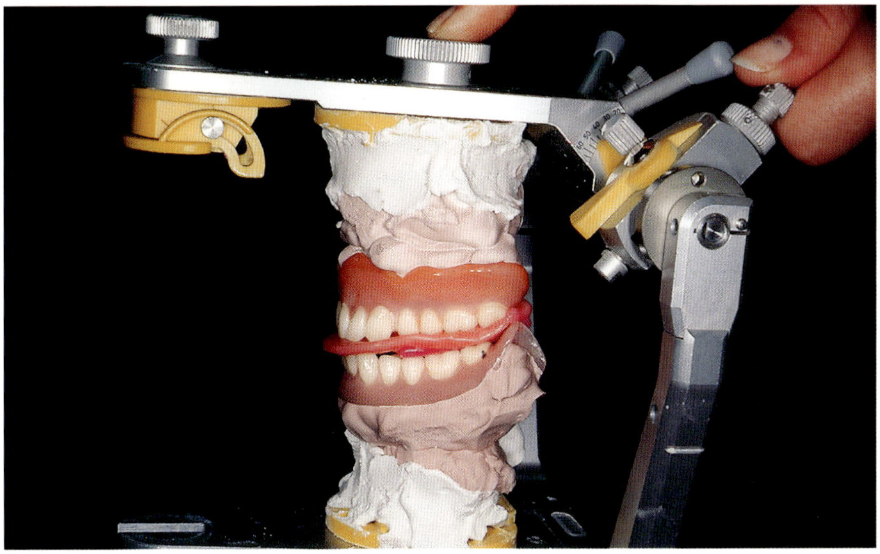

Abb. 39 Einstellen der Kondylarbahnneigung mit dem Protrusionsbiss

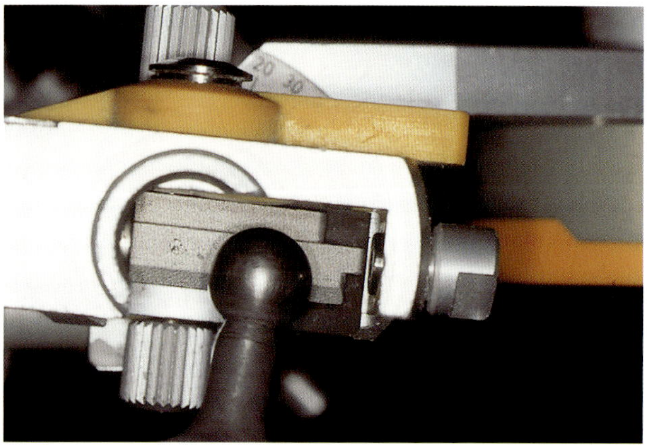

Abb. 40 Einstellung der Kondylarbahnneigung auf 10 Grad

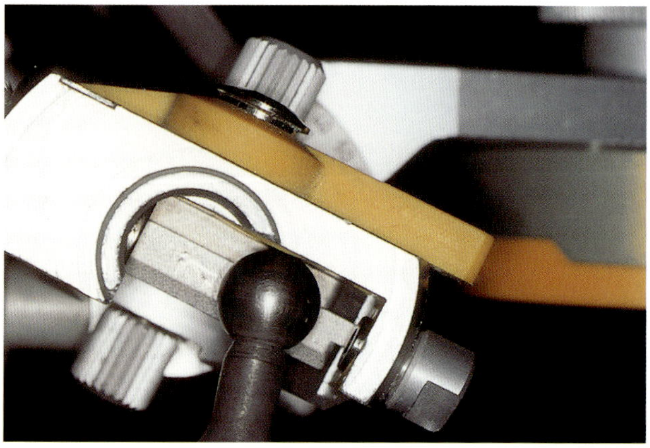

Abb. 41 Drehung des Kondylargehäuses bis zum Berühren mit der Kondylenkugel

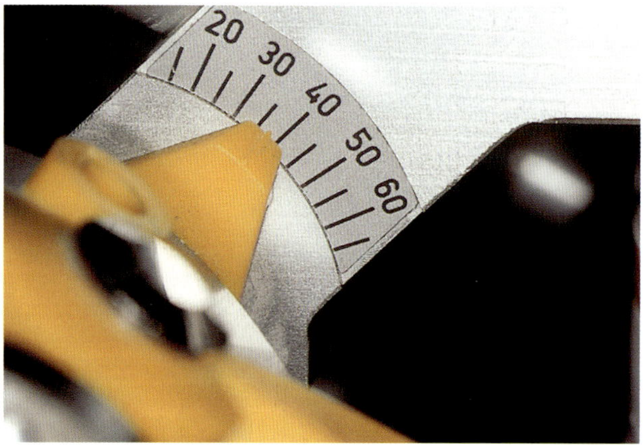

Abb. 42 Werte werden fixiert und abgelesen, rechter Wert

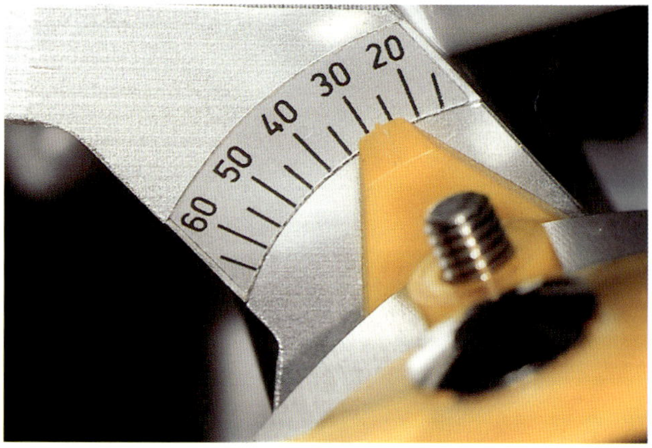

Abb. 43 Linker Wert

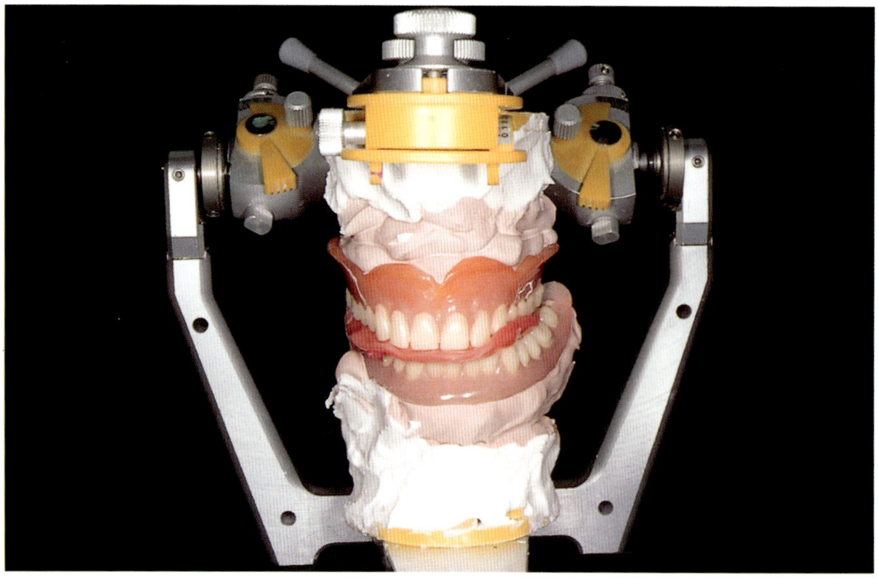

Abb. 44 Laterotrusion 5 mm nach links

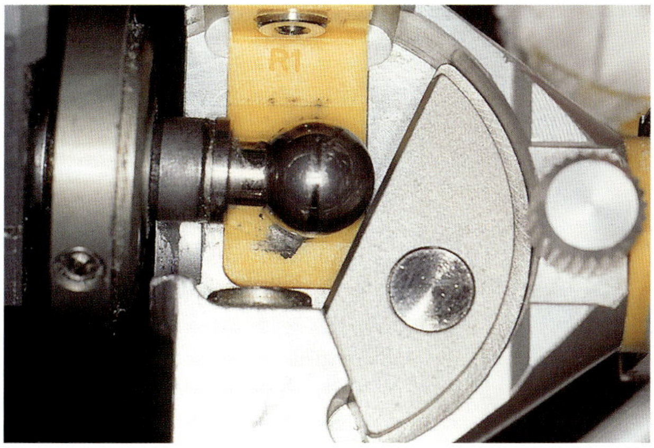

Abb. 45 Bennetteinsatz so weit wie möglich öffnen

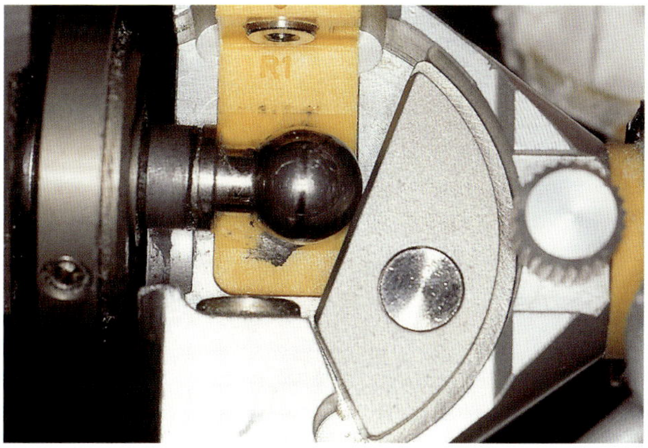

Abb. 46 Bennetteinsatz wird bis zum Anschlag an die Kugel gedreht

Abb. 47 Laterotrusion 5 mm nach rechts

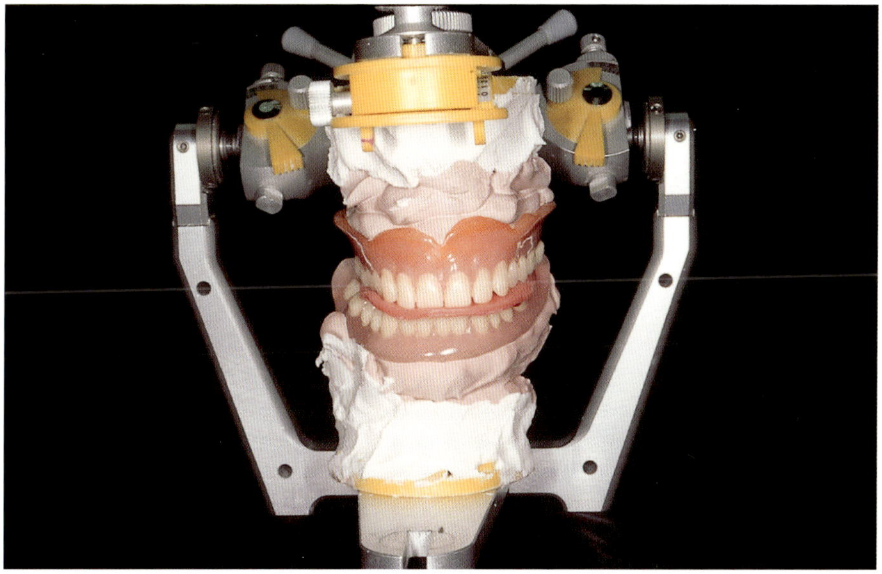

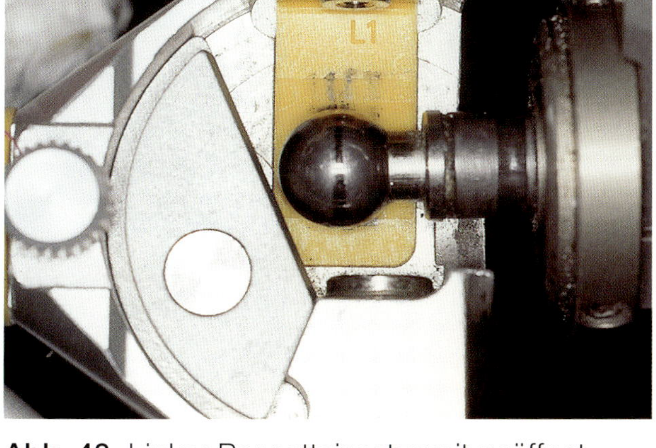

Abb. 48 Linker Bennetteinsatz weit geöffnet

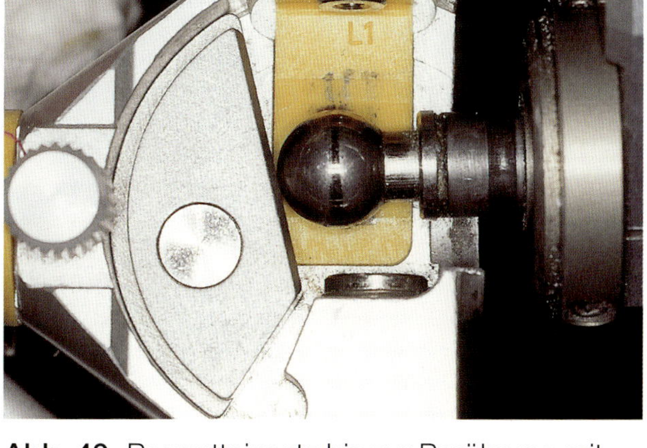

Abb. 49 Bennetteinsatz bis zur Berührung mit der Kugel gedreht

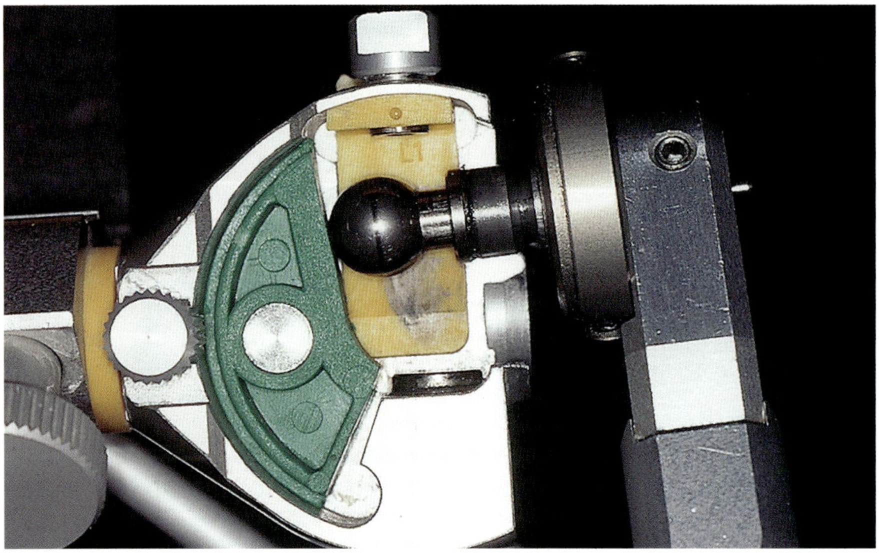

Abb. 50 Grüner Bennetteinsatz eingesetzt

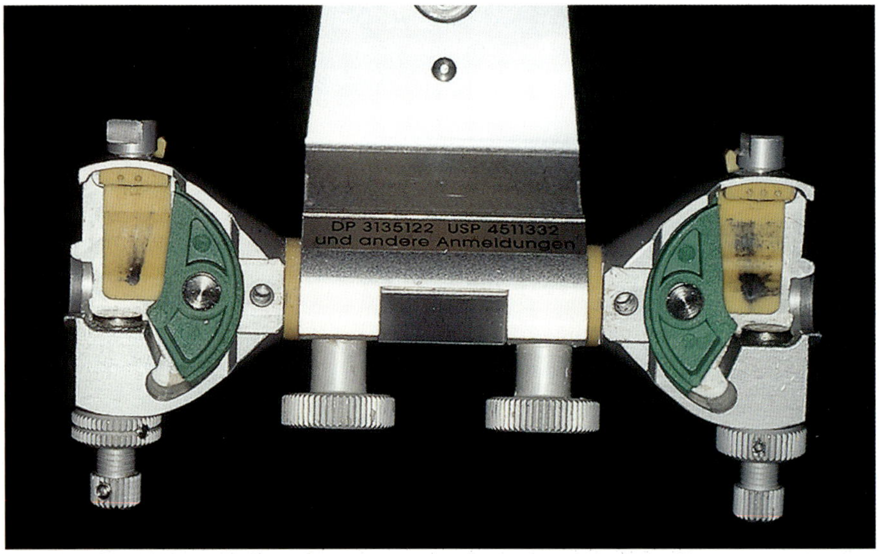

Abb. 51 Beide Bennetteinsätze im Artikulator

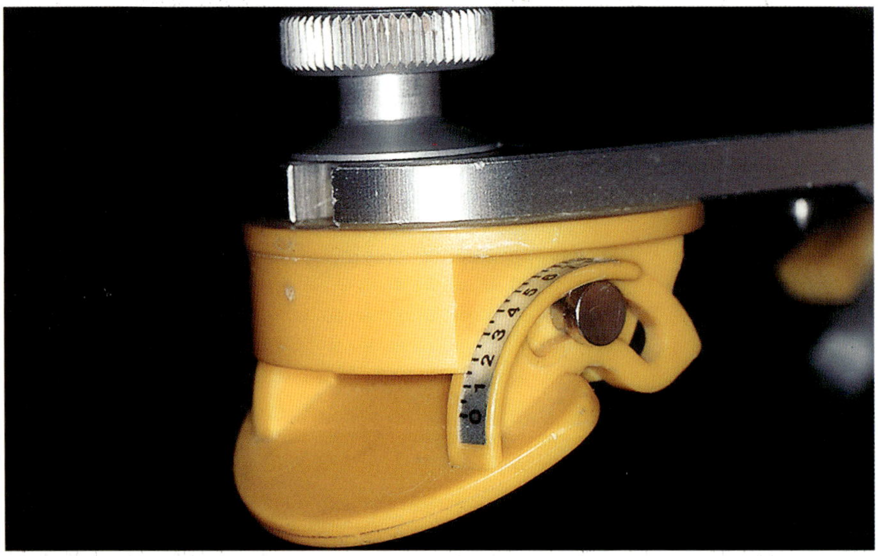

Abb. 52 Der einstellbare Inzisaltisch wird für die Protrusion 10 Grad steiler als die Kondylarbahnneigung gestellt

22 Einschleifen der Prothesen

Nach der Remontage am Patienten kommen die vom Zahnarzt in den Artikulator eingestellten Prothesen zum Einschleifen zurück ins Labor. Wir überprüfen alle Werte am Artikulator, dafür bekommen wir einen Ausdruck der vom Zahnarzt mit der elektronischen Registrierung erstellten relevanten Werten. Zum Einschleifen in RKP montieren wir die metallenen, geraden Bennetteinsätze in das Gehäuse und stellen die Winkel auf 0 Grad. Wir schleifen immer unter gleitzeitigem Kontakt mit dem Inzisalstift die Zentrik ein. Zuerst nehmen wir beim Einschleifen rote Okklusionsseide von Candulor und zum Feineinschleifen rote Bausch Arti-Fol. Als erstes werden sich nach dem Schließen mit großer Wahrscheinlichkeit im Molarenbereich Frühkontakte abzeichnen. Wenn wir diese entfernen, müssen wir in den Gruben, niemals an der Höckerspitze, schleifen. Wenn wir die Höckerspitzen beschleifen, würde der Höcker immer flacher, und es wären wesentlich größere Austrittsöffnungen für die lateralen Bewegungen erforderlich. Der Zahn würde bei Nichtbeachtung dieser Regel auf der Kaufläche zu flach. Diesen Vorgang wiederholen wir solange, bis wir an jedem Zahn einen A-, B-und C-Kontakt erhalten. Wenn der Oberkiefer viel kleiner als der Unterkiefer ist, nehmen wir nur B-und C-Kontakte und haben dadurch eine lingualisierte Okklusion, um die Breitendifferenz der Kiefer funktionell etwas auszugleichen.

Wir schleifen solange, bis eine maximale Interkuspidation in der montierten retralen Kontaktposition (RKP) erreicht ist. Die oberen Frontzähne sollten zu den unteren einen Abstand von 50μ haben und die Eckzähne Shimstockfolien Stärke von 8μ. Die Kontakte werden mit roter Arti-Fol auf den Zähnen markiert und mit einem roten, wasserfesten, superfeinen Permanentfilzstift übermalt. Dadurch werden die zentrischen Stops bei den Exkursionen nicht weggeschliffen und man behält einen besseren Überblick.

Wir öffnen die Zentrikverriegelung des SAM 3 und drehen die Protrusionsschrauben auf beiden Seiten mindestens 5 mm gleich weit heraus, so dass die oberen und unteren Frontzähne in Kopfbissstellung stehen. Dann setzen wir die Protrusionsführungsscheiben ein und stellen die Bennettwinkel auf 2 Grad ein. Mit dem Einschleifen beginnen wir in dieser Stellung und markieren zunächst mit schwarzer Artikulationsseide die Kontakte und zum Feineinschleifen mit schwarzer Bausch-Arti-Fol. In Kopfbissstellung ist es fast egal, ob wir die unteren oder oberen Schneidezähne beschleifen, wir berücksichtigen hier vor allen Dingen die Ästhetik, die aber im wesentlichen durch die oberen Frontzähne gebildet wird. Sobald wir an die Palatinalflächen der oberen Frontzähne durch Zurückstellen der Protrusionsschrauben kommen, dürfen wir nur noch an den *oberen Palatinalflächen* schleifen. Bei den Seitenzähnen schleifen wir an den distalen Abhängen der oberen Höcker und an den mesialen Abhängen der unteren Höcker *(distal oben, mesial unten)*. Dann drehen wir die Protrusionsschrauben um 1 mm zurück und schleifen in dieser Position wieder alle Kontakte gleichmäßig ein und gehen so Millimeter für Millimeter zurück in Richtung Zentrik. Als letzten Schritt schleifen wir die Frühkontakte bei 1 mm ein. Dann haben wir die Protrusion fertig eingeschliffen. Die Schneidezahnführung darf maximal 10 ° steiler als die Kondylarbahnneigung sein, dies überprüfen wir mit dem einstellbaren SAM Inzisaltisch.

Für das Einschleifen der Lateralbewegungen drehen wir als erstes die Protrusionsschrauben auf *0 mm* zurück und entfernen die Protrusionsführungsscheiben.

Dann setzen wir die Bennetteinsätze ein und stellen die Winkel so ein, wie sie durch die Registrierung ermittelt wurden. Bei der rechten Lateralbewegung bewegen wir das Artikulatorunterteil nach rechts durch herausdrehen der linken Protrusionsschraube, dabei muss die rechte Kondylarkugel immer Kontakt mit dem hinteren Kondylargehäuse (Protrusionsschraube auf Null) haben und die linke Kondylarkugel permanenten Kontakt mit dem linken Bennetteinsatz. Wir schleifen soweit, bis nur noch die Eckzähne Kontakt haben oder in Kopfbissstellung sind. Die Eckzahnführung darf nicht steiler als 35 Grad sein, dies überprüfen wir ebenfalls mit dem einstellbaren SAM Inzisaltisch. Bei der Bewegung nach links muss die linke Kondylarkugel am Kondylargehäuse Kontakt haben und die rechte Kondylarkugel mit dem rechten Bennetteinsatz. Die Lateralbewegungen schleifen wir erst mit grüner Okklusionsseide ein und zum Schluss mit grüner Arti-Fol. Die Führung geht über die Front- und Eckzähne sowie am Anfang über die Prämolaren und kann bis zum mesiobukkalen Höcker des 1. Molaren gehen. Wir sprechen dann von einer sequentiellen Laterotrusionsführung mit Eckzahndominanz. Dies geht aber nicht immer, wichtig ist, dass die Führung über den Eckzahn geht mit möglicher Einbeziehung der Frontzähne und der Prämolaren. Auf der Arbeitsseite beschleifen wir die inneren Abhänge der Scherhöcker der Oberkieferseitenzähne und auf der Balanceseite beschleifen wir die inneren Abhänge der Stützhöcker der oberen und unteren Seitenzähne. Die Verbindungslinie der bukkalen oder palatinalen Höckerspitzen dürfen dabei nicht einbezogen werden, auch die zentrischen Stops, die noch mit rotem Permanentfilzstift gekennzeichnet sind, dürfen nicht beschliffen werden.

Um eine gleichmäßige Gleitbewegung zu erreichen, schleifen wir die Zähne mit Korundpulver ein. Wir mischen das Korundpulver mit Vaseline und Wasser an. Dieses Gemisch wird zwischen die Zahnreihen aufgetragen, und die Protrusion und Laterotrusion werden aus der Exzentrik - sonst drohen Keramikfrakturen - solange fortgesetzt, bis die Zähne weich aneinander vorbeigleiten. Das Feineinschleifen führen wir mit Keramikpulver durch, das wir mit Vaseline und Vaselinöl mischen. Keramikpulver gegen Keramikzähne bewirkt ein Feineinschleifen der Oberfläche. Danach polieren wir die Zähne mit Keramikpolierern wie Gummipolierer oder Stahlfix mit Bimsmehl vermischt. Zum Schluss werden die Prothesen aus dem Artikulator genommen, gereinigt und dem Zahnarzt zurückgeschickt.

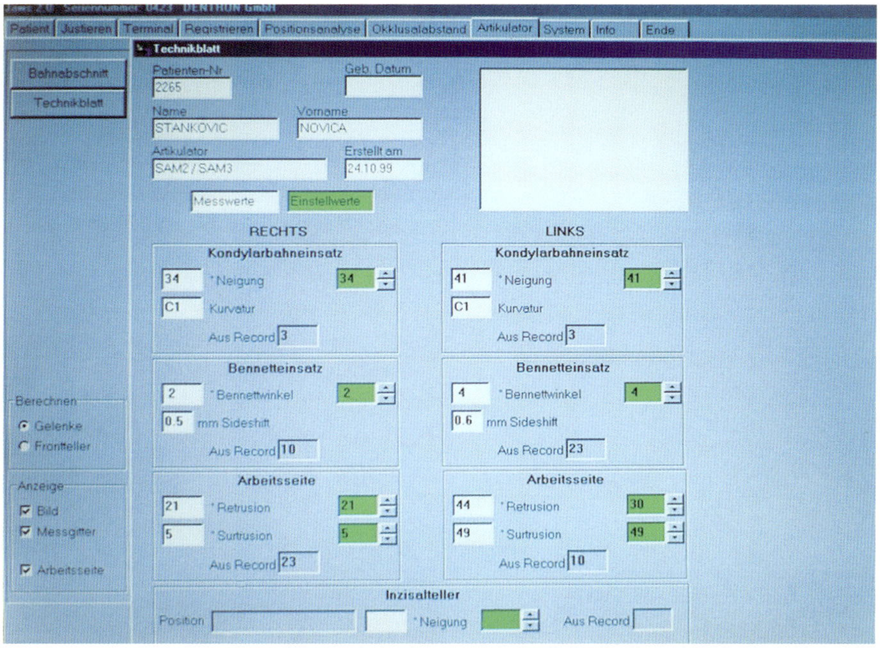

Abb. 1 Technikblatt zur Programmierung des Artikulators

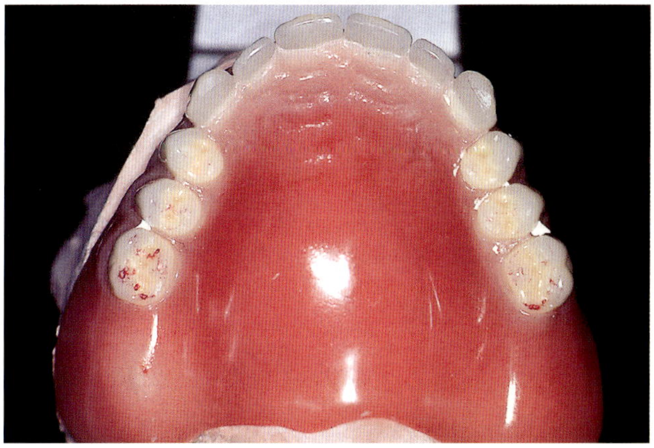

Abb. 2 Erstkontakt in Zentrik im Oberkiefer

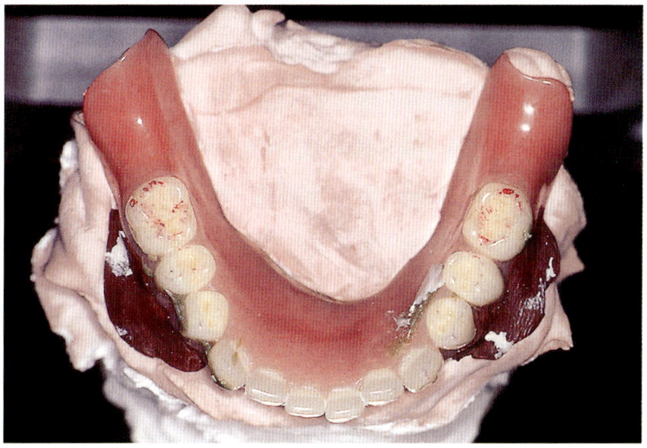

Abb. 3 Erstkontakt in Zentrik im Unterkiefer

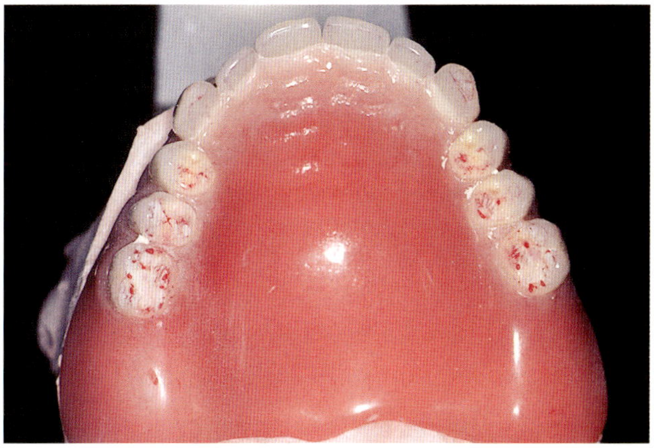

Abb. 4 Kontaktvermehrung durch Einschleifen im Oberkiefer

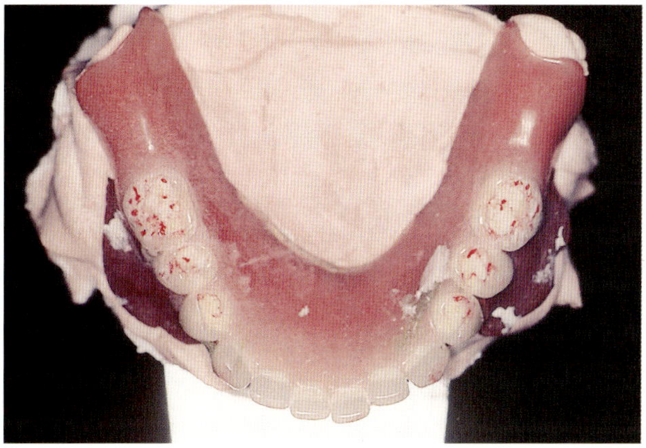

Abb. 5 Kontaktvermehrung durch Einschleifen im Unterkiefer

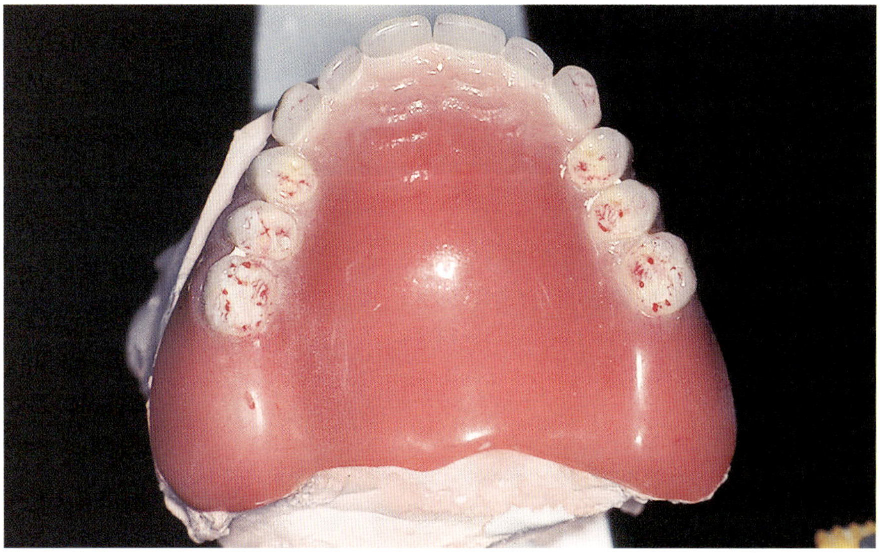

Abb. 6 Kontrolle mit Bausch Arti-Fol im Oberkiefer

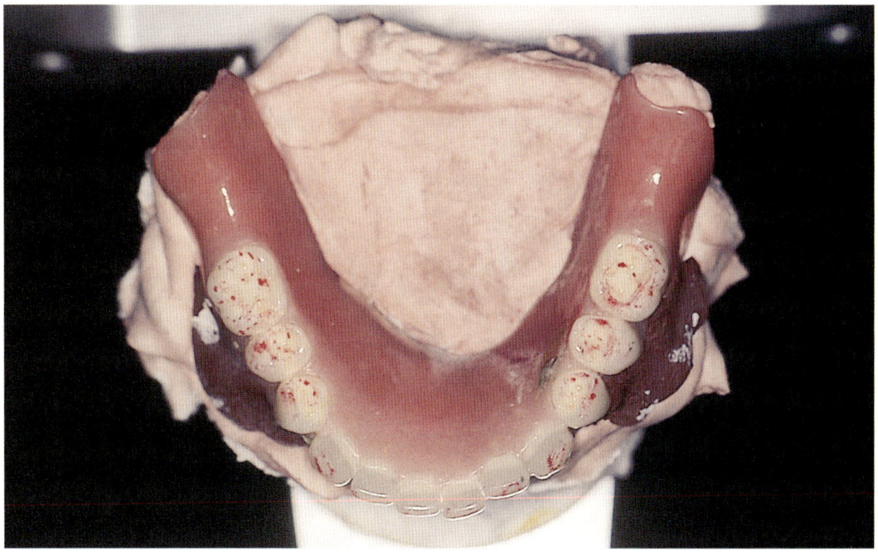

Abb. 7 Kontrolle mit Bausch Arti- Fol im Unterkiefer

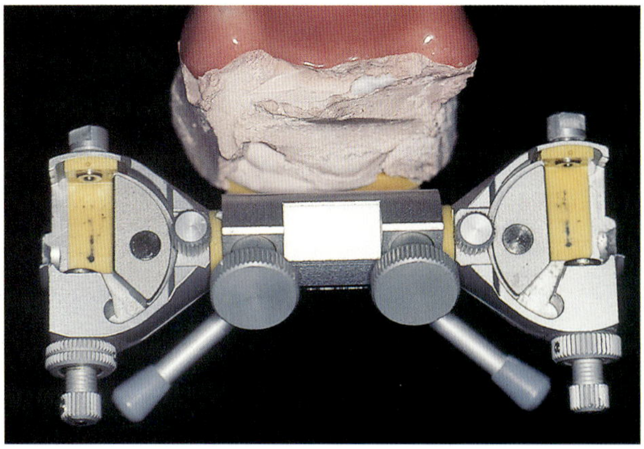

Abb. 8 Gerader, metallener Bennetteinsatz mit 2 Grad für Einschleifen der Protrusion

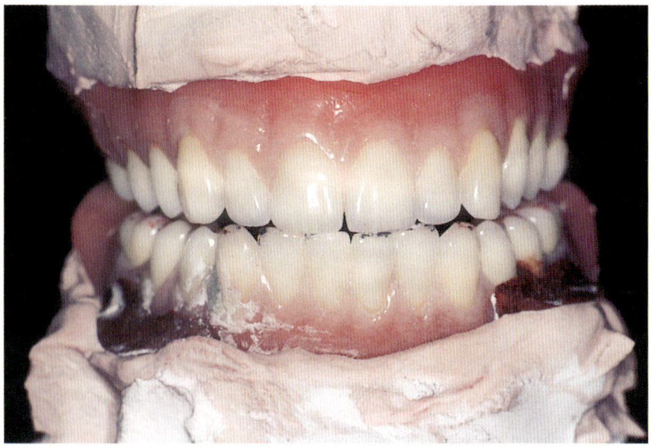

Abb. 9 Wir beginnen mit dem Einschleifen der Protrusion in Kopfbissstellung

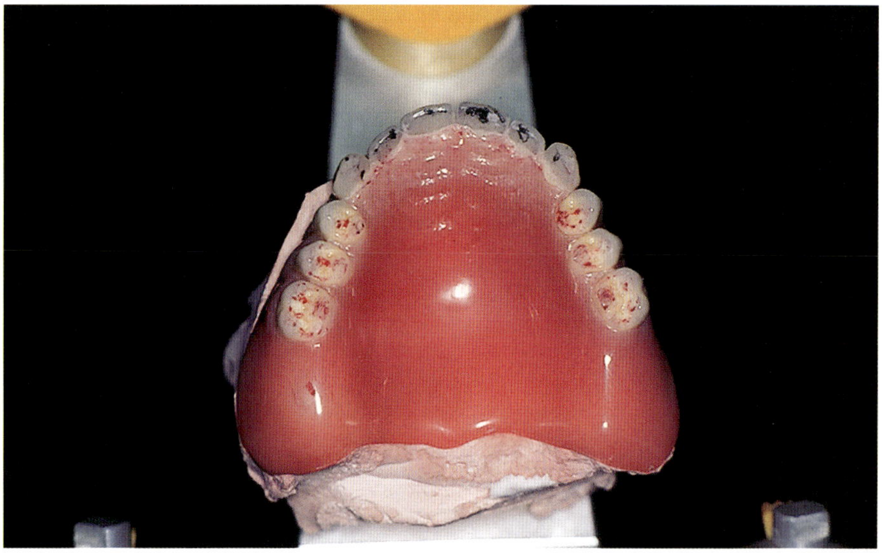

Abb. 10 Erste Kontakte werden im Oberkiefer eingeschliffen ...

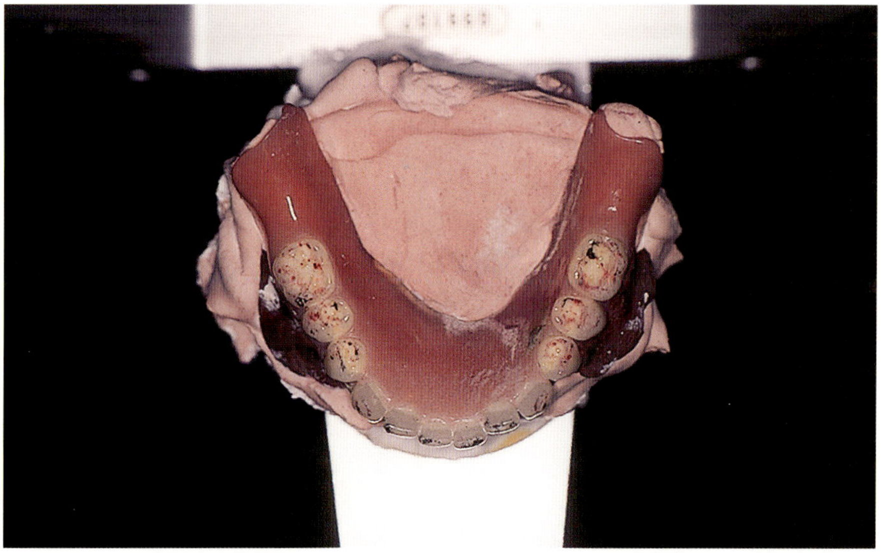

Abb. 11 ... oder im Unterkiefer; dies entscheidet die Ästhetik

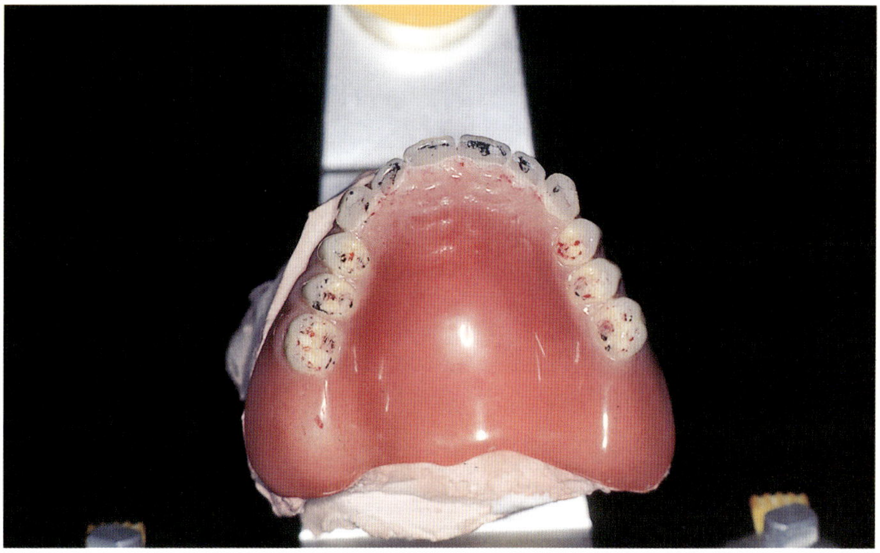

Abb. 12 Die Palatinalflächen in der Oberkiefer-Front und die distalen Abhänge der oberen Seitenzähne werden eingeschliffen

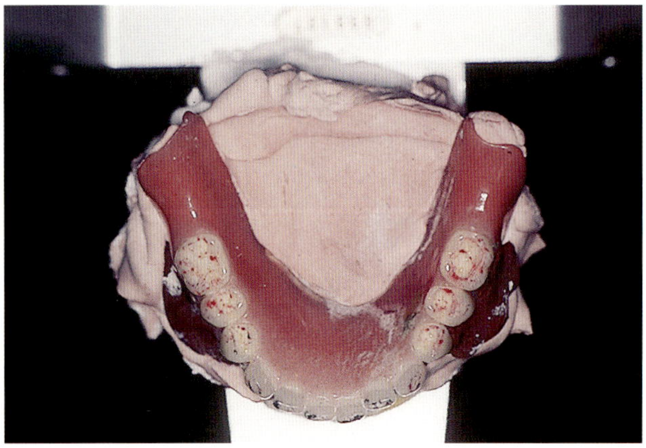

Abb. 13 Die untere Front von Eckzahn zu Eckzahn wird nicht mehr eingeschliffen, sondern nur an den unteren Seitenzähnen die mesialen Abhänge

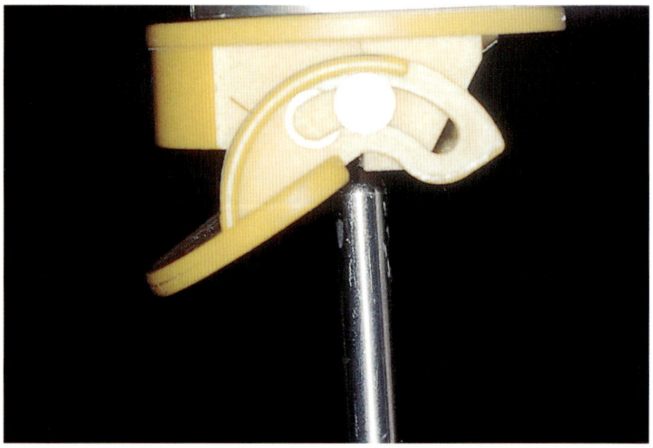

Abb. 14 Die Frontführung darf maximal 10 Grad steiler als die Kondylarbahnneigung sein

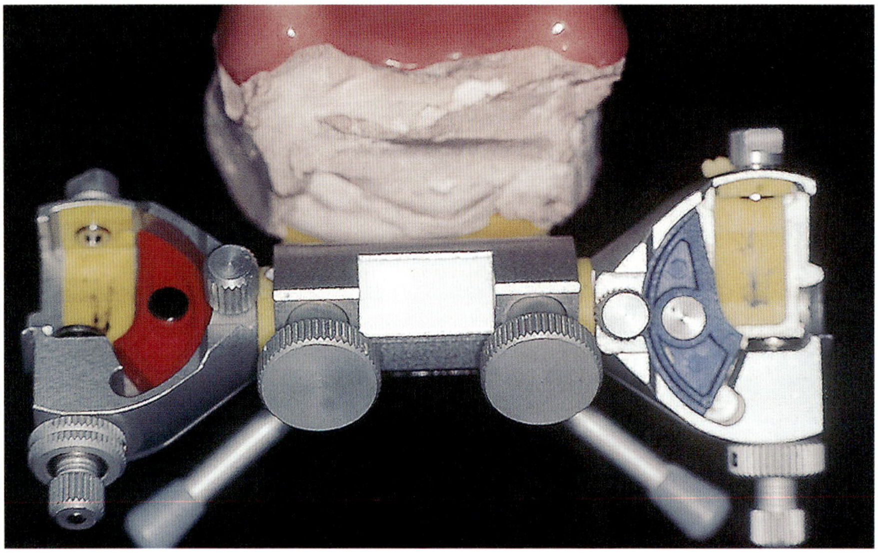

Abb. 15 Die Bennetteinsätze für die Lateralbewegungen werden eingesetzt

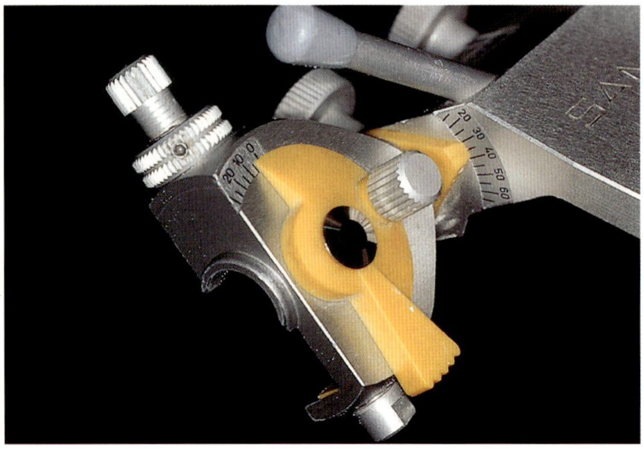

Abb. 16 Einstellung der Kondylarbahnneigung und des Bennettwinkel rechts

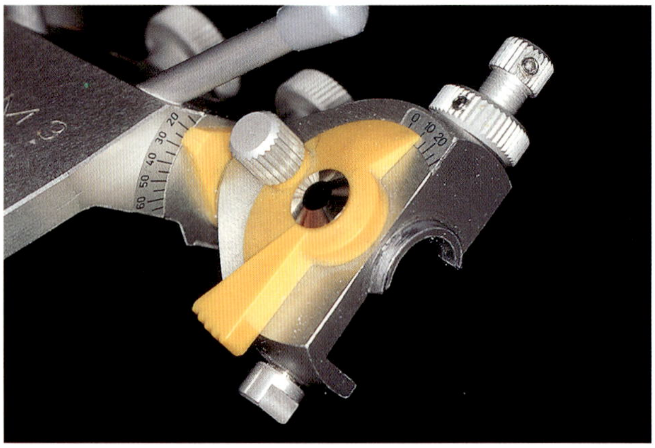

Abb. 17 Einstellung der Kondylarbahnneigung und des Bennettwinkel links

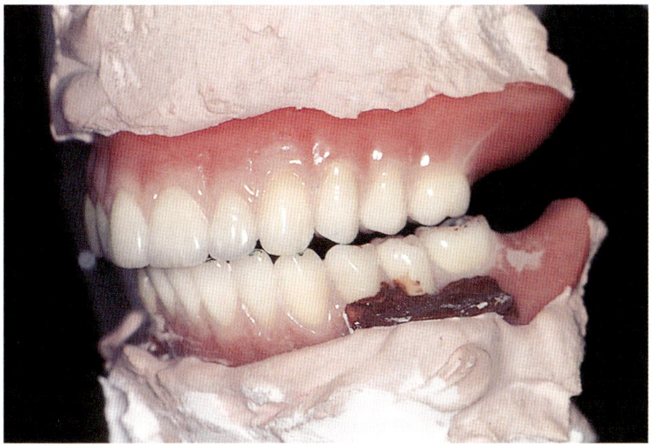

Abb. 18 Linkslateralbewegung: auf der Arbeitsseite werden die inneren Abhänge der Scherhöcker der Oberkiefer-Seitenzähne eingeschliffen

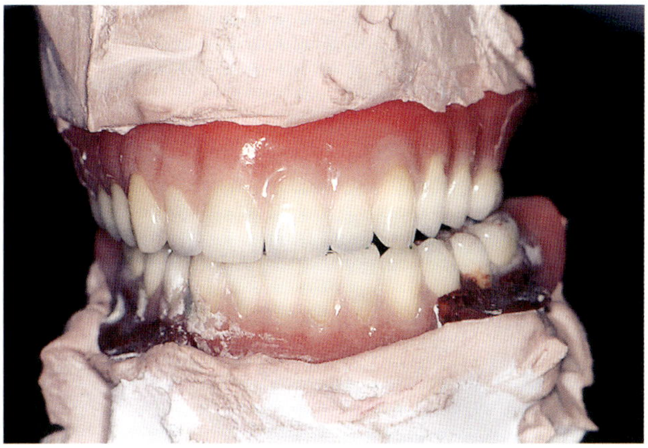

Abb. 19 Auf der Balanceseite werden die inneren Abhänge der Stützhöcker der oberen und unteren Seitenzähne eingeschliffen

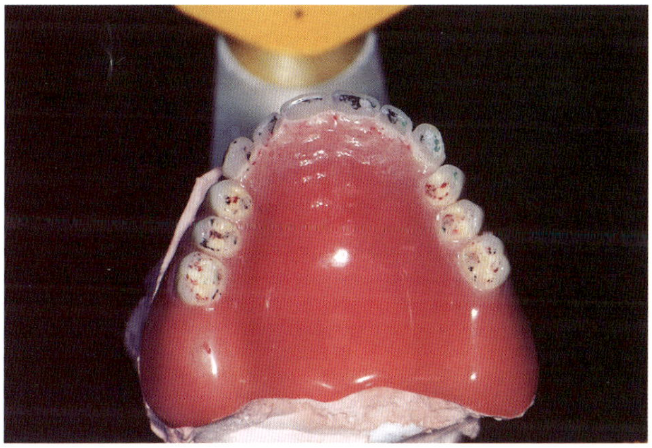

Abb. 20 Lateralbewegung nach links mit grüner Arti-Fol, die roten Zentrikstops dürfen nicht eingeschliffen werden

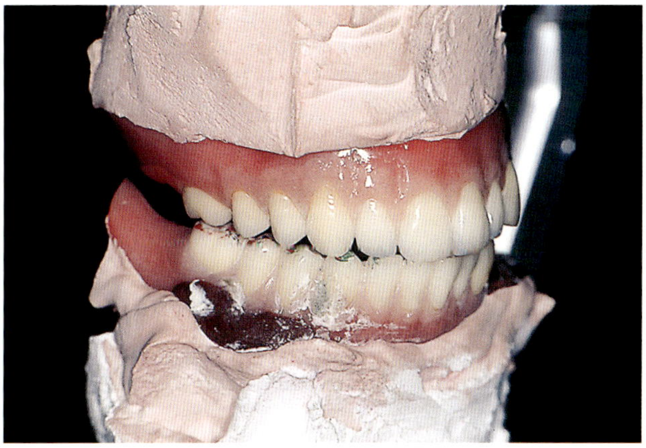

Abb. 21 Lateralbewegung nach rechts

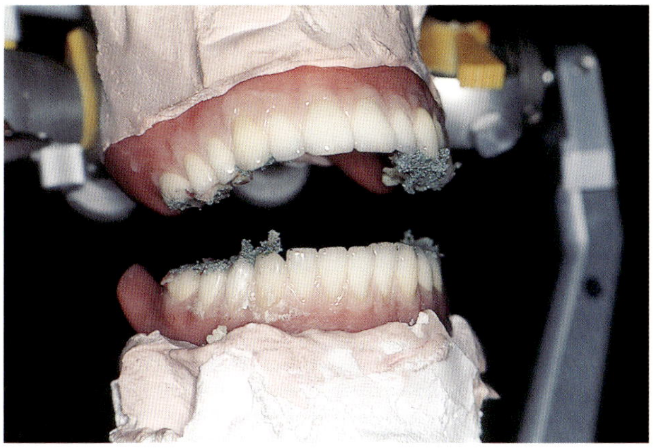

Abb. 22 Korundpaste wird auf die Zähne aufgetragen

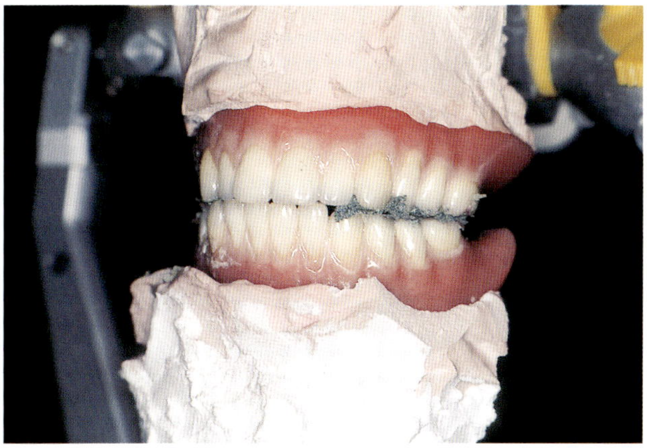

Abb. 23 Aus der Exzentrik wird die Lateralbewegung eingeschliffen

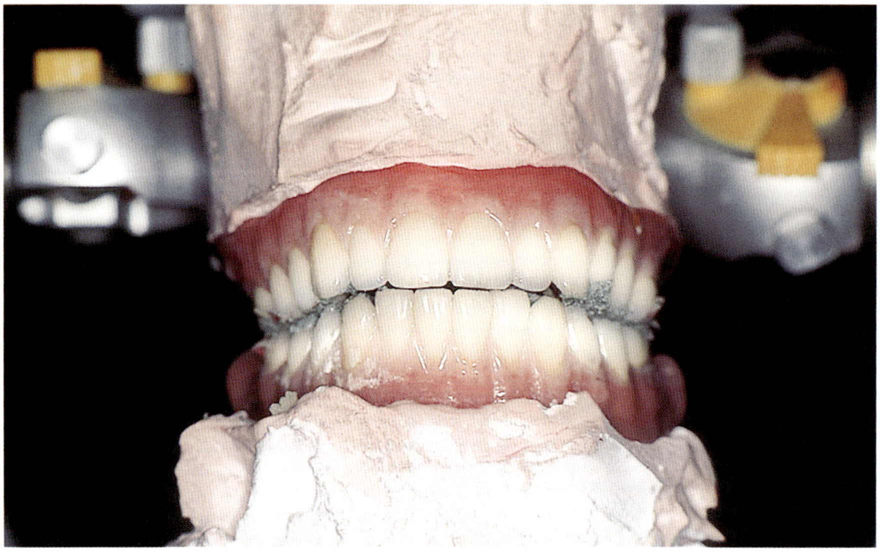

Abb. 24 Ebenfalls aus der Exzentrik die Protrusion, danach Feineinschleifen aller Bewegungen mit Mischung aus Keramikpulver und Vaseline

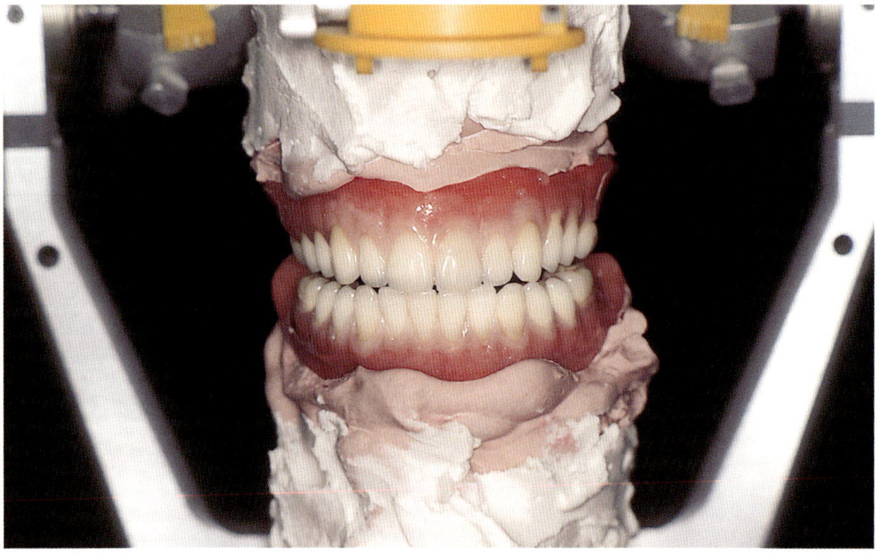

Abb. 25 Kontrolle der Protrusion

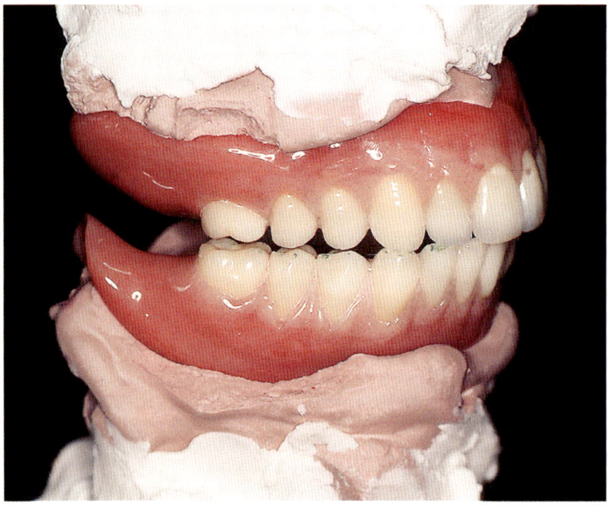

Abb. 26 Kontrolle der rechten Laterotrusion

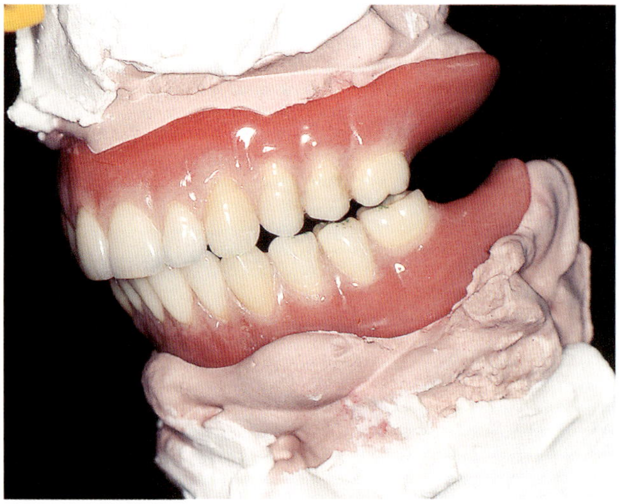

Abb. 27 Kontrolle der linken Laterotrusion

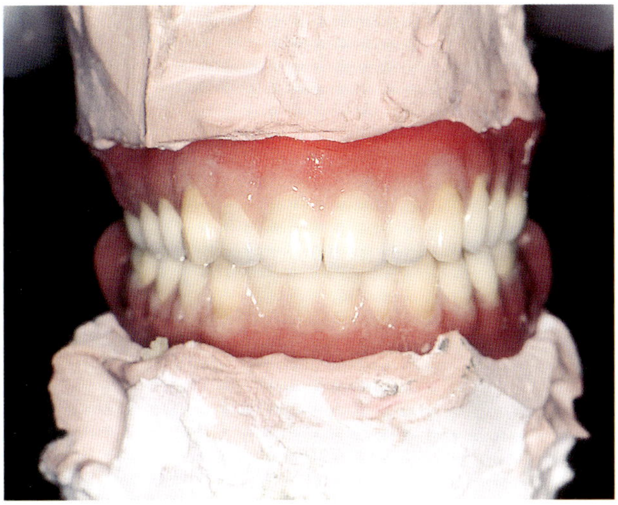

Abb. 28 Prothesen in retraler Kontaktposition (RKP)

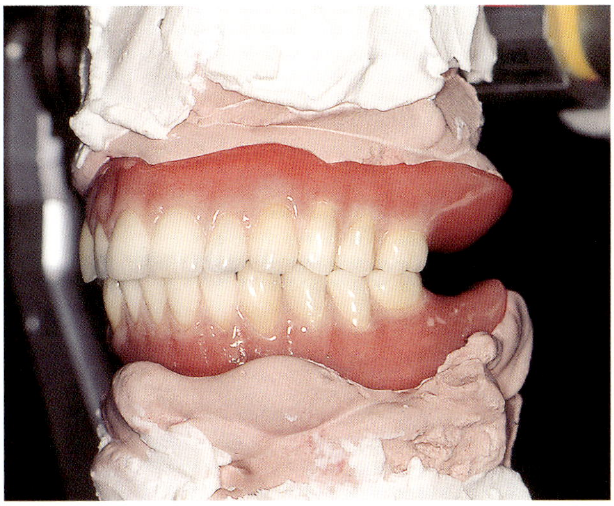

Abb. 29 Ansicht der linken Seite

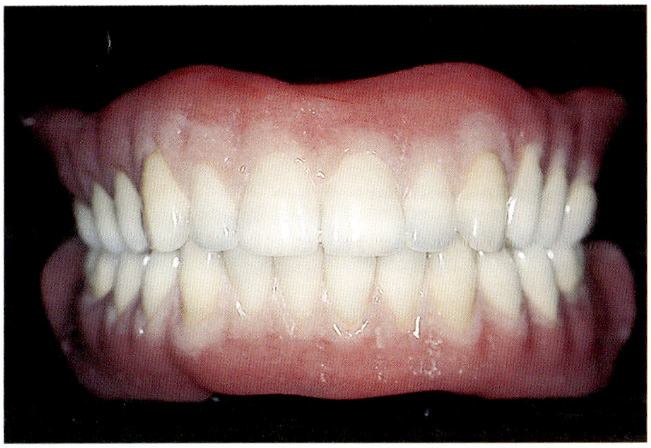

Abb. 30 Ausgearbeitete Prothesen im Schlussbiss, Zahnfleisch in mehreren Farben polymerisiert

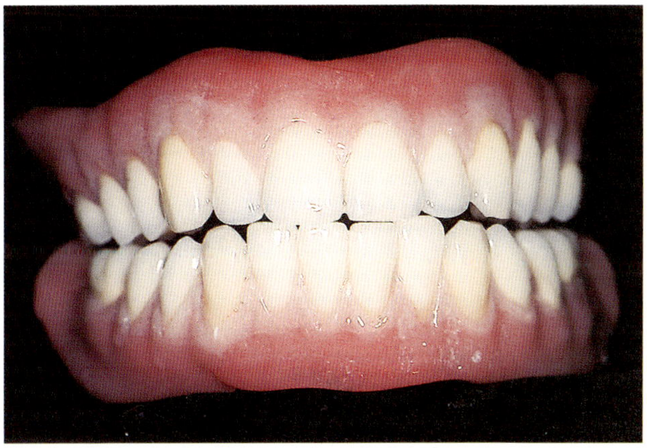

Abb. 31 Ausgearbeitete Prothesen im Kopfbiss, Zahnfleisch in mehreren Farben polymerisiert

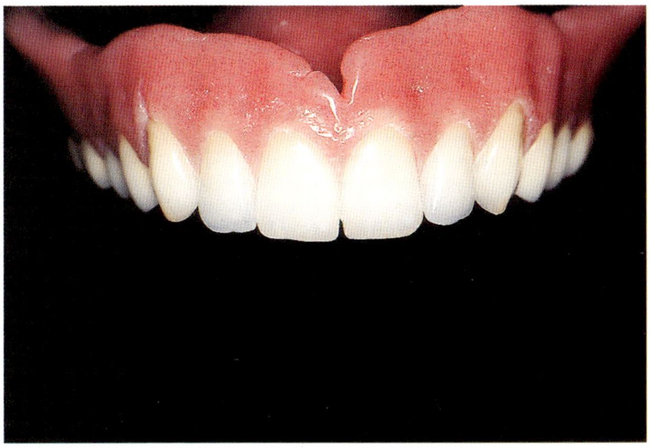

Abb. 32 Ansicht der Oberkiefer-Prothese zur Ausarbeitung und Gestaltung des Zahnfleisches

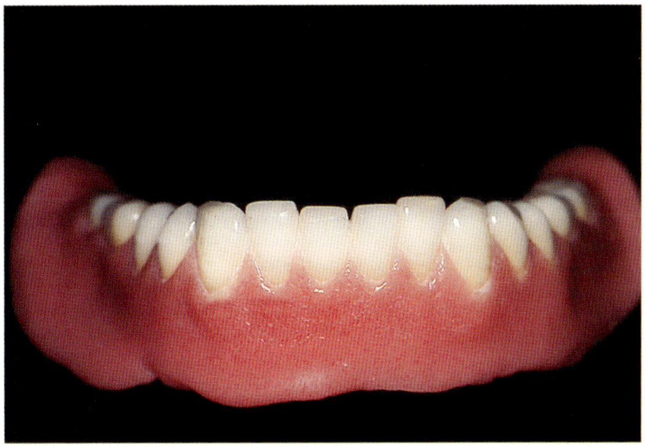

Abb. 33 Ansicht der Unterkiefer-Prothese zur Ausarbeitung und Gestaltung des Zahnfleischs

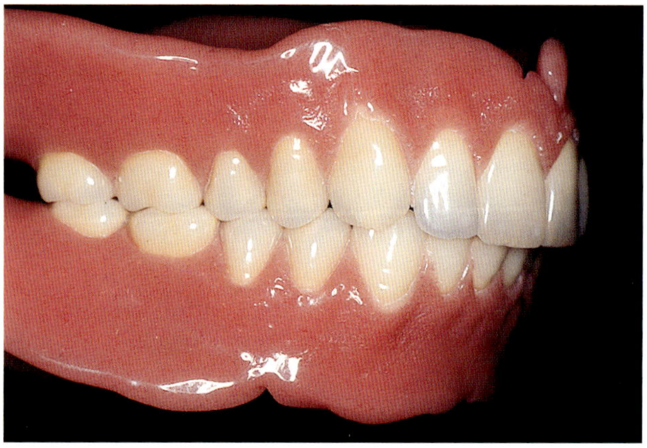

Abb. 34 Ansicht der rechten Ober- und Unterkiefer-Prothesen zur Ausarbeitung und Gestaltung des Zahnfleischs

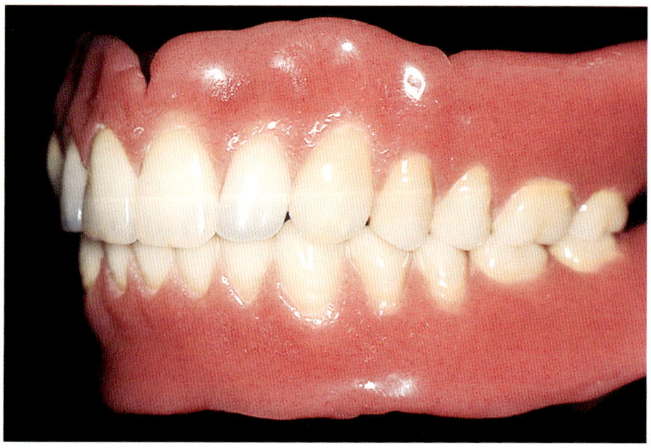

Abb. 35 Ansicht der linken Ober- und Unterkiefer-Prothesen zur Ausarbeitung und Gestaltung des Zahnfleischs

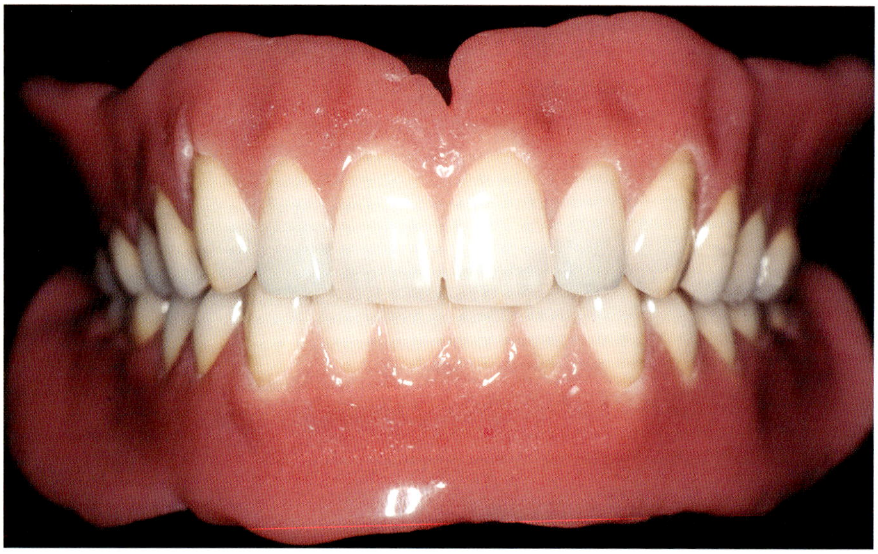

Abb. 36 Detailansicht frontal der Ober- und Unterkiefer-Prothesen mit Stippelung des Zahnfleischs

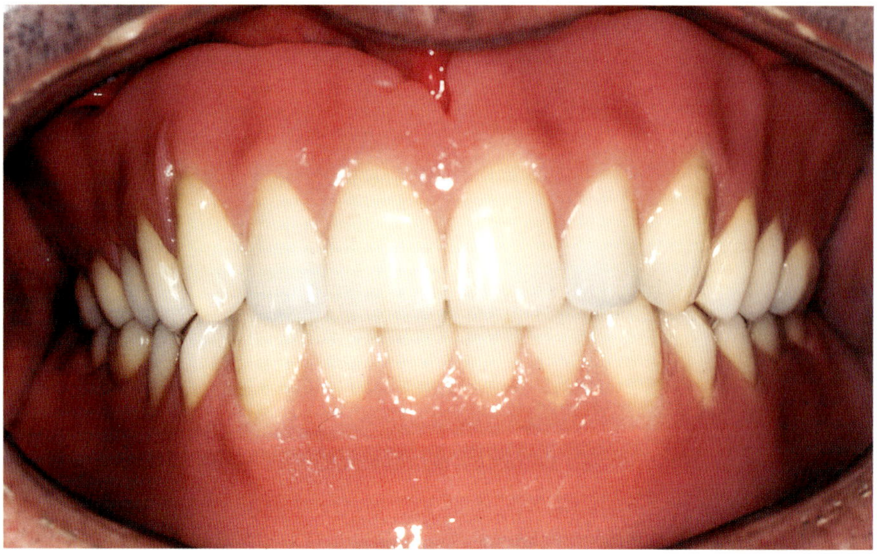

Abb. 37 Ansicht der Ober- und Unterkiefer-Prothesen im Mund des Patienten nach Eingliederung

23 Eingliedern der Prothesen, 2. Remontage und Nachsorge

Die Prothesen gliedern wir dem Patienten ein und lassen sie 14 Tage tragen. Die alten Prothesen verwahren wir in der Praxis, bis der Patient sich an die neuen gewöhnt hat, denn bei einer Druckstelle soll er gleich in die Praxis kommen und nicht seine alte Prothese einsetzen. Druckstellen bestreichen wir im Mund mit weißer Temp-Bond-Paste (ohne Katalysator) und bekommen so auf der Prothesenbasis eine Markierung, die wir leicht entfernen können. Wir erklären dem Patienten noch einmal eindringlich, dass er die untere Prothese *nachts nie mehr tragen darf*, denn wenn er beide Prothesen nachts im Mund behält, knirscht und presst er, die Alveolarknochen atrophieren, und die Prothesen müssen nach 2 Jahren unterfüttert werden. Da eine Goldbasis nicht unterfüttert werden kann, käme eine Neuanfertigung auf ihn zu. Dies passiert nicht, wenn der Patient die untere Prothese nachts draußen lässt. Dann brauchen Prothesen, die so hergestellt wurden, auch nach 10 und mehr Jahren nicht unterfüttert werden. Der Patient wird angehalten, die Prothesen ohne Reinigungsmittel, die den Kunststoff ausbleichen, in warmem Wasser aufzubewahren.

Nach 14 Tagen ist die Wasseraufnahme der Prothesen und die Eingliederung ins Gewebe abgeschlossen und beide haben sich und damit natürlich auch die Okklusion verändert. Einschleifen der Prothesen im Munde des Patienten ist *nicht* möglich, deshalb remontieren wir die Prothesen erneut.

Die Prothesen werden vom Zahntechniker wieder eingeschliffen und dann dem Patienten eingegliedert. Zum Schluss kommt das Feineinschleifen im Mund des Patienten. Wir mischen Keramikpulver mit Vaselinöl und Vaseline zu einer breiigen Masse und bringen sie auf die Kauflächen auf. Dann lassen wir den Patienten jeweils kräftig ca. 20mal aus der Exzentrik von rechts, links und von vorne knirschen, dabei führen wir den Unterkiefer mit unserer Hand und schleifen so die letzten Feinheiten individuell ein. Anschließend polieren wir die Kauflächen mit Keramikpolierern. Zum Schluss führen wir den Test durch, den *Arne Lauritzen* in seinen Kursen liebte, wir lassen den Patienten in einen Apfel beißen und geben ihm Mohnbrötchen zu essen, er wird überrascht und erfreut sein, dass dies geht, und wenn er die untere Prothese herausnimmt, ist kein einziges Körnchen unter seiner Prothese.

Den Patienten instruieren wir noch in der Prothesenpflege: Dazu nimmt er eine spezielle Prothesenbürste von Oral B, reinigt die Prothesen jeden Abend mit Seife und legt sie einmal im Monat für 10 Minuten in Chlorhexidin. Wir bestellen den Patienten einmal im Jahr ein, legen die Prothesen bei Bedarf ins Ultraschallbad, untersuchen die Schleimhäute, überprüfen den Sitz der Prothesen und testen die Okklusion.

Dafür schmelzen wir wieder kleine Kerrflügel an die untere Prothese, drücken sie fest mit Daumen und Zeigefinger auf den Unterkiefer, lassen den Patienten mit der Zungenspitze den hinteren Gaumen berühren und führen ihn mit der rechten Hand ohne Druck nach dorsal in Zentrik. Wenn die obere Prothese sich beim Berühren bewegt oder wegdreht, müssen wir die Prothesen erneut remontieren. Falls die Prothese sich nicht bewegt, fragen wir den Patienten, ob der Druck überall gleich ist. Ist er nicht gleichmäßig, remontieren wir ebenfalls. Dann überprüfen wir mit Shimstock-Folie, ob sie überall gleichmäßig gehalten wird. Dazu führen wir den Unterkiefer des Patienten wie oben beschrieben in Zentrik und lassen den Patienten die Zähne nur ganz *leicht* berühren, während die Helferin mit einem Halter mit Shimstock-Folie jedes Zahnpaar einzeln prüft. Wir müssen aber selten remontieren, wenn der Patient unsere Anweisung befolgt, die untere Prothese nachts immer aus dem Mund zu nehmen und niemals Haftpulver zu benutzen.

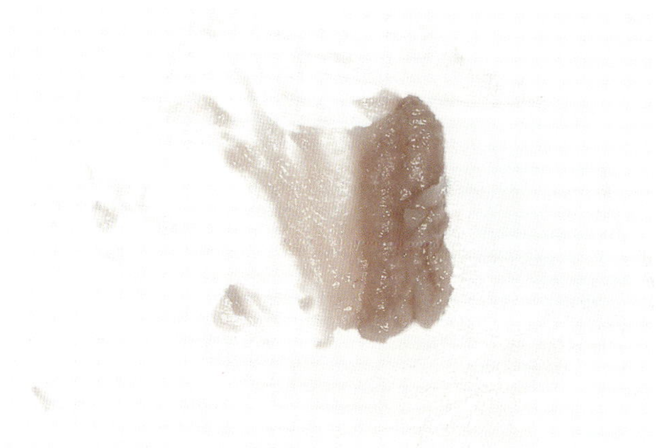

Abb. 1 Mischen von Keramikpulver mit Vaseline und Vaselinöl

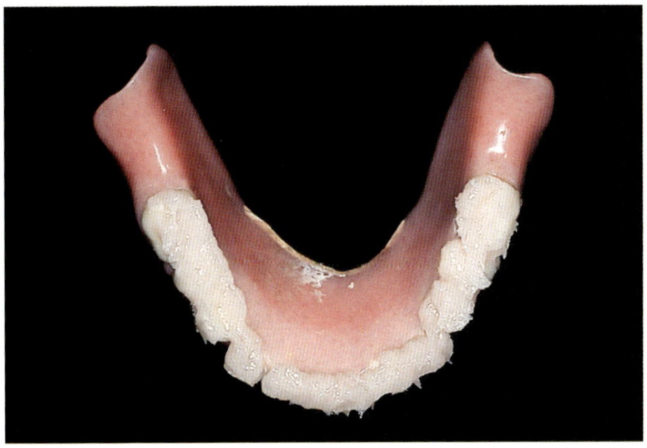

Abb. 2 Einstreichen der Kauflächen mit dem Keramikbrei

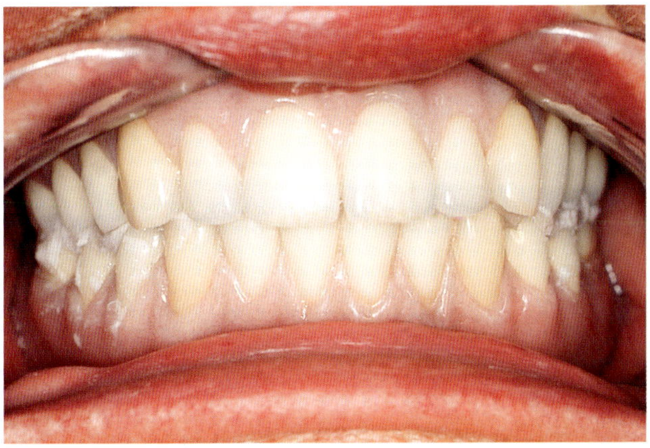

Abb. 3 Verteilen auf den Kauflächen

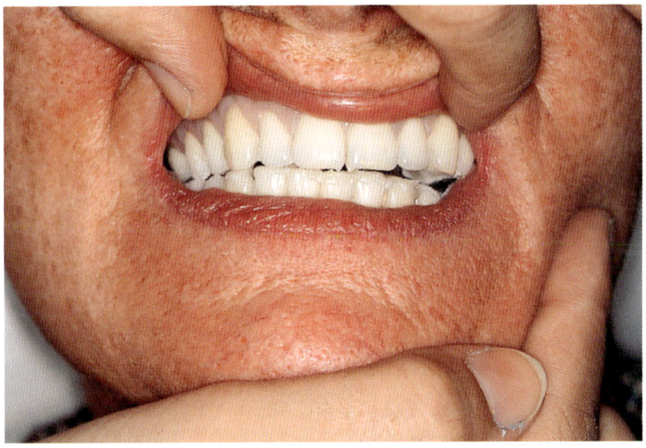

Abb. 4 Einschleifen aus der Exzentrik von lateral rechts

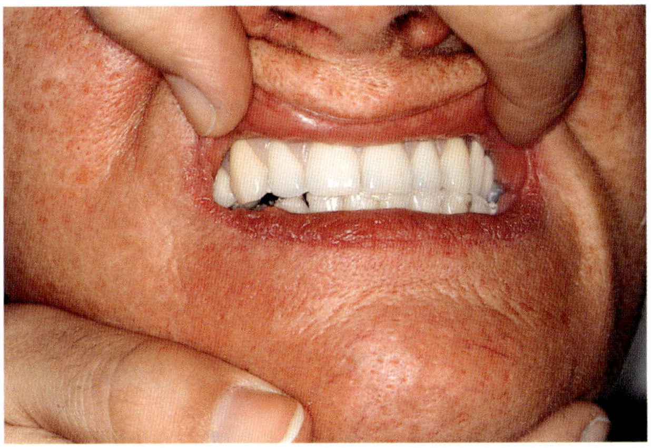

Abb. 5 Von lateral links

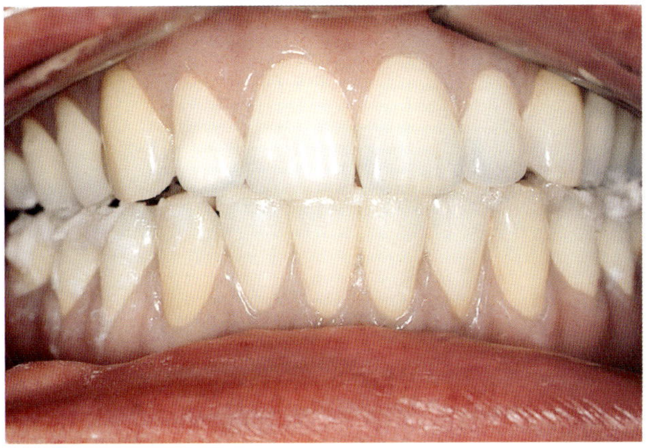

Abb. 6 Vom Kopfbiss in RKP

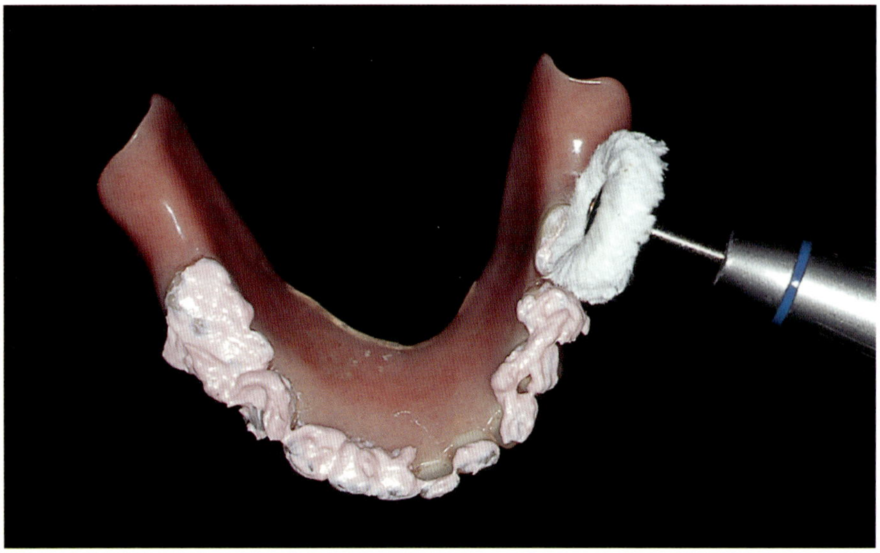

Abb. 7 Polieren der Kauflächen

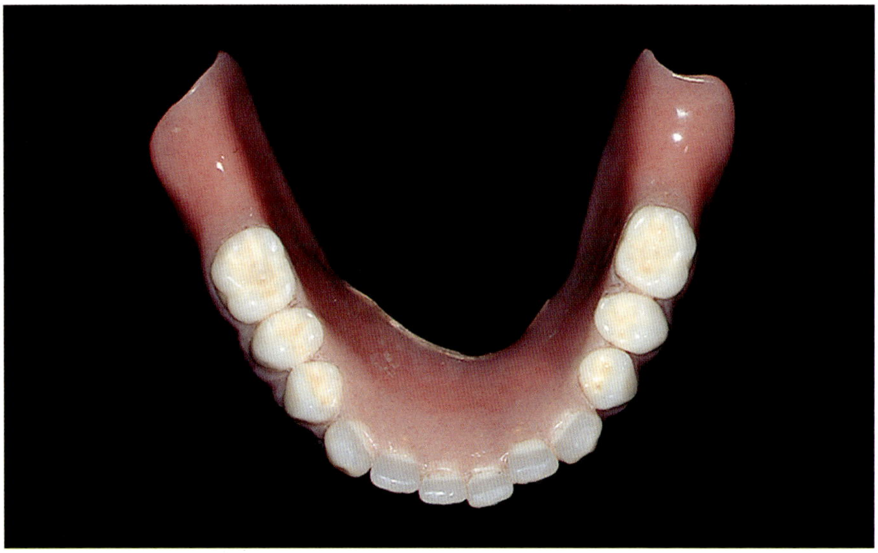

Abb. 8 Polierte Kauflächen

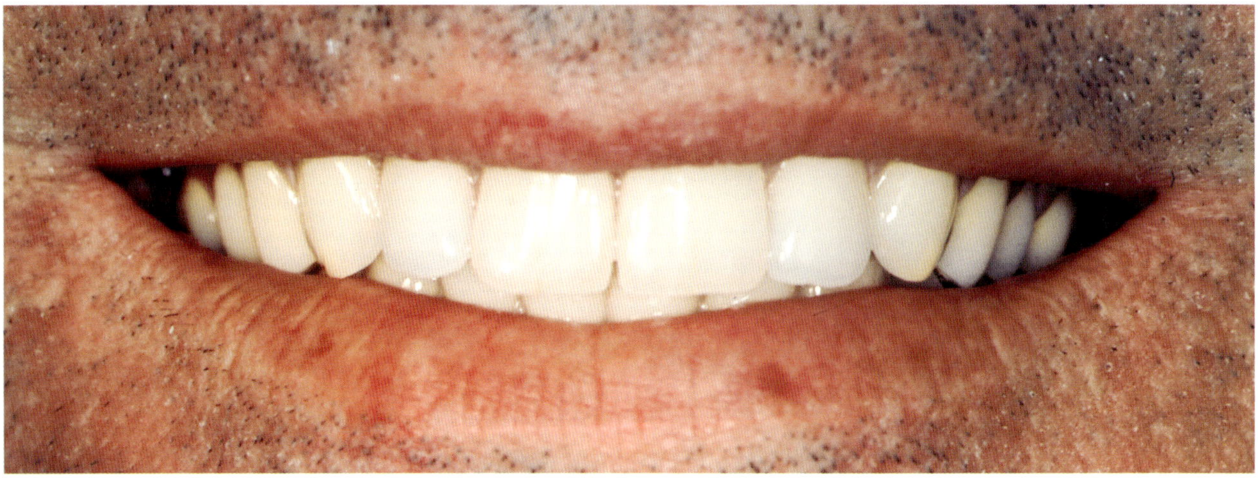

Abb. 9 Lächeln mit den „neuen", der Mundwinkelkorridor ist vorhanden, die oberen Zähne passen sich der Flucht der Unterlippe an

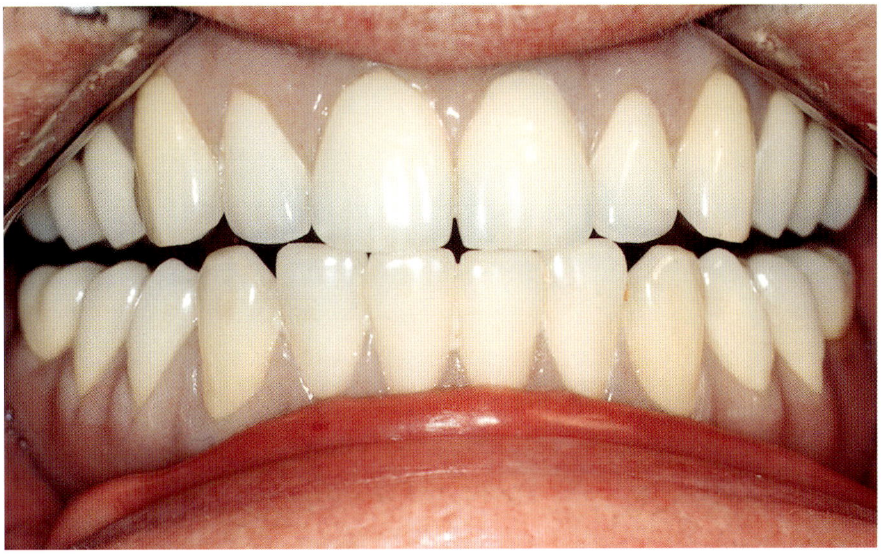

Abb. 10 Zähne in Protrusion

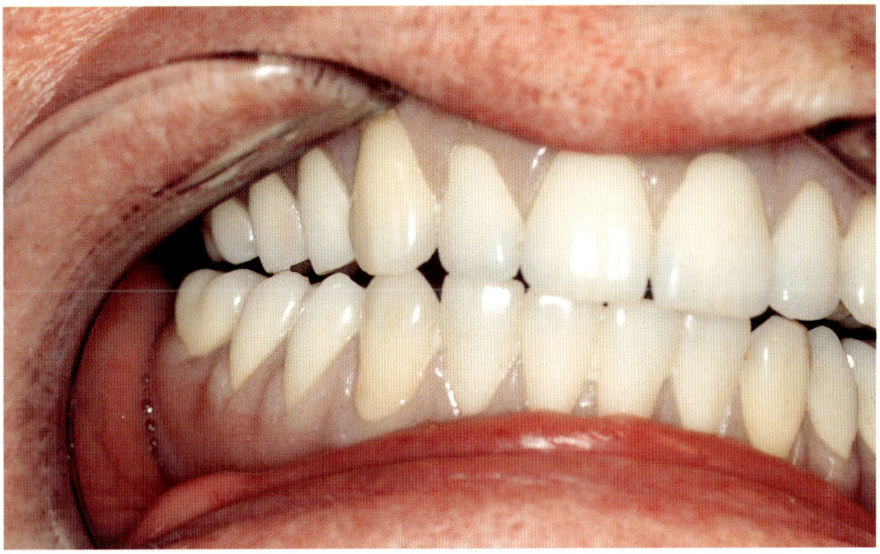

Abb. 11 Laterotrusion rechts

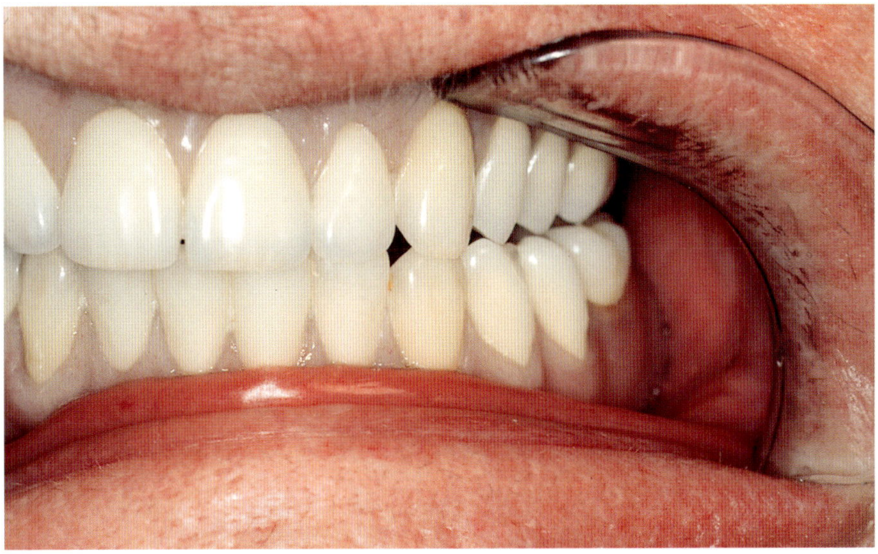

Abb. 12 Laterotrusion links

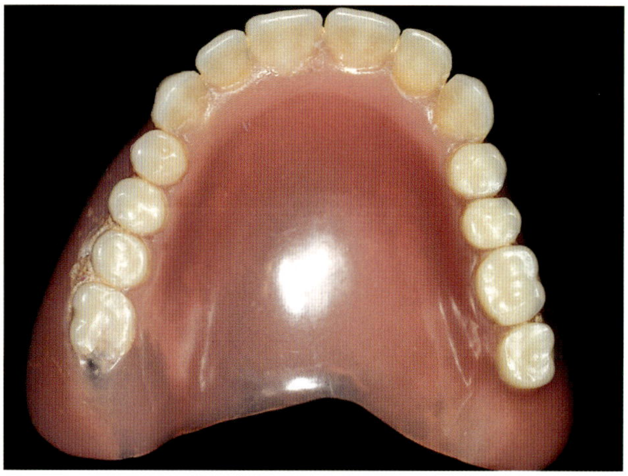

Abb. 13 Alte Oberkiefer-Prothese mit 2. Molar und Kunststoffzähnen

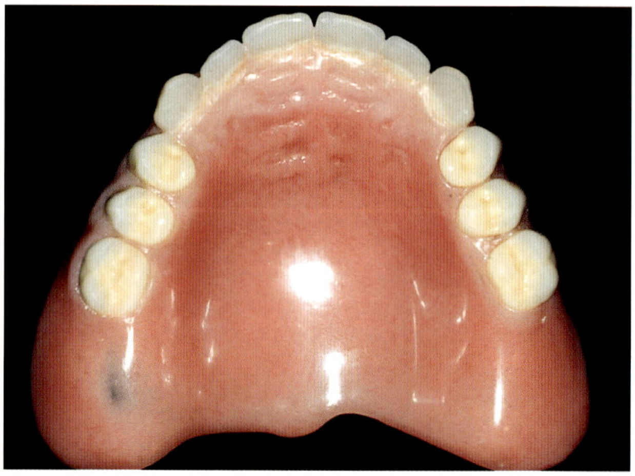

Abb. 14 Neue Oberkiefer-Prothese ohne 2. Molar und Keramikzähnen

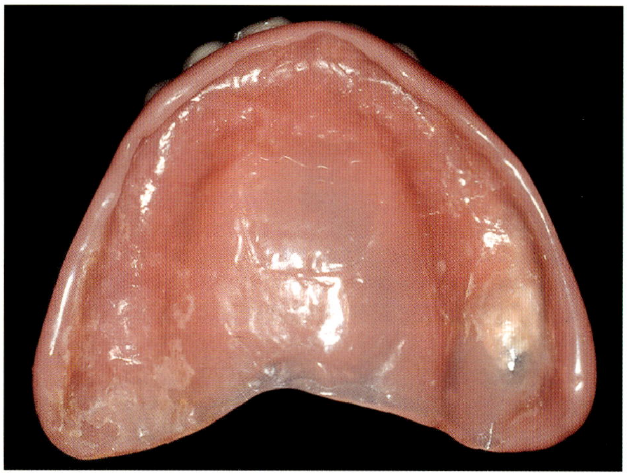

Abb. 15 Alte Oberkiefer-Prothese von basal

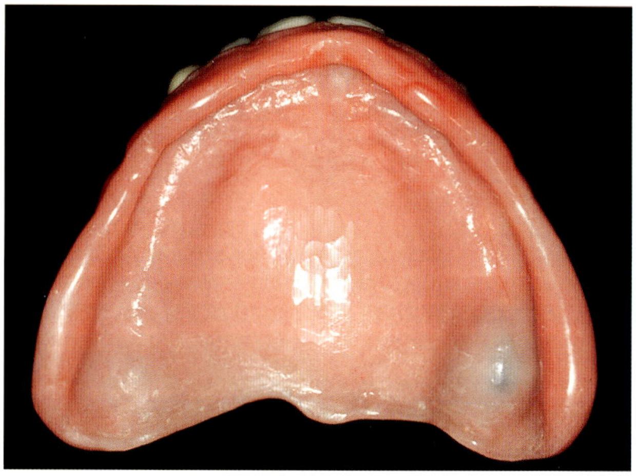

Abb. 16 Neue Oberkiefer-Prothese von basal

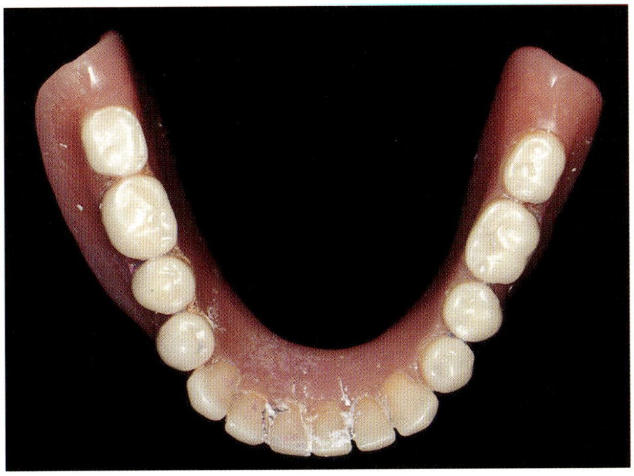

Abb. 17 Alte Unterkiefer-Prothese mit 2. Molar

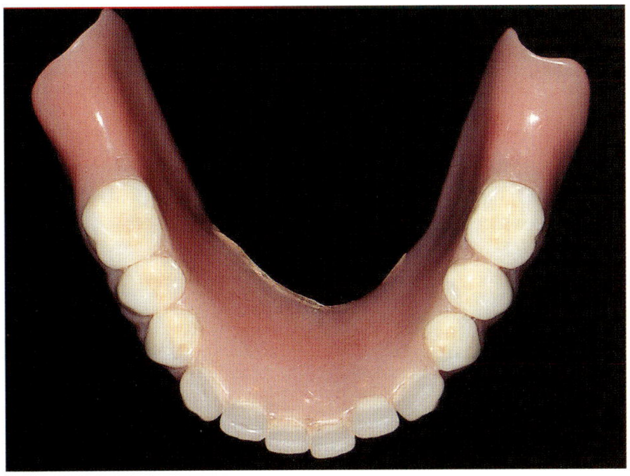

Abb. 18 Neue Unterkiefer-Prothese ohne 2. Molar

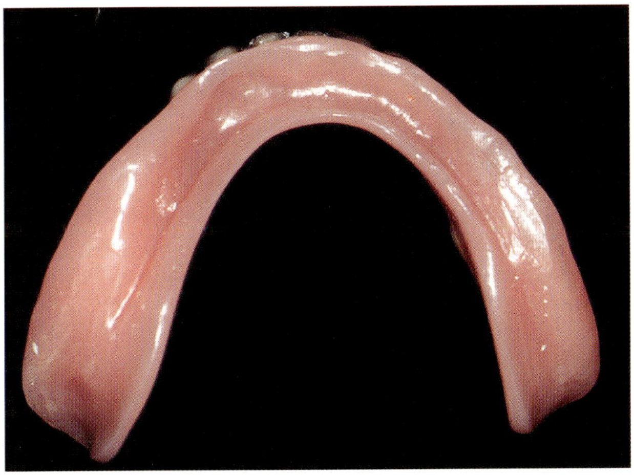

Abb. 19 Alte Unterkiefer-Prothese von basal

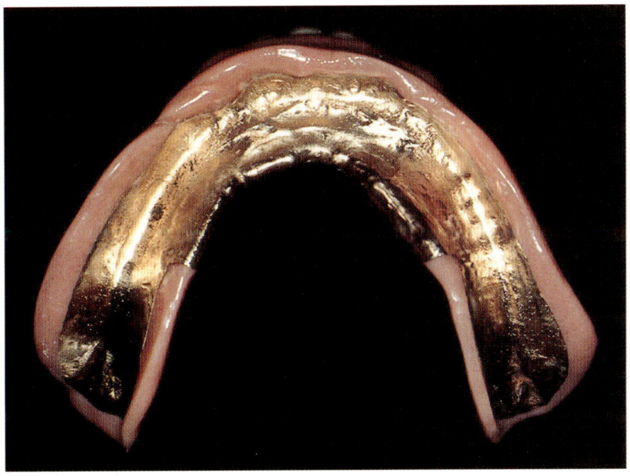

Abb. 20 Neue Unterkiefer-Prothese mit Goldbasis

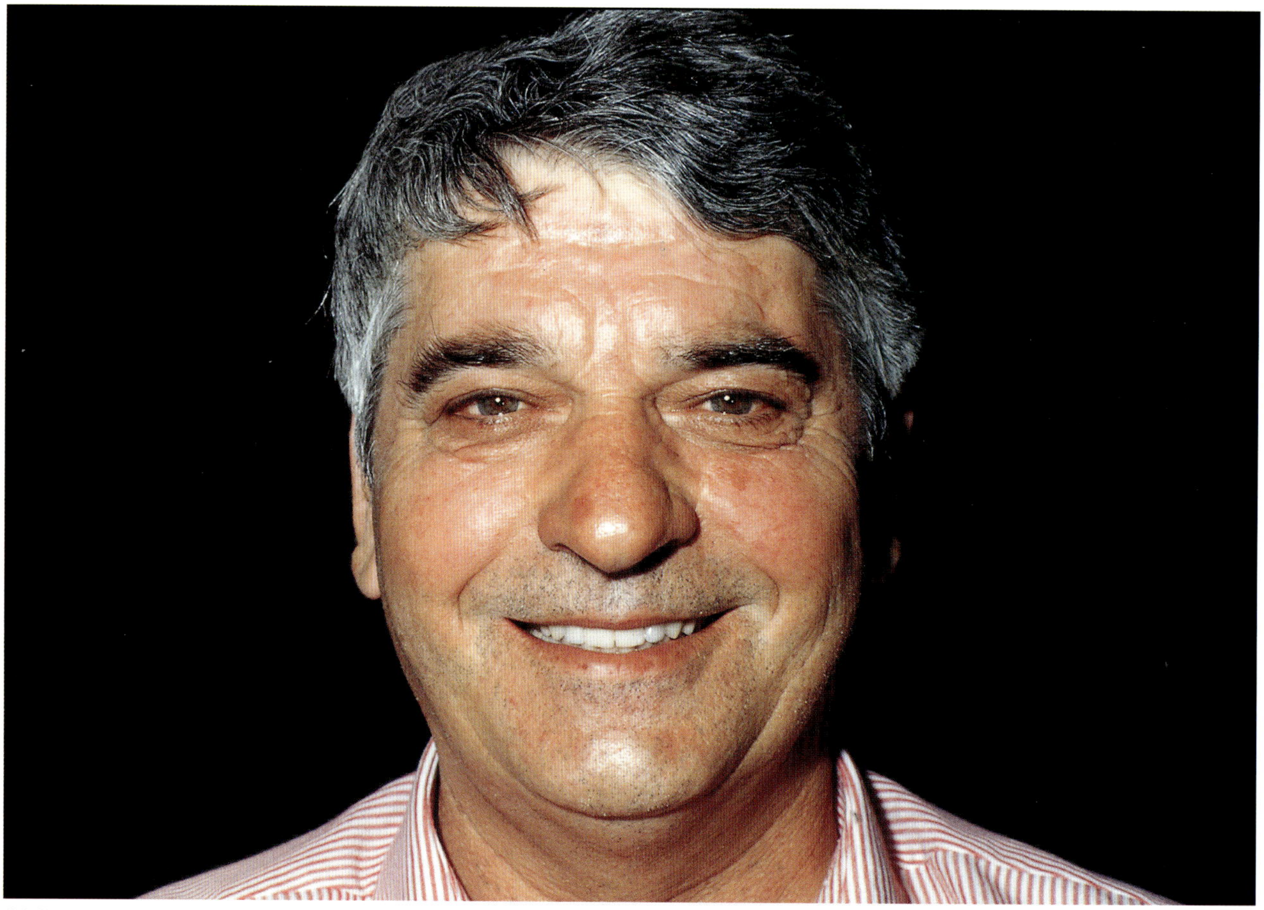

Abb. 21 und 22 Glückliche und zufriedene Patienten mit Biss

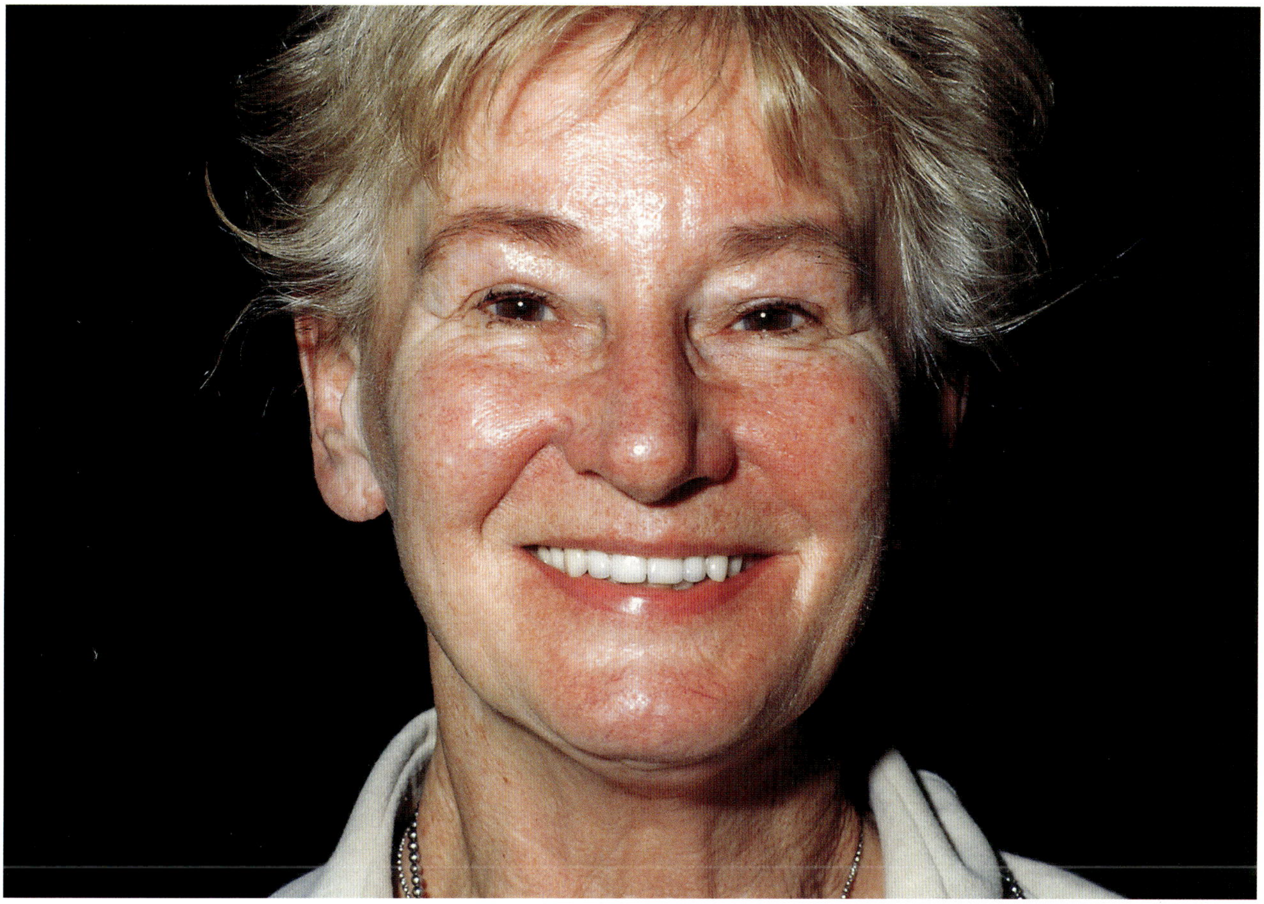

Materialliste

Praxis:

1. SAM 3 Artikulator ART 531 bis ART 550 oder SAM 2Px ART 400*
1.1 Kondylarbahneinsätze ART 540*
1.2 Bennett-Analog-Führungen ART 547*
1.3 Gleitführung für SAM 3 ART 581*
1.4 SAM Prüf- und Justier-Set ART 187*
1.5 SAM anatomischer Transferbogen ATB 370*
1.6 Montagehilfe MOH 400*
1.7 Montageträger MOH 250*
1.8 Individueller Gesichtsbogen*
1.9 Scharnierachs-Montagegerät SMG 300*
1.10 Axiosplit ASP 415*
2. Einboxhilfe normal MSF 400 und groß XL MSF 450*
3. X-Acto-Messer Nr.5 Klingen Nr.22 und 28*
4. Einstellbares Wasserbad Julabo 2x für 52°und 56°, Julabo Stensheber*
5. Aluwachs Denture
6. Denar Lineal
7. Oberkiefer Gutowski Löffel
8. Unterkiefer Schreinemakers Löffel
9. Schreinemakers Zirkel
10. Hanau Lampe
11. Peak Scale Lupe 10x
12. Lichthärtender Kunststoff, klar und Lichtbox
13. Bausch Arti-Fol metallic
14. Brille mit Vergrößerungslupen 2x Zeiss
15. Axiograph III oder elektronische Registriergeräte wie Axiotron***** oder Condylocomp****
16. Unterkiefer Prothesenklemme Almore oder Mandibularklemme SAM*
17. Timmerschraube*
18. Alameter von Candulor
19. SR Ivotray Löffel.
20. Giftfreier Kopierstift Faber Castell Dokument Nr. 9610
21. Sta-seal medium body und Silikon Haftmittel
22. Kerr Regular- und Heavy-Body Permlastik, Permlastikadhäsiv
23. Kerr Kompositionsmasse braun, Stangen und Platten
24. Kerr Dycall
25. Pattex Klebepistole, Universal Sticks
26. Y-Instrument Martin Nr. 32

Labor:

1. Prothesenkunststoff, Candulor Physio-Set
2. Daviodent Vario Plus, Sprint** oder Whip-Mix Silki Rock, Mounting Stone***
3. Keramikzähne und Präzisionsküvetten von Candulor
4. Delar Surfactant
5. Drey sep, Steffens Chemie oder u-g-sep Whip-Mix
6. De Lube, Yeti

7. Neacid, Degussa
8. Isolierung Gips gegen Kunststoff, Candulor ISO K rot
8. Paladur oder Triad pink lichthärtende Unterfütterungsplatten Spectra Tray Ivoclar Lichtofen
9. Solidus 84 nach J. Stuck, Art.-Nr. 684-0000, Yeti Dental Gebdi Modellierwachs, Qualität "Spezial" (Sommerwachs)
10. Okklusionsseide von Candulor, rot, schwarz und grün
11. Bausch Arti-Fol schwarz, grün und rot 75 mm
12. Kerr Boxing Wax Sticks
13. Schleifkörper:
    Saure Dental Keramikpolierer graues Rad Nr.: 0301 und Walze Nr.: 0315
    Bürsten Abbott-Robinson Nr.: 12 soft
    Polierpaste Ivoclar
    Wollschwabbel montiert
    Jota grüne Keramikschleifer für Keramik Nr.: 655 104
    Jota Korundpulver (pastös gemischt mit Vaseline und Wasser)
    Keramikpulver (pastös gemischt mit Vaseline und Vaselinöl)
    Komet H 23 RSE 009
    Komet H 253 E

Dentalhandel

- Dental-Depot
- *Böse Dental
  Jürgen-Wullenwever-Str. 4a
  23566 Lübeck
  Tel. 0451/621055 Fax 0451/63137
- **Daviodent Sprint, Vario Plus Gipse
  Bergstr. 79
  51519 Odenthal
  Tel. 02174-494701 Fax 494702
- ***Whip Mix Mounting Stone, Silki Rock
- ****Fa. Dentron Condylocomp
  977204 Höchberg
  Tel. 0931 – 40 66 5-0 Fax 4 06 65-55
- ***** SAM Axiograph, Axiotron
  Taxisstr. 41 München
  Tel.: 089 - 1 57 19 59 Fax 1 57 81 75

Literatur:

1. *Drücke, Klemt* (Herausgeber): Schwerpunkte in der Totalprothetik. Quintessenz, Berlin 1986
2. *Horn, Stuck*: Zahnaufstellung in der Totalprothetik. Quintessenz, Berlin 1987
3. *Gutowski*: Kompendium der Zahnheilkunde. 6. Auflage, Schwäbisch Gmünd, Eigenverlag 1999
4. *Lauritzen, A.*: Atlas of Occlusal Analysis. HAH Publications, Colorado Springs, Colorado, USA
5. Arbeitsanleitung für die Lauritzen Technik. Carsten und Homoc, Heidenkampsweg 76 b, Hamburg
6. *Stuck*: Die Totale Prothese, eine Kursschrift Herausgeber: Ralf Suckert, 86925 Fuchstal

Fotografie

Film:	Ektakrome Professionel Plus EPP 100
Kameras:	
Praxis:	
Mund- und Nahaufnahmen	Yashica Dental Eye II
Artikulatoren	Olympus OM 2n mit 2 Seitenblitzen
Patienten, Laptopbildschirm TFT, Röntgen Aufnahmen, MRT-Aufnahmen, FRS-Ausdrucke	Leica R6 mit 90 mm und 60 mm Makro Blitz Metz 45 CT-3
Zahntechnik:	Nikon 801 Medical

Sachregister